JN234379

Qualitative Research
in Nursing
Second Edition
Immy Holloway
Stephanie Wheeler

# ナースのための
# 質的研究入門

研究方法から論文作成まで
第2版

ホロウェイ＋ウィーラー

監訳
野口美和子

訳
（五十音順）
今村美葉
岩倉孝明
内海香子
大塚眞理子
神谷奈麻美
酒井郁子
島田広美
清水安子
菅谷綾子
杉田由加里
諏訪さゆり
瀬戸奈津子
田畑久江
堂前有香
長瀬明日香
根本敬子
湯浅美千代
吉田千文

医学書院

This Japanese edition is translated from the original English language edition
"Qualitative Research in Nursing, 2nd edition"
editors: Immy Holloway and Stephanie Wheeler
Copyright © 1996 by Blackwell Science Ltd., Oxford, UK
Copyright © 2002 by Blackwell Science Ltd., Oxford, UK
This edition is published by arrangement with Blackwell Science Ltd., Oxford, UK
© First Japanese edition 2000 by Igaku-Shoin Ltd., Tokyo
© Second Japanese edition 2006 by Igaku-Shoin Ltd., Tokyo

Printed and bound in Japan

### ナースのための質的研究入門　研究方法から論文作成まで

| 発　行 | 2000年3月15日　第1版第1刷 |
| --- | --- |
| | 2005年8月1日　第1版第7刷 |
| | 2006年4月1日　第2版第1刷 |
| | 2021年7月15日　第2版第10刷 |

監訳者　野口美和子（のぐちみわこ）

発行者　株式会社　医学書院
　　　　代表取締役　金原　俊
　　　　〒113-8719　東京都文京区本郷1-28-23
　　　　電話　03-3817-5600（社内案内）

印刷・製本　リーブルテック

本書の複製権・翻訳権・上映権・譲渡権・貸与権・公衆送信権（送信可能化権を含む）は株式会社医学書院が保有します.

ISBN 978-4-260-00226-4

本書を無断で複製する行為（複写，スキャン，デジタルデータ化など）は，「私的使用のための複製」など著作権法上の限られた例外を除き禁じられています．大学，病院，診療所，企業などにおいて，業務上使用する目的（診療，研究活動を含む）で上記の行為を行うことは，その使用範囲が内部的であっても，私的使用には該当せず，違法です．また私的使用に該当する場合であっても，代行業者等の第三者に依頼して上記の行為を行うことは違法となります．

JCOPY　〈出版者著作権管理機構　委託出版物〉
本書の無断複製は著作権法上での例外を除き禁じられています．複製される場合は，そのつど事前に，出版者著作権管理機構（電話 03-5244-5088, FAX 03-5244-5089, info@jcopy.or.jp）の許諾を得てください．

## 訳者一覧(五十音順)

| | |
|---|---|
| 今村　美葉 | 前千葉大学看護学部 |
| 岩倉　孝明 | 川崎市立看護短期大学准教授 |
| 内海　香子 | 岩手県立大学看護学部教授 |
| 大塚眞理子 | 宮城大学看護学群教授 |
| 神谷奈麻美 | 前自治医科大学 |
| 酒井　郁子 | 千葉大学大学院看護学研究科教授 |
| 島田　広美 | 順天堂大学医療看護学部准教授 |
| 清水　安子 | 大阪大学大学院医学系研究科教授 |
| 菅谷　綾子 | 東邦大学健康科学部助教 |
| 杉田由加里 | 千葉大学大学院看護学研究科准教授 |
| 諏訪さゆり | 千葉大学大学院看護学研究科教授 |
| 瀬戸奈津子 | 関西医科大学大学院看護学研究科教授 |
| 田畑　久江 | 札幌医科大学保健医療学部准教授 |
| 堂前　有香 | 千葉県こども病院看護師 |
| 長瀬明日香 | 横山内科クリニック看護師 |
| 根本　敬子 | 前目白大学看護学部准教授 |
| 野口美和子 | 沖縄県立看護大学名誉教授 |
| 湯浅美千代 | 順天堂大学医療看護学部教授 |
| 吉田　千文 | 前聖路加国際大学看護学部教授 |

# 第2版監訳にあたって

　初版を出版してから，6年がたちました．この6年間に日本においても質的研究は認められ，さまざまな書籍が出版され，方法論として確立された感があります．この本で新しく用いた訳語が看護領域の研究発表のなかで用いられ，疑問視されることなく討議できることがみられ，監訳者としてもうれしい限りです．
　しかし，この第2版を訳してみると，英国では質的研究が看護学研究方法として浸透し，さらに進歩発展してきていることがわかりました．それは，原書のタイトルが初版では"Qualitative Research for Nurses"であったのが，"Qualitative Research in Nursing"となっていることにも表れています．また，初版と比べると第2版では各方法論の学問的基盤についての説明が簡略化されているように感じました．それは，この本の読者と想定された人々はある程度，質的研究の知識を得ていると考えられているためでしょう．
　質的研究の進歩発展の方向は，研究参加者，看護の対象となる人々の権利を守り，その人々からの見方を示し，看護を発展させていくことに貢献することです．日本においてもそのような方向で発展してほしいと考えています．そのためにこの第2版が役に立つことでしょう．

　訳にあたっては，初版同様，耳慣れない言葉や哲学者名，社会学者名などについて注釈を多く設けました．また，わかりやすく示された用語解説を参照できるようにしています．
　今回の翻訳は，初版の訳者だけでなく，私が千葉大学看護学部で教鞭をとっていたときに私の教室で学んだ卒業生たちを中心に新たにお願いしました．しかし，用語など，基本的に初版に準じて訳しています．初版出版にあたり尽力してくださった皆さんに感謝します．
　11章の現象学に関しては，今回も川崎市立看護短期大学の岩倉孝明先生にご協力をいただきました．全体については酒井郁子先生，湯浅美千代先生とともに見直していきましたが，質的研究もさらに発展し，専門分化していますので，用語などの用い方が不適切なところがあるかもしれません．ご教示いただければ幸いです．
　医学書院の杉之尾成一氏に第2版をご紹介いただいてから本書の出版に至るまで3年近い年月がかかってしまいました．この間のさまざまなご支援に感謝申し上げます．

　本書を手にとってくださった皆様が，看護の対象となる人々を中心にした看護の発展に寄与する研究を進めてくださることを願っています．

2006年3月

野口美和子

## 出版に寄せて

　1996年発行の第1版のまえがきで，私はこの本のことを，質的研究方法を教える者の「必読書」となるだろうと書きました．この第2版でも，自信をもって同じことがいえます．HollowayとWheelerは，第1版のそんな魅力のある特徴のすべてを保ちつつ，この本ではいくつかの章を最新のものにし，かつ幅を広げて，よいバランスにしています．

　特に，研究の参考書では，もともとの学問分野――ここでは人類学や社会学――から研究方法を紹介するときに隠されてしまった問題を再び明確にしたことがすばらしいと思います．研究方法の実用性を優先して認識論と哲学的基盤をぬきにしてしまえば，方法論の論議の微妙な点が失われてしまいます．2人の著者の手腕により，研究方法の討議に対してなされるそのような暴力はみられません．

　倫理的討議に法的な観点が含まれたことはありがたい追加点です．それはナラティブリサーチ，アクションリサーチという新しい章についても同様です．そのほか，第1版から改訂された部分として，いくつかの章に，より十分な適用範囲をもたらすよう，資料が再編成されたところがあります．一方，例えばフェミニスト研究（別の名称による質的研究という者もいます）のように，目立たなくなったものもあります．こうして，方法の討議へのアプローチはバランスがとれたのです．

　HollowayとWheelerは，質的研究方法における難しい論議のいくつかに対峙してきました．そして，区別して描くことが難しい，類似したさまざまなアプローチについて明快な討議をしています．この本の特徴は，質的研究の初心者にも経験ある研究者にも魅力的に映るでしょう．

　お勧めします．これはたいへんよい本です．

エジンバラ大学看護学科長<br>
Kath M.Melia

# 序

　これは私たちの本の第2版になります．第1版が出版されてから6年になり，質的研究はさらに洗練され，テキストもますますたくさん書かれたり，編集されたりしています．私たちはこの数年さらに学び，この本にもそれを反映させています．まだ適切で妥当と思われるアイデアや例は変えなかったものの，各章とも再度書きおろし，最新のものにしました．そして，新しい例や文献を加えています．

　私たちは2つの新しい章を加えました．1つはアクションリサーチで，もう1つはナラティブリサーチです．これらのアプローチは質的研究のなかでもより高い頻度で用いられるようになっているからです．倫理についての章は法的な内容を含めて，最新のものにしました．問題点に関しては，以前は章として独立させていたのですが，関連ある章に統合しました．各々のアプローチは分析について独自のスタイルをもっていますが，私たちはデータ分析の章を加えました．これは，コンピュータを用いた分析についての討議を含み，文献は十分最新のものにしました．

　各章末にあげた文献リストはより多くなり，論文や著書は特に重要なものも，そうでないものも含んでいます．質的研究それぞれの領域に関して，最新の著書や論文同様，古典的な参考書も含めるようにしました．看護職者(訳者注：原文では看護師と助産師と書かれているが，日本においては看護師，助産師，保健師を含めた対象であるため，看護職者と訳す)が情報源にたどりつき，異なったアプローチについての発見ができるようにするためです．これが贅沢な文献リストになった理由であり，私たちは用いられたすべての情報源が紹介できるとよいと思いました．

　本の最初の目的とその意図された読者層は，6年前と同じです．この本は次のような人たちに向けて作られています．
(1)看護系大学生，特に看護経験を有する臨床に熟練した学生
(2)研究方法についてある程度正しい認識をもつ(国家試験受験資格を有する程度の)看護学生
　　(訳者注：助産師，保健師のコースの学生を含む)
(3)質的研究プロジェクトに取りかかり，質的研究の手順やストラテジーを再度学びたいと思っている，大学院生，特に修士課程の学生
(4)より詳細で複雑な内容の参考書をみる前に，研究アプローチについて早めに見直したい研究生
(5)臨床や教育の場で研究を実施している看護専門職者

　この本は，看護職者が質的研究のプロセスについて理論的に理解し，実践的な知識を得ることを目的としています．この目的を達成するために，私たちは実践的な手順を説明するだけではなく，質的研究の基礎となる理論的概念を説明しています．これは，研究者がたびたび自分たちの使う研究の理論的基盤やアプローチの起源を考えないままプロジェクトに着手するからです．研究の初心者はかなり複雑な論点のいくつかを得ることができると思います．私たちは研究プロセスを明確なものにしようと試みています．そのため，本の各章の長さと複雑さに変化をつけています．

## 本の概観

　この本は 4 つの部分に分かれています．第 1 部では，第 1 章で質的研究の本質を記述します．また，研究という幅広い枠組みにおける位置づけを説明します．第 2 章は，研究の問いを明確に述べる最初の段階から研究計画書を書くまでの研究プロセスの段階を概観します．そして，研究の場と参加者を探し依頼することを検討しています．第 3 章は，満たすべき倫理的条件，およびそれらの基礎となる哲学的，法的枠組みについて述べます．第 4 章には質的研究における研究指導の特質と重要性について論述しています．

　第 2 部では，データ収集について概説し，実施するためのガイドラインを示します．第 3 部では，代表的な研究方法を詳しく検討し，そのほかの方法も簡単に概説します．妥当性と信頼性の論点と，質的研究におけるもう 1 つの観点である真実性（trustworthiness）と信憑性（authenticity）の基準についても検討しています．第 4 部は，データ分析にあて，コンピュータの使用や研究プロジェクトの完成についても述べています．最後の章は，研究論文を書き上げるためのガイドラインとなっています．用語解説では用いている用語が短時間でわかるような説明を意図しています．

## この本の使い方

　学生の皆さんは本書を最初から最後まで通して読む必要はありません．質的研究の本質を理解することに役立ててください．けれども，実際に研究プロジェクトに取り組んでいる人は，第 1, 2, 3, 4, 16, 17 章を必ず学んでください．それに加えて，選んだ研究方法に関する章を読むのがよいと思います．各章の終わりに示してある引用文献はさらに学習を進めるための道案内となるでしょう．

　私たちは，看護研究者がさまざまな研究方法を理解し，研究計画書を提出し，研究報告を書くためにこの本が役立つことを願っています．研究を行うことはチャレンジであり，たいへんな活動ですが，皆さん，どうぞ研究を楽しんでください．

## 著者

　この本は，著者 2 人がそれぞれもっている知識と専門技術を補い合ってできています．Immy Holloway 教授は『Health Studies』の原稿閲読者で，グラウンデッド・セオリーと記述民族学，および研究の実施と論文を書き上げることの実際に特に興味をもっています．また，健康と疾病に関する社会学者です．Stephanie Wheeler は看護と訪問看護の経験があり，ヘルスケアの倫理と法律の専門家で，研究倫理委員会の支部委員長をしています．両者とも，ボーネマウス大学の健康・地域学部の施設で働いており，ヘルスケアとソーシャルケアに関する多くの質的研究学会を組織しています．2 人は質的研究の領域について幅広い著作を出版しています．

## 謝辞

　Blackwell 出版の編集者である Griselda Campbell 氏と Beth Knight 氏の支援と忍耐に感謝します．Jacky Griffith 氏は原文を検討してくれました．彼女の意見と建設的な助言はとても貴重で，たいへんありがたく思っています．

　私たちは多くの人々に感謝しています．私たちの同僚や友人，いつも励まし，助言してくれ

るLes Todres氏，研究についてしばしば討論をするJan Walker氏，サポートし，励ましてくれたKate Galvin氏，本の各章を読んで意見をくれた同僚，そして最後に，しかしとりわけ，長年，多くのことを学ばせてくれた私たちの学生たち．皆さんに感謝します．

Immy Holloway
Stephanie Wheeler

この本を私たちの母親に捧げます．
Irmgard Peters (1904 〜 2000)
Mavis Wheeler (1927 〜 2001)

# 目次

## 第1部　質的研究の紹介　　1

### 第1章　質的研究の特質：発展と展望　　2
質的研究方法と量的研究方法：基礎をなす哲学　2
パラダイム論争　4
質的研究の特徴と目的　9
対立した見方か，補完的な見方か　14
質的看護研究を行う理由　19

### 第2章　研究プロセスにおける最初の段階　　25
研究の問いを選び，明確にすること　25
文献検討　29
研究計画書を書くこと　31
研究依頼と受け入れ　37
要約　42

### 第3章　質的研究における倫理的問題　　46
インフォームド・コンセントの法的側面　47
研究のための基本的な倫理的枠組み　50
研究者のかかわり　54
倫理的問題と考慮すべきこと　55
要約　64

### 第4章　質的研究における研究指導　　67
研究指導者の重要性　67
研究指導者と学生のすべきこと　68
研究指導の実際的側面　70
単独あるいは共同の研究指導　71
研究指導における課題　72
要約　74

## 第 2 部　データ収集　77

### 第 5 章　面接　78
データ源としての面接　78
面接過程　79
実践上の留意点　83
面接者と参加者の関係　86
電子媒体を通したインタビュー　88
面接の強みと弱み　91
要約　93

### 第 6 章　参加観察とデータとしての記録物　95
観察　95
参加観察の起源　96
観察の焦点と場所　97
観察のタイプ　98
技術的手順と役立つヒント　102
データとしての記録物　103

### 第 7 章　質的研究としてのフォーカス・グループ　108
フォーカス・グループとは？　108
フォーカス・グループの起源と目的　108
グループのサイズと構成　110
フォーカス・グループインタビューの運営　112
フォーカス・グループインタビューの分析　114
フォーカス・グループの利点と限界　115
要約　118

### 第 8 章　対象選択　120
意図的（目的的）対象選択　120
対象選択の決定　124
研究の対象となる人を何とよぶか　127
要約　128

# 第 3 部　質的研究へのアプローチ　　131

### 第 9 章　記述民族学（エスノグラフィー）　132
記述民族学とは何か？　132
看護学における記述民族学　135
記述民族学の主な特色　136
フィールドワーク　141
記述民族学研究を行うことと書くこと　143
要約　146

### 第 10 章　グラウンデッド・セオリー　149
グラウンデッド・セオリーの使用　149
グラウンデッド・セオリーの目的と特徴　151
データ収集　152
問題と落とし穴　161
Glaser の批判　162
要約　164

### 第 11 章　現象学　167
現象学とは何か？　167
志向性と現象学の初期段階　168
現象学運動の段階と歴史　170
現象学の諸学派　174
現象学的研究のプロセス　176
看護学における現象学的研究　180
要約　182

### 第 12 章　アクションリサーチ　185
アクションリサーチとは？　185
看護におけるアクションリサーチ　188
アクションリサーチの主な特徴　189
実践への示唆　192
問題と批判　194
要約　196

## 第13章 ナラティブリサーチ　198

　ナラティブの性質　198
　看護研究におけるナラティブの役割　201
　ナラティブ・インタビュー　207
　ナラティブの分析　209
　結論　210
　要約　211

## 第14章 その他の研究方法　214

　フェミニスト研究　214
　ケーススタディ　217
　クリティカル・インシデント・テクニック　219
　会話分析　221
　談話分析　223
　その他の研究方法　225
　結論　226

# 第4部　データ分析とまとめ　229

## 第15章 データ分析：手順，実施，コンピュータの活用　230

　データ分析の特徴とプロセス　230
　文章に書き起こすことと分類すること　231
　データを整理し，系統立てること　233
　分析のスタイル　234
　質的研究データをコンピュータを使って分析する　236
　要約　243

## 第16章 真実性と質を確保すること　246

　真の価値　246
　従来の基準　247
　もう1つの観点　250
　信憑性　251
　真実性を保証するための方略　252

　　　　質と創造性　259
　　　　要約　259


第 17 章　質的研究を書き上げる ──── 262
　　　　研究報告書　262
　　　　一人称の使用　263
　　　　研究報告の形式　263
　　　　研究の発表　273
　　　　批判的アセスメントと評価　275
　　　　要約　277


用語解説 ──── 281
日本語文献 ──── 291
索引 ──── 297

# 第1部

# 質的研究の紹介

第1章
質的研究の特質：発展と展望 ──── 2

第2章
研究プロセスにおける最初の段階 ── 25

第3章
質的研究における倫理的問題 ──── 46

第4章
質的研究における研究指導 ───── 67

# 第1章
# 質的研究の特質：発展と展望

　この章では，質的研究の背景と発展，およびその主な特徴をたどる．また，いくつかの認識論と方法論の観点にも焦点をあてる．その目的は，本書のより実用的かつ実践的な部分を理論的，方法論的文脈に近づけることである．

　質的研究は社会研究の形式をとる．これは人々が自分の経験や自分の住む世界を解釈し，了解する方法に焦点をあてるものである．Atkinsonら(2001：7)の言葉によれば，質的研究とは，「包括的用語*」である．また，このタイプの研究についてのより広い枠組みのなかには多くの異なったアプローチが存在する．これらのほとんどが同じ目的をもつ．すなわち，個人，集団，文化における社会的現実の理解である．研究者は，人々の行動，見方，感情，経験を探求するために，また，人々の生活の中核にあるものを探求するために質的研究方法を用いる．特に，記述民族学者は文化や慣習に焦点をあてる．グラウンデッド・セオリストは社会的なプロセスや相互作用を研究する．現象学者は経験の意味を考究し，実際の世界を記述する．質的研究方法論は変化や葛藤の探求に有用である．質的研究の基盤は，社会的な現実を解釈するアプローチと人間の生きられた経験*について記述することにある．

*umbrella term

*the lived experience
いきいきと直接的に意識し知覚した経験．第11章参照．

## 質的研究方法と量的研究方法：基礎をなす哲学

　社会で起こる現実にはいろいろな方法でアプローチできる．研究者はさまざまな研究方法のなかから選択しなければならないだろう．実際的な理由から選択をすることが多いが，その方法の基礎をなしている哲学的概念も理解しなければならない．

　最初の選択は簡単ではない．社会的探求方法は，対象選択，データ収集，分析の手順だけで成り立っているのではなく，その世界についてのある特定の考えや，ときには社会の現実に関して矛盾し競合する視点を反映することもある知識の性質をも重要視する．社会的世界についてのこれらの見解は，まさに現実と存在の本質(存在論*)に関係しているものもある．このことから，知識についての基盤となる前提*がつくられる．認識論*は知識の理論であり，妥当な知識としてみなされるものに対する疑問に関係している．方法論*は研究者

*ontology
　用語解説参照.
*assumption
　用語解説参照.
*epistemology
　用語解説参照.
*methodology
　用語解説参照.

が手続きと戦略(方法*)の基としている原理と認識による．解釈的／記述的アプローチの背景を理解するのを助けるために，以下の項で認識論の観点と方法論の観点についての討議を述べる．

*method
用語解説参照．

いくつかの一連の前提は社会研究に基づいている．それは，実証主義*パラダイムと解釈主義*パラダイムとしてしばしば引用される(Bryman, 2001)．社会科学の異なった学派の間には，長い間葛藤と緊張が存在してきた．実証主義的立場に立つ者のアプローチでは自然科学の方法に焦点があたっており，それは心理学のような初期の社会科学や後の社会学のモデルとなった．解釈主義的立場の者は，人間は物質的世界とは異なっており，人間と物質の違いは研究方法にも反映されるべきであると強調した．質的研究は自然科学モデルに批判的だった．多くの研究者たちは「分離した」位置を保ち，質的研究者と量的研究者たちの世界観を完全に相容れないものとして信じている．その2つを交わらせることはない(Murphy & Dingwall, 2001)．

*positivism
用語解説参照．
*interpretivism
用語解説参照．

社会科学者たちは，Atkinson(1995)の警告を無視してパラダイム論争を盛り上げ続けている．彼の警告は，実証主義と質的研究の間の単純すぎる両極化はしないというものであり，パラダイム*と「パラダイムの考え方*」という用語の概念使用を批判している．看護研究者も根拠のない「パラダイム的思考」の看護を非難し，それが知識を拡張するというよりむしろ抑制することを主張している(Thorne et al., 1999)．にもかかわらず，質的研究者たちは自分たちの方法論について防衛的で，ほかのアプローチに対抗する論拠をつくる傾向にある．実際，質的研究者は，自分たちが非難している量的研究者と同じ道をたどっていることが多い(Darbyshire, 1997)．すなわち，ほかのアプローチを批判し，自分たち自身の見方を批判しないのだ．

*paradigm
用語解説参照．
*paradigm mentality

研究の初心者がさまざまなアプローチの起源を区別できるには，概念の発展を記述し，そのあとをたどることが重要である．

## 自然科学モデル：実証主義，客観主義，自然主義

19世紀に入ってから，社会研究や行動研究に伝統的で好まれたアプローチは量的研究であった．量的研究は，実証主義と，19世紀から20世紀前半を通して社会科学に影響を与えた初期の自然科学パラダイムに基づいている．

実証主義は，普遍的法則に信頼をおく科学のためのアプローチであり，客観性と中立性を追及する(Thompson, 1995)．実証主義は理論と仮説*の検証による自然科学アプローチに従う．自然科学——特に物理学——の方法は，17，18，19世紀を起源としている．「実証主義」と「社会学」という言葉を生み出したフランスの哲学者Comte*は，これからの社会科学は自然科学の方法を適用することにより，自然科学と同様の方法を用いなければならないと提起した．

*hypothesis
用語解説参照．

*Comte A.
コント A.
(1798～1857)
社会学の祖といわれる．
*bias
用語解説参照．

この種の研究の特色の1つに，バイアス*を避けるために客観性の確立と研究者と研究されるものとの間の距離を保つことがある．研究者たちはパターンや規則性を調査し，普遍的な法則や規則，または法則のような一般性が人間の行為のなかに存在することを信じていた．研究者たちは，知見はすべての同じ

ような状況や場に適用されるし，そうなるべきだと考えた．そして，これらの法則に基づいて行動は予測されうると信じた．今日ですら，多くの研究者は数値で表すことのできる測定，統計的分析，原因と結果の探求がすべての研究の真髄であると思っている．彼らは中立的で客観的であることが可能だと思っている．また，数値で表すことのできる測定は客観的知識をもたらすと思っている．この実証主義アプローチにおいて，研究者たちは理論的枠組み，標本抽出の枠，研究の構造をコントロールする．この種の研究は因果関係を調査し，予測とコントロールに焦点をあてる．

*Popper K.R.
ポパー K.R.
(1902〜1994)
ウィーン生まれ．ロンドンにて活躍した科学哲学者．「科学的発現の論理」．

Popper*(1959)は，反証可能性が科学の主要な基準であると主張した．研究者は仮説，すなわち期待される結果を明確に述べ，それを検証する．科学者は誤りをみつけ仮説を棄却する．逸脱したケースが見いだされたら，仮説は棄却される．知識は常に暫定的である．新しく生まれたデータが仮説に異義を唱えるかもしれないからである．Popperの思想に対する批判もある（たとえば，Feyerabend, 1993）．しかし，ここでは討議を発展させることはできない．それは科学哲学の参考書で討議されている．

*deduction
用語解説参照．

実証主義アプローチは理論的展望から発展し，仮説は常にではないにしても，たびたび研究が始まる前に確立している．適用される科学のモデルは仮説設定——演繹法*——である．それは一般から特殊へと進み，その主な目的は理論検証である．このアプローチの危険性は，研究者たちが社会という世界についての認識を，客観的，絶対的なものとして取り扱い，日々の主観的な解釈や研究の文脈を軽視するということである．

19世紀の実証主義者が信じていたのは，科学的知識は立証されうるし，観察や実験という厳密な方法によって発見されるし，感覚を通して推論されるということである．Chalmers(1999)は，感覚的知覚のみから導かれる知識としての科学は単純化しすぎた見方だと明言している．自然科学者——たとえば生物学者や物理学者——でさえ，何が科学であるかを必ずしも認めないし，さまざまな異なった科学的なアプローチを採用することもある．社会科学者も，多くのアプローチを用い，それは科学の本質についての自分たちの理解によって違ってくる．科学的知識は証明することは難しく，単純に感覚から引き出されるものではない．客観性を求めることは科学者にとって無駄なことかもしれない．彼らはそのために努力するが，自分自身のバイアスや経験が侵入してしまう．自然科学であろうと社会科学であろうと，科学は「価値観から離れる」ことはできない．つまり，研究者の価値観や背景が研究に影響を及ぼすために，科学は完全に客観的ではありえない．

## パラダイム論争

1960年代，科学の伝統的な視点は，その目的と方法ゆえに自然科学者と社会科学者の両方から批判された．生物学や心理学のような分野に現れた，新しく，異なって進化した構えが，単純化した実証主義のアプローチをしのぐよう

\*paradigm shift
実際の科学の仕事が模範となっている例（理論，法則など）があって，それが一連の科学研究の伝統を創るモデルとなるのがパラダイムであり，従来のパラダイムが動揺し，新しいパラダイムが現れることがパラダイムシフトである．

\*Kuhn T.
クーン T.
（1922〜1996）
「科学革命の構造」においてパラダイムを論じた科学者．

になった．質的研究者は静かに先に進んでいる．たとえば，Lincoln と Guba（1990）は「パラダイムシフト\*」—— Kuhn\*による概念（1962, 1970）——が起こったと論じている．

　Kuhn の考えはパラダイム論争に大きな衝撃を与えた．彼は次のように断言する．「普通の科学」は，学者というコミュニティをもち，その発展を妨げる一連の危機を通して進む．科学ではより初期の方法が疑問視され，新しい方法が採用される．すなわち，ある理論的哲学的前提要件は，過去からのモデルを超えて優位となった別の仮定に取って代わられる．結局，その世界についてのある科学的観点は別のものに置き換わる．Kuhn は主に物理科学について書いたのだが，書き手は，社会科学の概念におけるシフトという類推を描くために彼の業績を用いる．Kuhn のパラダイムに関する定義（1962：162）は，「与えられたコミュニティの構成員によって共有された，信念，価値，技術などについてのすべての布置」である．

　つまり，パラダイムは，あるグループの科学者たちが採用し，それ自身の言語と専門用語体系をもつ特別な世界観に由来する，理論的概念と技術的手順からなる．Kuhn は広く批判されてきた（Fuller, 2000）．その批判についてはここでは展開しない．

　今日，社会研究者はしばしば次のように主張する．社会科学における「パラダイムシフト」が—— Kuhn がそれを討議したのと同じ方法で——起こってきた．それはすべての世界観が新しいパラダイムに結びつけられるという．彼らは実証主義者の態度を攻撃した．なぜなら実証主義者は社会的現実を「外にある」——すなわち，個人から離れて，理解しがたい研究のもとで，人々から独立した客観的現実を擁護するということ——と強調するためである．量的研究は，その変数すべてにおいて有益で貴重であるが，それは質的研究者からみると限界がある．というのは，それは研究参加者の生活の文脈のなかでの彼らの見方を無視するからである．

　伝統的なアプローチにおける統制された状況は，しばしば実際に適用するには限界がある．この種の研究は，人間の状況の本質についての複雑な問いについては必ずしも，あるいはたいていの場合は答えられるとは限らない．これらのアプローチを用いる研究者は，事実や測定できる行動，原因と結果を除いて，その研究に参加する人々の，人との相互行為や感情，人々の思考や知覚については本質的にかかわらない．

> 量的アプローチは重要で，さまざまな研究課題を解決する．
> 質的研究は異なったタイプの研究課題に適用される．

　自然科学者も世界についての機械論的な自然科学的観点を批判することがあるし，社会科学者のなかにはそれを社会的に構築され，定義されるものとして見始めているということを忘れてはならない．しかしながら，新しいパラダイムを伴う「科学的変革」は起こっていないと主張するものもいる．Atkinson（1995），Thorne ら（1999）のように，多くの者がパラダイムシフトの概念に挑

## 解釈的／記述的アプローチ

　戦しているし，論争は複雑な論点を単純にしすぎると信じている．

　解釈的モデルあるいは解釈主義的立場に立つ者のモデルや記述研究は，哲学や人間科学，特に歴史学，哲学，人類学に起源をもつ．方法論は，人間が主観的な現実の意味を了解し，それに意味を付与する方法を中心に据える．社会科学者は次のように人々にアプローチする．外界と絶縁した単独の存在として人々をみるのではなく，人々の生活の文脈全体のなかでその世界を説明するのである．この世界観をもつ研究者は，説明，予測，統制に焦点をあてるのと同様に，人間の経験を理解することは重要であると信じている．解釈的／記述的モデルは，19世紀のDilthey*の哲学，Weber*派の社会学，George Herbert Mead*の社会心理学を起源として，長い歴史がある．

　解釈的立場に立つ者の見方は，Weberの「理解*」というアプローチに結びついているといえる．Dilthey のような哲学者や歴史学者は，社会学者は自然科学をまねする必要はないと考えた．彼らはそれよりも共感的理解を力説すべきであるというのだ．社会科学における理解は自然科学での説明とは本質的に異なっている．Weberは，19世紀にあった2つのアプローチに十分気づいていた（これは方法間の葛藤*の時代だった）．「理解」という概念――その文脈のなかで何かを理解すること――は，共感の要素をもつが，その共感とは，直感的で意識されない感情のような心理学的な感性ではなく，他者の行為を反省的に再構成し解釈するものである．Weberは人間について解釈的に理解することに関心をもつべきであると信じていた．彼は，意味は個人の意図と目標のなかに見いだされると主張した．

　Weberは，社会科学における「理解」は自然科学における「説明」とは本質的に異なると主張した．彼は自然科学の法則定立的方法*，すなわち法則に支配された方法と，自然の一般的法則に関連しないが人間の行為に関連している個性記述的方法*を区別して述べている．Weberは，数量的に測定可能な蓋然性のみが量的方法論であると考えており，社会科学は質的研究方法論に関心があると強調しようとした．Weberが助言したように，私たちは，研究しようとする人々を，「彼らが人間であるように」遇するべきである．そして，彼らの言うことに耳を傾け，彼らのことをよく観察することによって，その経験や認識へ接近しようとすべきである．社会科学者のなかにはその信念と相容れない者もおり，Weberは初期の質的研究者たちに直接は影響を与えなかった（Platt, 1985）が，彼は社会学者Schütz*と，DenzinとDouglasのような後期記述民族学者などに影響を与えた．Weberの思想は彼らの質的認識を形成するのを助けてきた．20世紀初期にMead, Weber, Schützらから初めに生じた解釈的見地を，社会学者はさらに発展させた．質的研究アプローチとしての現象学は，19世紀と20世紀初期の哲学，特に，数学者で哲学者でもあるHusserl*とHeidegger*の思想に基づいている．彼らは意味の存在論的問いと生きられた経験に焦点をあてている．

---

*Dilthey W.
ディルタイ W.
（1833～1911）
ドイツの哲学者．「生の哲学」に属する．解釈学の創始者．

*Weber M.
ウェーバー M.
（1864～1920）
ドイツの社会学者．「理解社会学」を唱えるなど，西欧の文化・社会を広く研究した．

*Mead G.H.
ミード G.H.
（1863～1931）
アメリカの哲学者．シンボリック相互作用論の先駆者．新しい社会観を提起した．

*Verstehen
ドイツ語．解釈学的な立場からいえば行為主体の意図や目的から行為全体の意味を取り出すこと．

*Methodenstreit

*nomothetic methods
*idiographic methods
用語解説参照．この分け方はドイツ哲学者ヴィンデルバント（1848～1915）の分け方でもある．

*Schütz A.
シュッツ A.
（1899～1959）
オーストラリア出身．アメリカで活躍した社会学者．

*Husserl E.
フッサール E.
（1859～1938）
ドイツの哲学者．

*Heidegger M.
ハイデッガー M.
（1889～1976）
ドイツの哲学者．「存在と時間」を著す．

質的研究者は人々の経験が本質的に文脈に縛られると主張する．ゆえに，彼らは時間と場所，あるいは人間という行為者の心を切り離すことはできないのである．研究者は世界の社会的に構築された性質を理解しなければならないし，価値観や興味が研究プロセスの要素となっていることを了解しておかなければならない．完全な客観性，中立性を達成することは不可能である．実際，研究者や参加者の価値観が研究に欠くことのできない要素となってしまう(Smith, 1983)．研究者は研究中の現象から離れられない．これは，自分たちの役割について振り返っていることを意味する．つまり，自分自身が主要な研究用具であるため，研究者たちはその場とその状況における自分自身の位置を考慮しなければならない．言語そのものが文脈に縛られており，研究者や情報提供者の価値観および社会的な位置に依拠する．1つの研究の精密な反復や追試は不可能である．というのは，研究の人間関係，参加者の背景，参加者の位置づけが研究ごとに異なるからである．

　質的研究方法論は完全に厳密というわけではない．人間は必ずしも論理的，断定的に行為するものではない．質的研究における調査者は，研究進行中の，案内，コントロール，指示を人間である参加者に頼る．もちろん構造や秩序は研究が科学的であるために重要である．しかしながら，社会的世界は秩序だっていないし，系統立ってもいない．それゆえ，なおさら，研究者が十分に構造化され，系統立った方法で進めていくことが重要なのである．

## 歴史的背景

　質的研究は人類学，哲学，社会学を起源としている．それは，もともと構造化されないかたちで存在していたのだが，20世紀の最初の10年に研究の1つの方法とされ，まず人類学者や社会学者によって用いられた．それに先立つ長い間，研究者たちは自国や他国の文化や集団について見いだそうとした．そして自分たちの経験を物語った．しかしながら，1920年代から1930年代に，Malinowski(1922)，Mead(1935)といった社会人類学者たちや，ParkやBurgess(1925)といったシカゴ学派\*の社会学者たちは，より焦点化されたアプローチを採用した．その当時，質的研究はまだ系統立っておらず，記事記述的(かつ今では非科学的とみられるものがほとんど)であった．研究者たちは，フィールド——自分たちが研究するありのままの場で，外国の場所や自国のスラム街，街角——から，そこに暮らす人々の生活を観察し，人々とその生活について話をしたことを報告した．

　1960年代から，質的研究は確実な成長を遂げた．シンボリック相互作用理論\*家の観点からアプローチが引き出され(Becker et al., 1961)，そしてグラウンデッド・セオリーの開発(Glaser & Strauss, 1967)が始まったのである．Filstead(1970)は質的研究の書物1巻を編集した．Spradleyの著作(1979, 1980)のような記述民族学についての出版物もこの種のアプローチに弾みをつけた．社会学者と人類学者は多くの研究を実施した．そして，教育とヘルスケア領域における学者や専門職者がこれらのアプローチを自分たちの領域に採用

\*アメリカシカゴ大学を中心とする社会学の研究者集団で，代表的な人物はRobert Park.

\*symbolic interactionism 用語解説参照.

した．初期の記事記述的な方法は放棄された．それが厳密さを欠くという理由からであった．心理学的現象学では，Giorgi(1985)とColaizzi(1978)は，特に，Husserlの思想に起源をもつ現象学的研究アプローチを開発した．

多くの業績は北米から起こっている．『Qualitative Sociology』誌がまず1978年に，『International Journal for Qualitative Studies in Education』が1988年に出版された．1994年にDenzinとLincolnは包括的な質的研究のハンドブック『Handbook of Qualitative Research』を編纂し，現在は第2版となっている(2000)．英国における質的研究は，1970年代から1980年代の教育学の社会学で質的研究が使用されたことから流行した(たとえば，Delamont, 1976；Burgess, 1985；HammersleyとAtkinsonによる参考書［1983］は1995年に第2版が出版されている)．そのとき健康専門職者は特に，質的研究を，自分たちの仕事にふさわしく，関係のある研究のタイプと考えた(Webb, 1984；Field & Morse；1985, Leininger；1985, Melia；1987)．1980年代から1990年代にこの仕事は急速に成長した(たとえば，Morse, 1991, 1994；Smith, 1992；Benner, 1994；Morse & Field, 1996；Streubert & Carpenter, 1996, 1999)．これらは質的研究について書かれた教育と看護における多くの参考書のうちのわずか数点である．医学においては，質的研究は理解されつつあるが，研究のもう1つの形式として全面的に受け入れられるには至っていない．しかしながら，CrabtreeとMiller(1992, 1999)によって編集された本や，薄めの雑誌として編集されている『British Medical Journal』に社会学者によって連載された論文(Mays & Pope, 1996, 1999)においては，質的研究の使用が説明され，医師に質的研究をより意識させた．また，GreenhalghとHurwitz(1998)によって編集された本は重要である．重要なものとして，WHO(世界保健機構)も「質的研究で使用される概念と方法」についての概観を出版した(Hudelson, 1994)．Murphyら(1998)は，健康技術評価の領域での質的研究の幅広い文献レビューを出版した．

英国の心理学者の関心は質的研究に向けられた\*．Nicholson(1991)が質的研究の幅広い使用について主張する，the Scientific Affairs Board of the British Psychological Society(英国心理学会の科学行動会議)のための報告を準備したときのことである(Richardson, 1996)．英国において，質的心理学研究について書かれた最初の重要な一般的参考書が，1994年に出版された(Banister et al., 1994)．談話分析\*のような，心理学研究の特別なアプローチに関する書物は，1980年代以降から出版された(たとえば，Potter & Wetherell, 1987；Potter, 1996)．British Psychological Societyの雑誌の特集号に質的研究が組まれた(The Psychologist, special issue, 8, 3)．Smithら(1995)やRichardson(1996)は，質的研究に関して，理論的観点および実践的観点の両方からの検討を包括した参考書を編纂した．

これらのアプローチを行う研究者たちは必ずしも「質的研究」という用語を使用するとは限らず，さまざまな用語を用いている．自然主義的研究(Lincoln & Guba, 1985)，フィールド・リサーチ(Burgess, 1984；Delamont, 1992)，ケーススタディ・アプローチ(Stake, 1995；Travers, 2001)，解釈的研究(Bryman,

\*日本においても，看護学のほか心理学者を中心に質的研究が進められている．日本質的心理学会において『質的心理学研究』が発行されている．

\*Discourse analysis 言説分析とも訳される．第14章参照.

2001)などとよばれている．ほとんどの質的研究を包括した名前として記述民族学という用語も使われるようである．この例として，HammersleyとAtkinson(1995)が述べている．Atkinsonは「記述民族学とそのほかの種類の質的研究との間にはしっかりと固定した区別」がないことに焦点をあてている．また一方で，質的研究方法の多様性を述べ，他方で認識論的，方法論的に類似していることを述べている．質的研究方法間には差異がある(Creswell, 1998)が，その違いを明確に見いだすことは，たとえそれが重要であろうと難しいことも多い．しかしながら，すべての質的研究は人間についての生きられた経験，相互作用，言語に焦点をあてる．

　方法論——基礎にある原理的説明と，思想と理論に関する枠組み——が，用いるアプローチ，方法，方略を決める．質的研究者たちは目的を達成するためにさまざまなアプローチと手順を選ぶ．これらは記述民族学，グラウンデッド・セオリー，現象学，会話分析，談話分析，他者との共同研究を含む．アクションリサーチ，フェミニストアプローチのような社会研究の形式のいくつかは，一般に，それは必ずしもそうとは限らないとしても，質的研究方法や質的研究技術が用いられる．

## 質的研究の特徴と目的

　さまざまなタイプの質的研究には共通した特徴がある．また，データ収集や分析においては差異がみられるにしても，類似した手順が用いられる．
　以下の要素が，ほとんどの質的研究方法にみられる．

- データが第1である．つまり，理論的枠組みがデータに先んじて決定されることはなく，むしろ，データから直接引き出される
- 質的研究は文脈*に縛られる．また，研究者は文脈に敏感でなければならない
- 研究者は，人々の考えや感情を研究しようと思えば，その人々のありのままの環境に自分自身をひたらせる
- 質的研究者は「イーミック」な見方*，すなわち研究でかかわろうとしている人々の見方，およびその人々の認識，意味，解釈に焦点をあてる
- 質的研究者は「濃密な記述*」，すなわち記述し，分析し，解釈することを行う
- 研究者と研究される者との関係は親密で，人間として対等の立場にあることを基本とする
- データ収集とデータ分析は一般に同時に進み，質的研究のいくつかのかたちでは，この両者は相互に影響する

*context
コンテクスト．情況，背景，前後関係．

*emic perspective
用語解説参照．

*thick description
(分)厚い記述とも訳される．量の多さではなく，文脈における意味，解釈が十分に記述されているかが問われる．用語解説参照．

### データの第一義性

　研究者は通常，人々のことを知る目的でその人々にアプローチする．研究者

は豊かで詳細なデータを収集するために参加者のところに出向く．そのデータは理論化の基盤となるかもしれない．研究者と参加者との間の相互作用は概念の産出を導く．それは「研究行為\*」の産物なのだ(Denzin, 1989b)．データそれ自身が新しい理論のアイデアを生む．データは，既存の理論を修正し，現象の本質を見いだす助けとなる．それは，研究を始める前に研究デザインを厳密に定めることなどできないということを意味する．量的研究においては，検査される仮説が前提と理論から導かれる．また，標本抽出枠\*がおかれる．一方，質的研究ではまずデータが集められる．研究プロジェクトの理論的枠組みは事前には決められず，入手したデータに基づいてつくられる．

\*research act

\*sampling frames

社会科学におけるこのアプローチは，少なくとも最初のうちは帰納的\*である．研究者は特殊から一般へ，データから理論や記述へと進む．研究者は意見を押しつけないし，前提に従うこともない．ただ，他者が見ているように現実を説明するのである．特に，研究者がその場によく打ち解けている場合は，自分が見いだそうとするものについて「直観\*」をもたざるをえないのだが，研究者は自分の気持ちを隠しだてしてはいけない．

\*induction
用語解説参照．

\*hunches

質的研究のなかには理論を生み出すことに関係する(Glaser & Strauss, 1967)ものもあるが，多くの研究者たちはこれに達しない．別の研究者，たとえば現象学者は理論を生み出そうとは思わない．むしろ現象に焦点をあてる．彼らは通常，研究している「現象の特質や構造」を記述することで，参加者の経験についての記述や解釈を提供する(Tesch, 1991：22)．質的研究は，静的ではなく，発展的かつ動的な特徴がある．つまり，成果に焦点があたると同時に，過程にも焦点があたる．

\*contextualisation
用語解説参照．

## 文脈化\*

研究者たちは研究の文脈に敏感でなければならない．また，研究の場や状況に自分自身をひたらせなければならない．参加者の生活や職業上の文脈は彼らの行動に影響する．それゆえ，研究者は，参加者が自分の歴史や時間的広がりに基礎をおいていることを理解しなければならない．研究者は人々の生活の全文脈を了解しなければならない．研究者がデータを集める場の状態，場所，時間と歴史はすべて重要である．出来事や行為は，毎日それが起こるように，つまり「現実の生活」の場のなかで研究される．研究中の文脈や文化を尊重することが重要である．もし研究者がその文脈を理解すれば，個々の人々の行為や認識を文脈のなかに位置づけることができるし，人々が伝え合っている意味を把握することができる．より広い意味では，文脈は，経済的，政治的，文化的枠組みである．

\*immersion
用語解説参照．

## 場にひたること\*

質的研究者は観察し，質問し，話を聞く方略を用いる．これが参加者の「現実」世界に研究者自身をひたらせる方法である．これがある文化の記述を生むとい

ってよい (Hammersley & Atkinson, 1995). 質的研究はプロセス, つまり, 人々の間の相互作用, 人々が構築したり変化させたりするやり方, 決まりや状況といったものに焦点をあてようとする. 質的研究は, 時空を越えて, 進歩発展する様子を参加者が感じたように私たちに感じ取らせる.

参加者の経験を理解するために, 彼らの世界に慣れる必要がある. 専門職者が研究する際, 専門職者である研究者はたびたび調査する場の一部となるし, その場のことを詳しく知っている. これは, その研究者が重要な問題や考慮すべき問題を見落とす可能性があることを意味するかもしれない. 参加者の世界を調べるためには, 研究者はこの世界を当然のことと思ってはいけない. ただの参加者として自分自身のもつ前提を問い, その場に不案内な人のように行動する必要がある. 研究者は「なじみのある門外漢になる」(Delamont & Atkinson が彼らの 1995 年の著作『Fighting Familiarity』のなかでこうよんだ). 場にひたることは, 情報提供者と話し合うこと, 情報提供者について話し合いをもつこと, ほかの似たような状況になじむようになること, 記録物を読むこと, その場の相互作用を観察することを意味するだろう. これは正式なデータ収集の段階前から始めることができる. しかし, それは研究者が研究する文化に自分自身をひたらせることを意味するのである.

ほとんどの質的研究は, 相互作用のパターンを調査し, ある集団や文化についての知識を探し, 個々の生活世界を探求する. 臨床, 社会福祉, 教育の場において, これは専門家とクライエントやその家族との間の相互作用であり, あるいは同僚との相互作用であるかもしれない. それは人々の話を聞き, その人々の視点でその世界をみようとすることも意味する. 研究はマクロの研究――あるいはミクロの研究――でありうる. たとえば, 研究がなされるのが, ある病棟かもしれないし, 教室や居室, 応接室, まさに地域社会であるかもしれない. その文化とは, 物理的環境から成り立つだけでなく, 構成員のもつ特別なイデオロギーや価値観, 考え方からも成り立っている. 研究者は見聞きしたことを記述し, 解釈するための感受性を必要とする. 人間は経験に影響を受ける. それゆえ, 質的研究方法は研究中の文化や下位文化に起こる, 時間にかかわるプロセスや変化を含んでいる.

## 「イーミック」な見方*

*emic perspective
用語解説参照.

質的研究方法は社会的現実の主観的な性質に関係している. つまり, それは参加者の見方からの洞察を提供し, 研究者に, 情報提供者がするように物事をみることを可能にする. 彼らは「内部者(インサイダー)の視点*」を探求するのである. 人類学者や言語学者はこれを「イーミックな見方」とよんでいる (Harris, 1976). この言葉は 1954 年, 言語学者の Pike によって初めてつくられた. その意味は, 研究者は, 参加者が自分の考えを曲げてしまうような, 研究者の枠組みを押しつけるのではなく, 研究される人々の経験, 感情, 認識を調べようとすることである. 研究者は, 人々が自らの経験に与えている意味や, 自らを解釈する方法を「暴露する」. しかし, 意味は, 単に参加者たちの主観的

*the insider's view

説明に限定されるべきではない．研究者は，研究する現象について，プロセスや相互作用のパターン，あるいは不変の構成物を探すのだ．

　質的研究の前提は，個人個人が自分自身の言葉で状況や感情を記述するのが最もよいというものである．もちろん，これらの意味は明確でなかったりあいまいであったりするかもしれないし，また，固定されないものかもしれない．社会という世界は時間の特定の点や状況で固定しているものではなく，むしろ動的で変化しつつあるものなのである．研究者が人々を観察し，話を聞くことによって，参加者自身が自分の行動や自分の行為を左右している規則を了解する．研究者はそのプロセスを理解するよう努める．情報提供者の意図や動機を考慮に入れることで，研究者は情報提供者の社会の現実へ近づける．もちろん，個々人が提供してくれる報告は，ある出来事や行為に関する「彼らの」説明である．しかし，研究者が現実に関するその人たち自身の定義を見いだそうとすれば，これらの報告は正当なデータになる．研究者は参加者の意見を常に信頼できるとは限らない(Dey, 1993)が，その言葉や行動が根底にある意味を反映しているととらえることはできる．質的研究方法は「共感的理解」を必要とする．つまり，研究者は，自分の見方を押しつけるのではなく，参加者(すなわち社会的行為*者)の観点から，その状況，出来事，行為を調べようとしなくてはいけない．

　もちろん，研究者は観察された行動や参加者の言葉から理論化したり推論したりできる．研究者の観点は「エティックな見方*」——つまり外部者(アウトサイダー)の視点*——である(Harris, 1976)．参加者の意味するものが解釈され，ある事象が見いだされ，記述される．研究者は経験や観察を通して参加者の世界に近づく．この種の研究は，参加者に権限を委譲する*と考えられる．というのは，参加者は単に研究者の質問に反応するだけではない．むしろ，意見を出し，研究を導くのである．このため，研究される人々は一般に，対象者ではなく，参加者あるいは情報提供者とよばれる．研究者と情報提供者との関係にはある種の信頼が必要である．この親密な関係や，情報提供者の状況に関する研究者の深い知識があれば，研究をごまかしてしまうことは起こりそうもない(ありえないことではないが)．

## 濃密な記述

　場にひたることで，研究者は「濃密な記述」を行うことができる(Geertz, 1973)．「濃密な記述」とは，参加者の経験についての詳しい記述であり，表面的な現象についての報告にとどまらず参加者の解釈をも含み，参加者の行為に関する感情や意味を明らかにする．濃密な記述はデータや文脈からもたらされる．その作業には，その場や，そこにいる人々についての記述を必要とする．それは，文脈中の個々人の認識や考えについての，その人の意見の叙述同様，場や出来事，状況についてのいきいきとした描写を伴うものである．

　状況や話し合いの記述は徹底的に行うべきである．つまり，書き手はすべてのものを鮮明かつ詳細に記述すべきということである．実際 Denzin(1989a：

---

*social action
　社会的行為．行為のなかで他者に志向した他者関連的な行為のこと．社会学的分析の出発点．
*etic perspective
　用語解説参照．
*outsider's view
*empower

83)は，濃密な記述について次のように定義している．「問題となっている経験についての深く，密な，詳しい記述……それはものごとの細部，文脈，感情，人と人を結びつける社会関係の入り組んだものを表す」．濃密な記述は単に事実に基づくというだけではなく，理論的分析的記述を含むものである．Janesick(1994：216)は，記述は「質的研究の礎石」であると断言した．濃密な記述は，現象学的研究における「総括的な記述\*」(Colaizzi, 1978)という言葉と関連している．StraussとCorbin(1994)はさらに進めて，アプローチの1つであるグラウンデッド・セオリーでは，記述よりもむしろ概念化にあるという説明を強調している．

濃密な記述によって，研究報告の読み手はその研究に積極的にかかわるようになる．知識が研究者と読み手に共有されるからである．研究の文化，文脈，プロセスについての明確な記述を通して，読み手は研究者がたどった筋道を追うことができ，両者は現実を成り立たせている構成概念\*を共有して，研究の分析において同じ結論を導くことになる(Erlandson et al., 1993)．これは，もしストーリーの読み手が参加者として同じ状況にいたなら自分自身が経験するだろうということを表している．それゆえ，濃密な記述は読み手に共感的，経験的理解をもたらすのである．

質的研究者はストーリーの語り手である．データ収集や分析は系統的で，理論的に発展させるが，書き手は明瞭なストーリーライン\*をもったストーリーのかたちで知見や検討したことを示す．

## 研究の人間関係

参加者の真実の思考と感情に近づくために，研究者は参加者の思考や言葉に対して評価的でない態度を用いる．これは特に面接をしているときに重要である．聞き手(研究者)はこの状況下で生徒となり，情報提供者は振り返りを勧められた教師である．ラポール\*とは，親しい関係や深い友人関係を前提とするものではない(Spradley, 1979)が，そこから考えのやりとりや共有がなされるようになる．そうなれば参加者は研究にさらに興味をもつようになる．というのは質問できると感じるからである．やりとり\*は出来事につき一度とか全部とかではなく，継続するプロセスである．

研究者は，プロジェクトの性質についての質問には，正直に率直に答え，できるだけ研究のなかでバイアスを生じさせないようにすべきである．興味深いことに，研究に関する著書や論文において，研究者と情報提供者との関係についての助言はさまざまである．両者はある程度距離をとるよう示唆している者もいれば(たとえば，Patton, 1990)，Wilde(1992)のように，それは誤りであると考えている者もいる．その理由は，研究者のかかわり合いや自己開示が参加者の経験を開示し，共有することを促進するという理由からである．参加者が，「研究者も人間としての経験を有しており，参加者に共感する，共感できるのだ」と理解することが重要である．研究者と情報提供者との話し合いの主な目標は，知識を得ることである．

---

\*exhaustive description
用語解説および第11章参照．

\*construction
用語解説参照．

\*storyline
用語解説参照．

\*rapport
研究者と参加者との間に成立させる友好的関係．

\*negotiation
交渉とも訳されるが，日常使われる意味よりも広く，言葉やしぐさなどを介しながらやりとりし，意味をくみとっていこうとする過程をさす．

## 対立した見方か，補完的な見方か

　社会科学者のなかには，質的研究方法と量的研究方法は，単に研究課題に応じて実際的に使い分けているだけの違いであるという者もいる(Bryman, 2001)．一方，両者は相容れないもので，異なった認識論を基盤にしており，相互に排他的であるとする者もいる(Leininger, 1992；Lincoln & Guba, 1985；Denzin & Lincoln, 2000)．研究者は，自分の認識論的姿勢により，どちらかを採用することが多い．Silverman(2001)は，どちらの学派が優れているというのではなく，対立を強調することは有効な論議とはならない，両方とも妥当なアプローチである，と断言している．

　多くの社会学者，心理学者，医療専門職は，実証主義の伝統に立って研究している．しかしながら，健康，教育，社会福祉では，質的研究の見方が優勢であることが多くなっている．質的研究は人間の思考，認識，行動を研究する，明晰な方法であるといわれる(質的研究は伝統的なアプローチとは異なった課題に答えるために開発されており，目新しいものでも単線的に発達したものでもない)．

　社会研究における実証主義者と解釈的／記述的見方は，社会的現実に関する異なった前提を起源としている．初期の実証主義者は，現実は個人の外にあって，個人とは独立しているという信念に基づいている．一方，研究の新しいアプローチを採用する者は，現実は「向こうに」あるとは認めるだろうが，社会的現実は構造化されており，それを創造している人々と切り離されることはないと主張する．

　Oakley(2000)は，質的研究者は時折，悪口のように「実証主義」という言葉を用いると主張する．彼女はこのことや，量的研究の経験的，あるいはそのほかの形式を顧みないこのような研究者を批判している．彼女は質的，量的，両方のアプローチともに価値あることを主張する．どのような場合でも，その用語が絶対ということはない．数は質的研究でもたびたび用いられるし，量的研究でも質的な測定を含むのだから．また，量的であろうが質的であろうが，研究は実証主義あるいは非実証主義の枠組み，目的，方向のなかで提示されうる．Crotty(1998：41)は，「それは実証主義対非実証主義という問題であり，質的対量的という問題ではない」と述べている．方法論的な論争はしばしば単純化しすぎるという欠点がある．

　Bryman(2001)は，まず量的研究に満足できなくなったことから，質的研究が広まったと述べている．量的研究は，研究者が興味をもった重要な課題に答えることができないと，多くの研究者がみている．看護職者が行う質的研究では，患者やクライエントの「声」が聞けるし，その感情や経験がわかる．しかし，主な方法論的アプローチとははっきりと異なっている．

　質的研究と量的研究の方法論と手続きの差異について，そのいくつかを次の表1-1に示す．

表1-1 質的研究と量的研究の差異

|  | 質的研究 | 量的研究 |
|---|---|---|
| 目的 | 参加者の経験と生活世界の説明理解する<br>データから理論を生成する | 因果関係を説明するための調査<br>仮説検証,予測,コントロール |
| アプローチ | 幅広い焦点<br>プロセス志向<br>文脈に縛られる<br>ほとんどは自然な場でなされる<br>データに忠実である | 狭い焦点<br>結果志向<br>文脈に左右されない<br>しばしば人工的な場や実験室でなされる |
| データ源 | 参加者[*1],情報提供者[*2]<br>場,時間,概念などによる対象選択の単位<br>目的的,理論的対象選択<br>研究中に発展する柔軟な対象選択 | 回答者,参加者(「対象 subject」という用語は社会科学においては今では用いられないようになっている)[*3]<br>無作為抽出[*4]<br>研究開始前に選択方法が決定される |
| データ収集 | 徹底的な非標準化面接<br>参加観察,フィールドワーク<br>文書,写真,ビデオ | 質問紙,標準化面接<br>厳密な構造化観察<br>文書<br>無作為対照実験 |
| 分析 | テーマ的,継続比較分析<br>グラウンデッド・セオリー,記述<br>民族学分析など | 統計学的分析 |
| 結果 | 物語,民族誌,理論 | 測定可能な結果 |
| 関係性 | 研究者と直接深くかかわる<br>親密な研究関係 | 研究者のかかわりは限定される<br>隔てのある研究関係 |
| 厳密さ[*5] | 真実性,信憑性<br>典型性,移転可能性 | 内的／外的妥当性,信頼性<br>一般化可能性 |

[*1] participant
研究対象者についての表現の1つ.第8章参照.

[*2] informant
用語解説および第8章参照.

[*3] 日本では量的研究,特に実験研究では標本,被験者などの用語が用いられている.

[*4] randomised sampling
ランダムサンプリング.

[*5] 厳密さに関しては第16章参照.

## トライアンギュレーション*

*triangulation
用語解説参照.

多くの研究者は,質的研究方法と量的研究方法をともに用いることができると信じており,実際たびたびそれを行っている.トライアンギュレーションに関しては長く論争されてきた.トライアンギュレーションとは,1つの現象に関する研究において,複数の方法(または複数のデータ源,複数の理論,複数の研究者)を用いるそのプロセスである.その概念は古代ギリシャの数学に起源をもち,現代では地形調査の点検システム(三角測量)の意味で用いられている.Denzin(1989a)は,トライアンギュレーションを4つの代表的なタイプに分けている.すなわち,データのトライアンギュレーション,研究者のトライアンギュレーション,理論のトライアンギュレーション,方法論のトライアンギュレーションである.このうち,方法論のトライアンギュレーションが最も用いられている.

データのトライアンギュレーションでは，研究者は異なった集団，異なった場，異なった時期からデータを得る．たとえば，入院についての研究では，高齢の患者と若年の患者の認識が調べられるかもしれない．異なった場の人々がその経験をたずねられるかもしれない．外科病棟と内科病棟が研究の場となるかもしれない．深夜の入院と日中の入院が比較されるかもしれない．

研究者のトライアンギュレーションとは，2人以上の研究者がその研究に従事することである．学生の研究や学位論文あるいは卒業論文ではあまり行われないが，有名な研究者たちは研究者のトライアンギュレーションを用いることもある．たとえば，Straussは，複数の精神病院で何人かの研究者たちとともに研究している(Strauss et al., 1964)．

理論のトライアンギュレーションは，1つの問題に対する研究で異なった理論的見方を適用することであり，使用頻度は低い．

ふつう，研究者は主に2種類で方法論のトライアンギュレーションを行っている．すなわち，方法論内トライアンギュレーション\*と方法論間トライアンギュレーション\*である．方法論内トライアンギュレーションは，異なった方略を適用するが，単一のパラダイムのなかで行う．たとえば，参加観察と自由回答の面接を，1つの質的研究で使用する．このよい例がBeckerの研究である(Becker et al., 1961)．彼と共同研究者たちは，病院という場に来た新しい医師を観察し，彼らの仕事についてたずねた．それは観察を通して見いだした活動，問題，出来事(インシデント)に関する徹底的なインタビュー\*だった．

\*within-method (intra-method) triangulation
\*between-method (across-method or inter-method) triangulation

\*in-depth interview

研究者は，1つの特定の方法で集められた知見を別の方法によって確かめるために方法論間トライアンギュレーションを用いる．その例として，ある看護師がある問題について構造化された質問紙法を行う際，その研究の妥当性を確かめるために非構造化面接もするような場合がある．トライアンギュレーションは妥当性を高め，1つの見方しかしないときにつきもののバイアスを克服できると考えられている(第16章参照)．しかし，Sarantakos(1998)は，トライアンギュレーションは単一の方法のときよりも妥当性を高めるとは限らず，すべてのタイプの研究に適用できるわけではないと述べている．トライアンギュレーションは妥当性を自動的に与えるものではない．トライアンギュレーションが望ましいかどうかは，個々の研究計画や研究の問いによって異なる．私たちは，看護職者がトライアンギュレーションを用いる場合は，質的研究方法と量的研究方法の両方の経験をもつ研究者である場合に限ることを提案する．

\*mixing methods

データのトライアンギュレーションは，方法の併用\*とは異なっている．トライアンギュレーションにおいて，研究者は同じ問題に異なった方法で，あるいは異なった見地からアプローチする．研究者が方法を併用する場合は，1つの研究のなかで異なったアプローチを用いて異なった研究問題をみている．

## トライアンギュレーションについての論争

社会科学者の間では，トライアンギュレーションの使用や方法の併用について見解は一致していない．Hammersley(1992)は，2つの方法論のモデルの存

在を否定し，この2つを区分することは危険であると主張している．これらのアプローチには基本的な枠組みの違いが存在するかもしれないが，実践や運用にあたってはあえて方法を絡めて使うことも，研究者は考慮すべきである．なぜなら，明確に区分することが必ずしも有用とは限らないからである．MilesとHuberman(1994)は，違いの1つに質的研究の言語による記述と量的研究での数値による記述があげられると述べている．しかし，もちろん，対象選択や分析，結果にも違いはある．1つの研究のなかで質的研究方法と量的研究方法が両方とも用いられることがしばしばある．それは実際的な目的のためだけでなく，両方の方法を使用することで研究を強めると信じている助成団体のメンバーを満足させるという目的の場合もある．

*purist view
それ自体の価値や理論を主として応用や実利を主としないこと．

　純正主義*的な視点をもつ者は，2つの主要な研究方法論が1つの研究に共存することはないという．実際，Leininger(1992)は，異なった哲学的方針から得られた研究の知見はそれぞれを補完しうると認識しているが，2つの方法論を併用することについては研究者に警告を与えている．というのは，哲学においても，特性においても，目的においても，2つの方法論が異なっているためである．彼女は，研究者に1つのパラダイムのなかで方法を併用することを示している．2つ以上の方法にまたがったトライアンギュレーションを，Leiningerは「マルチ・アンギュレーション*」として記述したが，彼女の視点では，両方の方法論の完全性を侵すものであるという．Clarke(1995)は，より実際的な理由で多様な方法論を使用することに対して忠告を与えている．彼は，分析にあたって一貫性と適切性に欠けるという理由からこれは「混乱した事態」を引き起こすと述べている．

*multi-angulation

　実際的な点が考慮されるべきである．すなわち，学部学生の小規模研究では単一の方法によるアプローチは時間の消費が少なくて済む．またその方法を徹底的に用いる機会となる．Creswell(1994)は，単に研究の所要時間と規模の限界という理由からだけでなく，それぞれの方法論が特別な世界観に基づくものであるために，研究は単一のパラダイムに基づいて行うのがよいと提言している．質的研究の方法やその手続きは，ある状況や問題を研究するのにふさわしく，量的研究は別の状況や問題を研究するのにふさわしい．研究者は研究問題や課題に最も適切な，1つまたは複数の方法論および方法を選択しなければならない．特別な研究プロジェクトでは，方法論間のトライアンギュレーションがふさわしいかもしれない．

　看護研究者たちは純正主義的な立場をとるものはまれであり，実用主義的な立場をとる．彼女たちが必ずしも葛藤を感じるとは限らないし，過激論者の見方，すなわち看護研究において不適切であると思われる見方をとるとは限らない．質的研究方法，あるいは量的研究方法の評価者は，ある特定のアプローチが提供されたところではそれぞれの用語を用いて研究の各部分を判断することを覚えておかなければならない．これは質的研究において特に重要な助言となる．質的研究はしばしば量的方法にふさわしい基準を用いて評価されるからである．HutchinsonとWebb(1991：311)は，「質的研究は量的研究の代用にはならない．研究のその2つの方法は競合するものではない」と述べている．そ

れぞれの様式はそれ自身のなかで矛盾しないようにしなければならないし，その研究課題や問題に合致しなければならない．

## 方法の併用

　研究者は，それぞれ独自の世界観から生じた2つの方法論を用いることがある．一方の方法を行うことで得た結果で，ほかの方法での結果の妥当性を示すのではなく，さまざまな理由で2つの方法を用いるのである．たとえば，さまざまな情報を得るため，あるいは異なった見地から特定の問題を照らしてみるため，あるいは，ある現象を異なった観点でみるためである．DePoyとGitlin (1993) は，方法の併用のための3つの基本的な技術，すなわち，「入れ子式方略」「連続する方略」「平行した方略」を述べている．

*nested strategy　(1)「入れ子式方略*」の使用では，研究者たちは研究を開発するために主な枠組みと方法論を使用する．そして別の方法論からの技術を加える．たとえば，ある看護師はまず参加観察を用い，その後，そのデータ収集中，あるいは結果からみえてきた特定の問題について調査する

*sequential strategies　(2)「連続する方略*」も用いられる．これは方法の併用のなかで最も一般的なアプローチである．たとえば，看護師は，ある論点について探求しようとした研究の最初の段階で，非構造化面接のような質的研究方法の技術を用いることが多い．これらの面接をもとに，大規模調査のための仮説を立て，質問紙を作成する．一方，ある研究では，事実を検証する量的アプローチを開始し，それから質的研究方法を加えて，それまでは徹底的に研究されなかった感情や認識を探求することがある

*parallel approach　(3)「平行した方略*」は，その課題をすべての側面から照らすように，質的研究方法と量的研究方法を同時に，また同等の価値をおいて用いるものである

## 方法のいいかげんな取り扱い

　質的研究は，データ収集やデータ分析のための異なった，さまざまなアプローチを含んでいる．これらは異なった哲学的立場を基盤にし，さまざまな学問領域を起源にもつ．実際，現象学のように，データ収集や分析の方法というよりも哲学であるものもあれば，グラウンデッド・セオリーや記述民族学のように，データ収集，分析，理論化についてのアプローチを示すものもある．だが，談話分析や会話分析のように，原文を分析するものもある．単一の方法のなかにあってさえ，異なった学派がそれぞれに競争し，その信奉者が強い立場をとることが多い．

　必ずしも方法を区別できていない学生もいる．また，熟練した研究者のなかには，方法を「いいかげんに扱う*」あるいは「でたらめにする*」ことに強く反対を唱える者もいる (Boyle et al., 1991；Baker et al., 1992)．これらの著者は，質的研究におけるそれぞれのアプローチは，それ自身の前提や手続きを有すると指摘している．Morse (1994) は，異なった要因のなかで，適用し，使用する

*slurring
*muddling

ことが方法を区別することになり，それぞれのアプローチにその独特の特徴をもたらすと述べている．方法の1つを使用する研究者は，言語，哲学，方略が選択したアプローチに「合っている」ことを確かめるべきである．もちろん，共通の特徴は存在する．これらのアプローチのほとんどが，人間の経験と参加者の認識に焦点をあて，研究者が解釈する．それは，人々が自分たちの経験に与える意味を明らかにしている．これらのタイプの研究のほとんどが，最終的に，強いストーリーラインをもった明晰なストーリーに帰着する．

## 質的看護研究を行う理由

*holistic
「全体」は部分の総和以上のものであるという見方．

　質的研究を行う者は，人間中心で全体論*的な見方をする．質的研究方法を用いることで，人間の経験についての理解を深めることができる．このような理解は，ケアリング，コミュニケーション，相互作用に焦点をあてている健康専門職者にとって重要である．この見方を通して，看護の研究者は人間について，すなわち患者，看護職，他専門職についての知識や洞察を得ている．研究者は，参加者の現実をいきいきと描写した，詳細な記述を生成する．研究者は，特定の臨床の状況や専門的な職務，教育的な職務だけではなく，社会的・文化的文脈のなかでの人間に焦点をあてる．質的看護研究は，調査中の現象の性質に調和している．すなわち，感情，認識，活動は質的体験なのである．

　看護哲学と質的研究はよくなじむといえよう．現代の看護の本質は，専心と忍耐，理解と信頼，ギブアンドテイク，柔軟性と開示性という要素から成り立っている(Paterson, 1978)．これらの特徴は質的研究の特徴でもある．実際，柔軟性と開示性は，健康専門職者の職務と同じように質的研究の本質でもある．臨床領域でも，健康専門職者はたびたびいったん手を引いて，状況を振り返り，何か新しいことを試みることをしなければならない．というのは臨床の状況は絶え間なく進展しているからである．

　個人は症例という以上のものであるということを，健康専門職者は以前から認めてきた(Leininger, 1985)．それゆえ研究は，単に身体の部分にというよりもその人全体に焦点をあてなければならない．研究者は全人的な見方に立ち，そのありのままの環境のなかにある人々をみつめる．また，研究者と情報提供者の関係は，信頼と自己開示を基盤としている．専門的なケアリングも質的研究も，社会の文脈についての知識によって変わってくる．個々人の住む環境，あるいはある期間滞在する環境，受けるソーシャル・サポート，かかわりをもつ人々は，健康や疾病同様，その人の生活に多大な影響をもたらす．

　倫理的論点が組み込まれていることは，ケアリングも質的研究も同様である．健康専門職者と質的研究者はその場でクライエントや参加者の興味に対して機能を発揮し，自立的な決定ができるよう，彼らに権限を委ねることを倫理的に約束する．これは，研究の伝統的な形式が非倫理的な基盤を有するという意味ではない．しかしながら，質的研究のなかでつくり出された親密な関係によって，研究者は倫理的な価値にもっと焦点をあてることができるようになり，研

究の参加者(対象者*ではない)に共感できるようになる．このような関係は，患者が人間であり，身体の部分というだけではないことを看護職者にもっと気づかせることにもなる．

*subject

　看護職者のアセスメントでは，結論に至る前に帰納的な思考を用いる．それは，患者やクライエントの状況について，特定の観察や個々の情報の断片からすべてをつなぎあわせて全容を明らかにするものである．批判的に決めつけることなく，注意深く聞き，意味のある問いをすることによって，問題への洞察や，相互作用している人々についての深い理解を得ることが可能になる．質的研究もまた，特定のデータ収集からより一般的な結論へと進む．

## 看護研究における方法論とは何か

　研究者が，それが簡単だからとか，より興味をもっているからという理由でアプローチを採用することは，研究を実施するうえで適切な方法ではない．方法論や手続きは以下によって決定される．

- 研究の問いや研究課題の性質や種類
- 研究者の認識論的な立場
- 研究者のスキルや訓練
- 研究プロジェクトのために有効な資源

> 看護研究者の選択する方法論はその意図や目標によるべきである．研究の問い，研究者の考え方や技術が，採用される研究アプローチと手続きを決定する．

　研究者は，その能力や興味，研究の範囲，利用できる助成金や資源，プロジェクトの企画に影響するすべての要因といった，研究の実際的なことを考えなければならない．質的研究方法論は，研究の焦点が，感情，経験，思考，変化，葛藤に焦点をあてる場合に，ヘルスケアの場で一般的に用いられる．

　もっとも，その研究方法論やそれに固有の方法は，研究者のためだけに考慮されるようなものではない．Janesick(2000：390)がわれわれに警告していることなのだが，「方法論崇拝*」はどんな研究でも危険であることを私たちは信じている．方法論崇拝は反省なく方法に執着すること，研究の中身より方法を強調しすぎることを意味する．これは，自分の思考や考え方以上に方法に価値をおくために，参加者から距離をとることになってしまう．

*methodolatry

　看護師やそのほかの健康専門職者は反省や評価なしに質的研究方法を用いることはない．ヘルスケアに価値をおくために，批判や厳密な立場が必要である．私たちは次のような Atkinson, Coffey, Delamont(2001：5)の信条を支持する．

「質的研究方法はこれまでに広く通用してきているが……私たちは批判的，反省的熟視を適用する必要がある．私たちは，質的研究を一連の軽くみられる指針や手続きにおとしめる余裕はない．また，私たちは，自分たちは集団の構成員に共通の成功や社会研究の新しい戦略の過激なスタイルに誘

惑されるべきではない．同様に，方法論的厳密さが求められているのにそれを無視する誘惑にのるべきではない」

〔文献〕

Atkinson, P. (1995) Some perils of paradigms. *Qualitative Health Research*, **5** (1) 117–124.

Atkinson, P., Coffey, A. & Delamont, S. (2001) A debate about our canon. *Qualitative Research*, **1** (1) 5–21.

Baker, C., Wuest, J. & Stern, P.N. (1992) Method slurring: the grounded theory/phenomenology example. *Journal of Advanced Nursing*, **17**, 1355–60.

Banister, P., Bruman, E., Parker, I., Taylor, M. & Tindall, C. (eds) (1994) *Qualitative Methods in Psychology: A Research Guide*. Buckingham, Open University.

Becker, H.S., Geer, B., Hughes, E. & Strauss, A.L. (1961) *Boys in White*. New Brunswick, University of Chicago Press.

Benner, P. (ed.) (1994) *Interpretive Phenomenology: Embodiment, Caring and Ethics in Health and Illness*. Thousand Oaks, Sage.

Boyle, J.S., Morse, J.M., May, K.M. & Hutchinson, S.A. (1991) Dialogue. On muddling methods. In *Qualitative Nursing Research: A Contemporary Dialogue* (ed. J.M. Morse), p. 257. Newbury Park, Sage.

Bryman, A. (2001) *Social Research Methods*. Oxford, Oxford University Press.

Burgess, R. (1984) *In the Field: An Introduction to Field Research*. London, Unwin Hyman.

Burgess, R.G. (1985) *Issues in Educational Research: Qualitative Methods*. Lewes, Falmer Press.

Chalmers, A.F. (1999) *What is This Thing called Science?* 3rd edn. Milton Keynes, Open University Press.

Clarke, L. (1995) Nursing research: science, vision and telling stories. *Journal of Advanced Nursing*, **21**, 584–93.

Colaizzi, P.F. (1978) Psychological research as the phenomenologist views it. In *Existential Phenomenological Alternatives for Psychology* (eds R.S. Vallé & M. King), pp. 48–71. New York, Oxford University Press.

Crabtree, B.F. & Miller, W.L. (eds) (1992; 2nd edn 1999) *Doing Qualitative Research*. Thousand Oaks, Sage.

Creswell, J.W. (1994) *Qualitative and Quantitative Methods*. Newbury Park, Sage.

Creswell, J.W. (1998) *Qualitative Inquiry and Research Design: Choosing Among Five Traditions*. London, Sage.

Crotty, M. (1998) *The Foundations of Social Research: Meaning and Perspective in the Research Process*. London, Sage.

Darbyshire, P. (1997) Qualitative research: is it becoming a new orthodoxy? *Nursing Inquiry*, **4**, 1–2.

Delamont, S. (1976) *Interaction in the Classroom*. London, Methuen.

Delamont, S. (1992) *Fieldwork in Educational Settings: Methods, Pitfalls and Perspectives*. London, Falmer.

Delamont, S. & Atkinson, P. (1995) *Fighting Familiarity: Essays on Education and Ethnography*. Cresskill NJ, Hampton Press.

Denzin, N.K. (1989a) *The Research Act: A Theoretical Introduction to Sociological Methods* 3rd edn. Englewood Cliffs NJ, Prentice Hall.

1) Denzin, N.K. (1989b) *Interpretive Interactionism*. Newbury Park CA, Sage.

Denzin, N.K. & Lincoln, Y.S. (eds) (1994) *Handbook of Qualitative Research*. Thousand Oaks, Sage.

Denzin, N.K. & Lincoln, Y.S. (eds) (2000) *Handbook of Qualitative Research*, 2nd edn. Thousand Oaks, Sage.

DePoy, E. & Gitlin, L.N. (1993) *Introduction to Research: Multiple Strategies for Health and Human Services*. St. Louis, Mosby.

Dey, I. (1993) *Qualitative Data Analysis: A User-Friendly Guide for Social Scientists*. London, Routledge.

Erlandson, D.A. *et al*. (1993) *Doing Naturalistic Research*. Newbury Park, Sage.

Feyerabend, P. (1993) *Against Method*, 3rd edn. London, Verso.

Field, P.A. & Morse, J.M. (1985) *Nursing Research: The Application of Qualitative Approaches*. London, Chapman & Hall.

Filstead, W.J. (ed.) (1970) *Qualitative Methodology: Firsthand Involvement with the Social World*. Chicago, Markham.

Fuller, S. (2000) *Thomas Kuhn: A Philosophical History for our Times*. Chicago, University of Chicago Press.

2) Geertz, C. (1973) *The Interpretation of Cultures*. New York, Basic Books.

Giorgi, A. (ed.) (1985) *Phenomenology and Psychological Research*. Pittsburgh, Duquesne University Press.

3) Glaser, B.G. & Strauss, A.L. (1967) *The Discovery of Grounded Theory: Strategies for Qualitative Research*. New York, Aldine De Gruyter.

4) Greenhalgh, T. & Hurwitz, B. (1998) *Narrative Based Medicine*. London, BMJ Books.

Hammersley, M. (1992) *What's Wrong with Ethnography*. London, Routledge.

Hammersley, M. & Atkinson, P. (1995) *Ethnography: Principles in Practice*, 2nd edn. London, Tavistock.

Harris, M. (1976) History and significance of the emic/etic distinction. *Annual Review of Anthropology*, **5**, 329–50.

Hudelson, P.M. (1994) *Qualitative Research for Health Programmes*. Geneva, World Health Organisation.

Hutchinson, S. & Webb, R. (1991) Teaching qualitative research: perennial problems and possible solutions. In *Qualitative Nursing Research: A Contemporary Dialogue* (ed. J.M. Morse), pp. 301–21. Newbury Park, Sage.

Janesick, V.A. (1994) The dance of qualitative research design. In *Handbook of Qualitative Research* (eds N.A. Denzin & Y.S. Lincoln), pp. 209–19. Thousand Oaks, Sage.

Janesick, V.A. (2000) The choreography of qualitative research design. In *Handbook of Qualitative Research* (eds N.A. Denzin & Y.S. Lincoln), 2nd edn, pp. 379–99. Thousand Oaks, Sage.

5) Kuhn, T.S. (1962; 2nd edn 1970) *The Structure of Scientific Revolutions*. Chicago, University of Chicago Press.

6) Leininger, M. (ed.) (1985) *Qualitative Research Methods in Nursing*. New York, Grune and Stratton.

Leininger, M. (1992) Current issues, problems, and trends to advance qualitative paradigmatic research methods for the future. *Qualitative Health Research*, **2**, 392–415.

Lincoln, Y.S. & Guba, E.G. (1985) *Naturalistic Inquiry*. Beverley Hills, Sage.

Lincoln, Y.S. & Guba, E.G. (eds) (1990) *The Paradigm Dialogue*. Newbury Park, Sage.

Malinowski, B. (1922) *Argonauts of the Western Pacific: An Account of Native Enterprise and Adventure in the Archipelagos of Melanesian New Guinea*. New York, Datton.

Mays, M. & Pope, C. (eds) (1996) *Qualitative Research in Health Care*. London, BMJ Publishing Group (rev. edn. 1999).

7) Mead, G.H. (1934) *Mind, Self and Society*. Chicago, University of Chicago Press.

Mead, M. (1935) *Sex and Temperament in Three Primitive Societies*. New York, Morrow.

Melia, K. (1987) *Learning and Working*. London, Tavistock.

Miles, M.B. & Huberman, A.M. (1994) *Qualitative Data Analysis*, 2nd edn. Thousand Oaks, Sage.

Morse, J.M. (ed.) (1991) *Qualitative Nursing Research: A Contemporary Dialogue*. Newbury Park, Sage.

Morse, J.M. (ed.) (1994) *Critical Issues in Qualitative Research*. Thousand Oaks, Sage.

Morse, J.M. & Field, P.A. (1996) *Nursing Research: The Application of Qualitative Approaches*. Basingstoke, Macmillan.

Murphy, E., Dingwall, R., Greatbach, D., Parker, S. & Watson, P. (1998) Qualitative research methods in health technology assessment: a review of the literature. *Health Technology Assessment*, **2** (16).

Murphy, E. & Dingwall, R. (2001) Qualitative methods in health technology assessment. In *The Advanced Handbook of Methods in Evidence Based Healthcare* (eds A. Stevens, K. Abrams, J. Brazier, R. Fitzpatrick, & R. Lilford), pp. 166–178. London, Sage.

Nicholson, P. (1991) Qualitative psychology: Report prepared for the Scientific Affairs Board of the BPS. Cited in *Handbook of Qualitative Research Methods in Psychology and the Social Sciences* (1996) (ed. J.T.E. Richardson). Leicester, BPS Books.

Oakley, A. (2000) *Experiments in Knowing: Gender and Method in the Social Sciences*. Cambridge, Polity Press.

Park, R. & Burgess, E. (1925) *The City*. Chicago, University of Chicago Press.

Paterson, J.A. (1978) cited in *Nursing Research; A Qualitative Perspective* (1986) (eds P.L. Munhall & C. Oiler). New York, Appleton Century Fox (later editions also exist).

Patton, M.Q. (1990) *Qualitative Evaluation and Research Methods*, 2nd edn. Newbury Park, Sage.

Platt, J. (1985) Weber's *Verstehen* and the history of qualitative research: The missing link. *British Journal of Sociology*, **36**, 448–66.

Pike, K.L. (1954) *Language in Relation to a Unified Theory of the Structure of Human Behaviour*. Glendale CA, Summer Institute of Linguistics (later editions of this book have been published).

Popper, K. (1959) *The Logic of Scientific Discovery*. London, Routledge & Kegan Paul.

Potter, J.T.A. (ed.) (1996) *Handbook of Qualitative Research Methods in Psychology and the Social Sciences*. Leicester, BPS Books.

Potter, J. & Wetherell, M. (1987) *Discourse and Social Psychology: Beyond Attitudes and Behaviour*. London, Sage.

Richardson, J.T.E. (ed.) (1996) *Handbook of Qualitative Research Methods for Psychology and the Social Sciences*. Leicester, BPS Books.

Sarantakos, S. (1998) *Social Research*, 2nd edn. Basingstoke, Macmillan.

Silverman, D. (2001) *Interpreting Qualitative Data*, 2nd edn. London, Sage.

Smith, J.A., Harré, R. & Van Langehove, I. (eds) (1995) *Rethinking Methods in Psychology*. London, Sage.

Smith, J.K. (1983) Quantitative versus qualitative research: An attempt to clarify the issue. *Educational Researcher*, **12** (3) 6–13.

8) Smith, P. (1992) *The Emotional Labour of Nursing*. London, Macmillan Education.

Spradley, J.P. (1979) *The Ethnographic Interview*. Fort Worth, Harcourt Brace Johanovich.

Spradley, J.P. (1980) *Participant Observation*. Fort Worth, Harcourt Brace Johanovich.

Stake, R.E. (1995) *The Art of Case Study Research*. Thousand Oaks, Sage.

9) Strauss, A. & Corbin, J. (1990) (2nd edition 1998 Thousand Oaks, Sage). *Basics of Qualitative Research: Grounded Theory Procedures and Techniques*. Newbury Park, Sage.

Strauss, A. & Corbin, J. (1994) Grounded theory methodology: an overview. In *The Handbook of Qualitative Research* (eds N.K. Denzin & Y.S. Lincoln), pp. 173–285. Thousand Oaks, Sage.

Strauss, A.L., Schatzman, L., Bucher, R., Ehrlich, D. & Sabshin, M. (1964) *Psychiatric Ideologies and Institutions*. New Brunswick, Transaction Books.

Streubert, H.J. & Carpenter, D.R. (1996; 2nd edn 1999) *Qualitative Research in Nursing: Advancing the Humanistic Imperative*. Philadelphia, JB Lippincott.

Tesch, R. (1991) Software for qualitative researchers. In *Using Computers in Qualitative Research* (eds N.G. Fielding & R.M. Lee), pp. 16–37. London, Sage.

Thompson, N. (1995) *Theory and Practice in Health and Social Care.* Milton Keynes, Open University Press.

Thorne, S.E., Kirkham, S.R. & Henderson, A. (1999) Ideological implications of the paradigm discourse. *Nursing Inquiry*, **4**, 1–2.

Travers, M. (2001) *Qualitative Research through Case Studies.* London, Sage.

Webb, C. (1984) Feminist methodology in nursing research. *Journal of Advanced Nursing*, **9**, 249–56.

Wilde, V. (1992) Controversial hypotheses on the relationship between researcher and informant in qualitative research. *Journal of Advanced Nursing*, **17**, 234–42.


文献中，番号を付したものには下記の邦訳がある．
1) 片桐雅隆，ほか(訳)：エピファニーの社会学―解釈的相互作用論の核心，マグロウヒル出版，1992(絶版)
2) 吉田禎吾，ほか(訳)：文化の社会学＜1＞＜2＞，岩波現代選書，岩波書店，1987
3) 後藤隆，大出春江，水野節夫(訳)：データ対話型理論の発見―調査からいかに理論をうみだすか，新曜社，1996
4) 齋藤浩一，ほか(訳)：ナラティブ・ベイスト・メディスン―臨床における物語と対話，金剛出版，2001
5) 中山茂(訳)：科学革命の構造，みすず書房，1971
6) 近藤潤子，伊藤和弘(監訳)：看護における質的研究，医学書院，1997
7) 稲葉三千男，ほか(訳)：精神・自我・社会，青木書店，1973
8) 武井麻子，前田泰樹(訳)：感情労働としての看護，ゆみる出版，2000
9) 操華子，森岡崇(訳)：質的研究の基礎―グラウンデッド・セオリー開発の技法と手順，第2版，医学書院，2004

# 第2章
# 研究プロセスにおける最初の段階

*research topic
*research question

　研究を始めるとき，看護職者は研究テーマ\*を選択し，研究の問い\*を明らかにするプロセスを通る．研究者は，計画がしっかりしているか，この計画が選んだ課題にふさわしいかを確かめなければならない．どんなタイプの研究であっても最初の段階は似ているが，質的研究では，さまざまな用語を使い，さまざまな原則を取り入れる．研究の最初の段階はその後の段階を左右するので重要である．

## 研究の問いを選び，明確にすること

*research area

*hierarchy
上下階層関係に整序されたピラミッド型の秩序，階層．

　研究プロセスの最初の段階は，研究領域\*や研究テーマや研究の問いを選択することである．用語はしばしば互換性をもって用いられるが，Punch（2000）は，これらをさまざまなレベルの抽象化された概念のヒエラルキー\*としている．研究領域や研究テーマは，研究の問いよりもより一般化されている．研究の問いは，研究者が新しい情報を得るために調査する問題についての疑問であり，データ収集時の設問とは異なる．データ収集時の設問は抽象化が最も低いレベルにあたり，研究の問いに答えるためにデータを集める段階におかれる．

> 例
> 　研究の領域は，「喘息の経験」や「痛みとともに生きること」になるかもしれない．研究テーマは，たとえば，「子どもの喘息の経験と対処行動」や「慢性の背部痛とアイデンティティの変化」といった，その領域のより特定された側面になるであろう．その研究の問いは，次のように表現されるだろう．「子どもはどのように喘息を経験し，どのように喘息に対処しているのか？」または「慢性の背部痛と自己認識の間の関係は何か？」
> 　データ収集時の設問は，次のような面接時の問いである．「喘息の発作が起きたとき，あなたはどのように感じますか？」または「あなたが痛みにどのように対処しているのか教えていただけますか？」

看護職者はたびたび，自分の職場での問題に気づく．すなわち，不十分な状況や行動に対する解決策・改善策をみつけるための調査が必要と感じるのである．研究テーマは専門分野の特定の領域に関する文献から得られることがあり，そこには知識のすきま*がある．看護の研究は，既存の知識に貢献し，調査対象の領域の理解を高める．知識や理解は，常々十分とは限らない．だから健康専門職者は臨床の現場での問題を解決しようとする．

*gaps in knowledge

他者との議論でもそうだが，個人の観察や経験によって研究テーマが見いだされる．出来事や相互作用は，看護職者に関心やなぞをもたらし，もっと知りたいという願望を引き起こす．研究の問いは，看護職者がみつけだしたいものの記述であり，その臨床領域や研究者の個人的生活，専門職業上の生活で経験する問題に直接由来する．Holliday（2002：45）は，次のように確証している．「研究の問いは，非常に特定されたものや測定用具を使うものから広範囲で探査的なものまで多様である．研究の問いは，研究が進んでいくにつれて変化したり，発展したりするであろう」．

重要なことは，その問題が専門職の仕事に関連があるということである．たとえば，看護師が小児科の領域で働いているとしたら，高齢者についての研究にとりかかることは，どんなにその研究に心を動かされていたとしても適当ではないだろう．認知症高齢者病棟で働き，事故や転倒について心配したことのある看護師は，高齢者のケアに関する看護師の認識や高齢者に対するケアリングに影響を及ぼす問題について調査するかもしれない．母乳で育てることに気がすすまない女性に注目している助産師は，そのことを調査領域にするかもしれない．

*research problem
研究によって解決すべき問題．

研究課題*を明らかにするときには，以下のような基準について考えなければならない．

- その問いは研究可能なものでなければならない
- そのテーマは適切なものでなければならない
- その作業は割りあてられた時間と資源の範囲内で実行可能なものでなければならない
- その研究は研究者が興味をもてるものでなければならない

## その問いは研究可能なものでなければならない

看護師は，研究では，解決できないような重要な倫理的あるいは哲学的ジレンマにしばしば直面する．道徳的・哲学的問題は研究可能なものではない．たとえば，「看護師が安楽死に深くかかわるべきかどうか」という問題は，哲学用語を使って答えるのは可能だが，研究用語を使って答えることはできない．研究課題は臨床的なものである必要はないが，それでもやはり結果や成果を導かなくてはならない．研究は，健康専門職者が安楽死を取り扱う「べきか」という問いに答えることはできない．一方，「安楽死に対する看護師の認識」というテーマは，研究可能であろう．「〜するか」や「〜すべきか」という問いに答えることは難しい．「初産の母親は自分が未熟だという感覚をもつか」は，「初産の母親は，

第 2 章　研究プロセスにおける最初の段階　27

赤ちゃんへの対処についてどのように感じているか」という研究の問いに置き換えられるだろう．

> **研究可能な問いの例**
> 助産師の役割を父親はどのように認識しているのか？
> 専門看護について顧問医はどのように認識しているのか？
> 糖尿病患者は，自分の健康状態にどのように対処しているか？

## そのテーマは適切なものでなければならない

　研究が臨床実践や専門的な論点に関連しているという意味で適切かが問われる．その問いはまた，患者やクライエントにとっても，健康専門職者や一般社会にとっても重要なものであろう．そしてそれに答えることで，看護学の理論的知識は発展するだろう．その結果は，実践，教育，管理に適用でき，今なされている実践の正しさを証明したり，その方法を改善したりするだろう．

## その作業は実行可能なものでなければならない

　看護職者，特に初心の研究者は，大望をもちすぎることがある．そのような人は，その研究に要する時間や詳細な手順，そして分析の複雑さを考慮せず，方法論について十分な知識をもつ前に，すぐに研究を始めたがる．データの転記，コード化，カテゴリー化には相当な時間がかかるので，質的研究において時間がないことが問題になる．十分に記述する研究方法を用いる小規模な研究は，トライアンギュレーション\*を用いる複雑な研究ほど時間はかからない．

\*triangulation
用語解説参照．
\*accessibility

　研究は，財源や参加者への依頼しやすさ\*の点からみても実行可能なものであるべきで，研究者は使用する財源を明らかにすべきである．そのテーマは，重大な倫理的問題が乗り越えられなかったり，対象へ依頼していくときに問題が生じたりして，不適切とされるかもしれない．たとえば，上司が研究の許可を与えないことや，患者の傷つきやすさといった問題である．研究は，参加者の数や得やすさ\*に関してもまた，実行可能であるべきである．大事なことを言い残したが，研究者の知識や能力の点でも実行可能でなければならない．

\*availability

## その研究は研究者が興味をもてるものでなければならない

　もしそのテーマが興味深いものであれば，研究開始直後からいやになるということはなく，刺激され意欲的になれるだろう．その研究のストーリーラインは，単に参加者にコントロールされるだけではなく，研究者の興味を反映する．焦点を絞ることには時間と振り返り，またその研究分野の知識をもつ人との議論を要する．特に学生は，指導者と自分の研究の焦点について議論すべきである．よくあることであるが，質的研究に不慣れな研究者は，実証的な問題を扱

*survey
標本調査，サンプル調査．母集団から抽出したいくつかの標本（サンプル，対象）について調査し，その結果から確率論により全体を推測する方法．

うようデザインされるような問いや，質的アプローチよりむしろ標本調査*を必要とするような問いを選びがちである．

> **例**
> ある看護師は，地域におけるカウンセリングサービスの利用しやすさを研究することにした．その研究者はこれらのサービスを利用するまでの経緯について，そのコミュニティの患者や看護師に質問することにした．詳細な事実という情報を引き出すためには，質問紙を用いる標本調査のほうがふさわしく，質的研究は有用ではないだろう．

量的研究ではきわめて特定の領域に焦点をあて，細部にわたって計画をするが，質的研究を行う者においては，最初は一般的な用語で問いを明確に述べ，研究プロセスの間に進展する．Punch(2000：14)は，これを「前もって構築された研究に対して，展開していく研究」とよぶ．一般に質的研究を行う者は，データ収集では問いを大ざっぱなままにして始め，その研究のプロセスのなかで次第に特定のものに絞っていき，その場のなかで聞いたり見いだしたりしたものに対応していく（漸進的焦点化*）．その研究デザインは，前もって厳密に定義されたものというよりも発展していくものである．これには研究者の柔軟性が必要である．

*progressive focusing
用語解説参照．

*community nurse

> **例**
> 地域で働くある看護職者*は，健康状態について糖尿病患者のもつ認識に興味をもった．その看護職者のクライエントの多くは糖尿病をもつ高齢者であるため，彼女はこの研究の焦点を，彼らの経験にしようと決めた．このテーマについて文献を検索したところ，糖尿病をもつ高齢者の認識についての文献は多くみつかったが，子どもの経験やその親の経験を調査したものはなかった．そこで最終的にその研究の目的を，「子どもやその親による糖尿病の経験と管理を探究すること」とした．

## 実際的な問題

免許取得前の学生など研究の初心者は，彼らが研究プロセスを理解し，妥当で役に立つ研究を計画できるということを示すのに適している単純な研究にとりかかるほうがよい．私たちは，研究の初心者に対し，患者と深くかかわる研究にはとりからないようアドバイスしている．ただし，彼女たちが長い看護師経験をもっていたり，その分野における特別な専門的技術をもっていたり，専門的な研究指導が受けられるという例外的な状況においてはその限りではない．経験の浅い研究者にとって，とりわけ重要なことは，明確で正直であるということである．研究の問いが明らかであればあるほど，その成果も明らかになる．

## 文献検討

　研究の問いを明らかにした後，研究者はその研究領域について出版・公表されている情報や密接に関連している情報のすべてについて文献を検討する．その文献には「一次資料」と「二次資料」がある．一次資料は，ある主題について発展させた独創的な研究や，このテーマを研究した文献である．二次資料は，その研究者よりも前に別の研究者が行った独創的な研究に関する，単なる報告や要約，あるいは文献リストである．

　研究者は，以下の理由で文献を検討する．
- その主題についてすでに知られていることを探し，知識のすきまを明らかにするため
- その研究テーマの領域を研究することによって既存の知識にどのように貢献するかを述べるため
- 他者の研究との重複を避けるため

　Punch(2000)は，重要な3つの側面について指摘している．
(1) そのテーマに関連した文献の同定
(2) 企画された研究と文献の関係
(3) 研究のなかでの文献の使用

　研究者は報告を読むことで，研究主題について既存の知識やその知識が生じた過程，研究で採用された方法についての知識を明確にすることができる．研究者は，その特定のテーマに関して多くの研究をみつけたら，そのテーマをとり上げることをやめるかもしれない．それまでに他者が詳細に調査した論点に研究の焦点をあてようとは思わないためである．そのテーマがすでにどこかほかで徹底的に十分に扱われていれば，研究者は，自分のもともとの考えにこだわる理由はほとんどない．しかし，文献によっては，対象となる領域においていまだ調査されていない課題を指摘しているものもある．

> **例**
> 　地域の病院で働いている学生の1人が，患者は病院をどのようにみているかということに，特に興味をもっていた．米国では地域の小さな病院について患者の認識が研究されていることがわかったが，英国のデータはなかった．これは，彼女が見いだした知識のすきまであった．
> 　　　　　　　　　　　　　　　　　　　　　　　　　　　　　学部生の経験

### 質的研究における文献の活用

　目下のところ，質的研究における文献の位置づけについては，論争がある．私たちは，量的研究では，研究者はあるテーマの領域についての文献を読み，

フィールドワークを始める前に文献検討について詳細に報告するものと承知している．質的に調査が行われるようになった当初は，詳細な文献検討が質的な調査を無効にすると信じられていたので，自分の研究がほかの文献の影響を受けないように，研究者たちは文献検討をせずに研究を始めるよう奨励されていた．加えて，Glaser(1978, 1992)は，いかなるタイプの文献検討にも反対する強硬な忠告を行った．しかし，Morse(1994a)は，「車椅子を再発明する」ことの愚かさにたとえて，私たちに警告した．なぜなら，問いに対する答えはすでに存在しているかもしれないからである．どんなケースにおいても，研究者の心は「白紙状態」や空白のシートではない．特に学位論文の段階ではそうである(Glaser & Strauss, 1967；Morse, 1994a)．十分に発展した理論的モデルを用い，また徹底的な文献検討を行ってから研究を始めるというのは適当ではないが，その分野で何がすでに行われているかについて事前に把握しないまま研究を始めることは非常に危険である．文献検討(あるいは概観)の最初の段階で「ア・プリオリ*」な前提へと導かれるようであってはならない．さもなければ，研究者たちはデータやその解釈を台無しにしたと非難されるかもしれない(Morse, 1994b)．

*a priori
ラテン語．研究に先立ち，研究を導く命題や仮定に関する思考，認識．

研究者たちは，「固定した枠組み」をもって研究に入ることはないし(Minichiello et al., 1990)，量的研究を行う多くの者とは違って，自分の研究にとっての仮説*や十分に発展した理論が明確になっていることもない．しかし，そのテーマに関してその研究がほかの研究や考えと関連づけられなければならないので，質的研究でも概念枠組みは必要である．文献の概観がしばしばその研究に先立って行われるが，文献の検索や検討は，研究の進行中にも行う．文献は，出現しているカテゴリーが導いている研究の本体においてもうひとつのデータ源となる(Strauss & Corbin, 1998)．研究者は自分自身の研究結果をほかの研究者の結果と比較したり対比させたりすることにより，文献で報告されていた結果について熟考する．これはその研究を行っている間，ずっと起こることである．

*hypothesis
(本文中では複数形hypotheses)
用語解説参照．

研究者が発見し発展させたカテゴリーや構成概念*は，しばしばほかの学問分野や知識の領域にも反映される．明らかになった概念に関する考えは，その文献のなかで追究することができる．看護の文献を探すだけでは必ずしも十分とはいえない．心理学や社会学の文献も役立つことがある．

*construct
用語解説参照．

> 例
> ある研究者は，「普通の状態にまで回復する」ことが心筋梗塞をわずらった人々にとって重大な問題であることを見いだした．そこで，ほかの研究分野における「普通の状態になること」「普通の状態であること」「ノーマライゼーション」などについての考えを追究した．障害のある人々や別の病気の人々についてのほかの研究における調査，すなわち，どのように彼らが普通の状態に到達しようとしたかについての調査は，心筋梗塞患者の研究でデータに加えられた．

### 実際的なこと

　Hart(1998)は，文献検討を行うなかで研究者がたどる段階を明らかにしている．
- 研究の背景となる情報を集める
- そのテーマの位置づけを始める
- テーマを絞りこむ
- 文献の資源を探す
- 初期の文献目録をつくる
- 文献の批判的評価を行う

　多くの研究者はほかの文献の調査研究や，その研究で用いられている主要概念について要約し，研究の開始時からカードを用いてアルファベット順に整理しておく．こうすることによって，後で必要になったときに素早くその考えやテーマの領域を探し出せる．研究の初心者は，しばしば文献を盲信することがあるが，重要なことは，単に文献を記述するのではなく批判的に評価する*ことである．

*良い点，欠点を見分け，参考にできる点をピックアップする．

　もし，序文や文献検討において，確固たる事実に基づく主張をするならば(たとえば，「最近の研究では……」や「ある看護研究者によれば……」)，それらには，著者名をあげ，その出典を示さなければならない．

## 研究計画書を書くこと

*research protocol
*research proposal
助成金を申請するとき助成団体が指定する書式で，計画書を書く場合は申請書ともいう．

　このプロセスは，研究プロトコール*とよばれることもある．研究計画書*という用語は一般に学術的な場で用いられる．研究を始める前に，研究者は計画書を書く．これは，何を調査するつもりなのか，なぜ研究の焦点をその特定点にあてたのか，どのように行っていくのかを要約したものである．これはまた，研究がどこで，いつ行われるかといった情報も含んでいる．意図する成果や患者やサービスにとって見込まれる利益を付け加えることは有益である．

*gatekeeper
用語解説参照．

　計画書の目的は，たとえば，倫理委員会や研究助成機関，管理者のような公認のゲートキーパー*，そして学生の研究の場合は指導者への申請や報告のために，計画された研究の正当性を示し，明らかにするということである．計画書とは，研究者がその計画の実施にあたってぬかりはないということを，読み手に納得させるための詳細な活動計画である．

### 研究計画書の構成

　計画書は主に次の要素からなる．
(1) 研究題目
(2) 要旨*

*abstract
用語解説参照．

(3) 序文

*rationale　　　　　問題提示と理論的根拠*(その研究を行うことの正当性の主張)

*context　　　　　　背景*と場

　　　　　　　　　　研究の目的

(4) 関連文献についての簡潔な論考

　　　　　　　　　　他者の研究をひもとき，ここで行う研究の必要性を明らかにするための論考

*methodology　　(5) 研究デザインと方法論*
用語解説参照.
　　　　　　　　　　理論的基盤と方法論の正当性

*limitations（of the　研究の限界*
study）
用語解説参照.　　　　対象選択と対象選択手順

　　　　　　　　　　データ収集と分析

　　　　　　　　　　倫理的配慮と研究依頼

(6) 予定表と予算

(7) 研究結果の公表予定

　研究者は一般にこの順序で進めていくが，査読者(研究指導者，倫理委員会，研究助成団体)は計画書の独自の書式をもっているかもしれない．そのため，質的研究を行う者は，研究プロセスの後の段階で計画書を変更したり再構成したりするようになるかもしれない．Sandelowski ら(1989)は，質的研究の計画書は，固定したり厳密にしたりすることはできない，発展していくデザインの初期のものであると研究者に助言している．しかし私たちは，経験のない研究者は，明確に構成してある従来の指針に従うよう勧めている．

### 研究題目

　研究題目は，研究の展開に伴って変わってもよい．しかし，変更の許可を，指導者や研究委員会や研究助成団体から得なければならないだろう(これは第17章で述べる)．

### 要旨

*method　　　　　　研究計画における要旨は，目的，方法*，その研究を行う理由についての簡
用語解説参照.　　　潔な概要である．

### 序文

　　　　　　　　　　ここでは，研究の背景をわかりやすく正確に記す．読み手は，文脈においてこそ，その計画を理解できる．研究者は序文で，その研究の質や適切性*，そ
*feasibility　　　　してその根拠を論証する．

#### 課題の提示と理論的根拠

　これは，研究の焦点や，自分がその課題に気づくようになった経緯，なぜそれについて明らかにしたいのかを簡潔に述べることである．そして，その問題が起こっている背景を述べる．研究課題がつまらないものではなく，看護にとって意味のあるものであることが重要である．その研究がいずれ，専門職者に役

立つ可能性があることを説明してもよい．研究者は，その場で生じている新しい課題について書いたり，よくある問題への新しいアプローチを述べることもできる．なぜその研究が重要であるのか，そしてまた，看護の実践にどれくらい役立つかを説明することによって，その研究の重要性を論証する．国民保健サービス*(NHS)やその関連の研究助成機関から資金の助成を受ける研究は，NHSにとって利益となりうることを明らかにする必要がある．

*National Health Service
英国の保健省の中心をなす組織．医療・保健サービスを統括し，提供する．

理論的根拠とは研究を行う理由であるが，その理由は，ある特定の状況における課題を観察することを通して明らかになることが多い．あるいは，臨床や地域の場での出来事，危機，疑問について書かれたものを読むことから刺激を受けたものもある．この段階で研究者は，そのテーマや研究領域に関して，ほかの著者が主張してきたことについて触れてもよい．その課題についての調査は当然，専門的な知識のすきまを埋めるものであるが，そのすきまは小さいものかもしれない．Stern(1985)は，その研究領域についてほとんど知られていない場合に，特にこの研究方法が適しているとしている．なぜなら研究者は先入観をもたずに研究を始めることができるからである．

研究計画書は，論文を書くうえで，最初の段階である．研究報告書にそのまま書くことのできる部分もあり，適切に拡大したり，修正したりもできる．

### 背景と場

背景は，参加者や地域の文化といった，研究が行われる環境や状態などである．場は，研究における物理的な位置づけである．たとえば，病院のなかの病棟，クリニック，または地域といったものである．

### 研究の目的

研究の目的，つまり研究者の意図の記述を明確に提示する．目的を記述すれば十分である．目標は，参加者の考えに導かれた指針というよりむしろ，研究の最初からそれを管理しようとすることによってその研究を束縛するかもしれない．この目的に至るまでの具体的な段階は，研究が進むにつれて発展していくであろう．たいていの場合，述べられたねらいを反映した包括的な研究の目的は，場や文脈のなかで参加者が示してくる感情や経験，認識を理解することである．

---

**目的の例**
- 本研究の目的は，手術を受ける患者と彼らをケアする看護師の相互作用を探索することである
- 私の研究の目的は，役割の拡大について新人看護師と経験ある看護師の認識を述べることである
- 代替療法家を受診する人々の認識を調査することが，本研究の目的である

---

*英単語の場合．日本では規程はないことが多いが，なるべく簡潔に表現することが望ましい．

Creswell(1994)は質的研究者に，目的は非指示的な表現で書くよう助言している．つまり根拠や影響を述べるのではなく，たとえば「探究する」「発展する」「記述する」のような用語を使い，主要な考えの大まかな意味を述べる．一般に研究のねらいの記述は，25語を超えない*ようにする．

### 文献

これは，質的研究において「最初の文献検討」とよばれることもある．文献では，研究領域に存在する知識の量とレベルを示す．ほかの人が行った関連研究を最初に細かく調べ，研究者はその研究を進めていくかどうか決定していく．Hart(1998)が「目印となる研究*」とよぶ，そのテーマについて将来性のあるものや定評のある研究について述べるだけではなく，最新のものを含んでいることが重要である．

*landmark studies

質的研究の文献の概観では，文献検討はほかのタイプの研究の場合と比べて，制限を受けやすい．データが第1なので，質的研究者は文献からあまり方向づけを受けないようにする傾向にあるため，いくつかの重要な調査研究を論考するだけである．しかし私たちは，文献は後の段階で統合されることを学生に気づいてほしいと思う．

データ収集と分析は同時に進行していくので，データのなかから見いだしたことと関連する文献の検索も同時に進めていくことになる．

### 研究デザインと方法論

#### 理論的基盤と方法論の正当性

研究デザインは，総体的な計画であり，方略や手順を含む．研究者は，概念枠組みが研究が進行していく間にどのように発展していくかについても示さなければならない．前に述べたように，方法論は手順の基盤となる考えや根本方針に関係する．方法は，方法論に根づいた手順と方略から成り立つ．学生は，自分が採用した方法論や取り入れた方略，手順を明らかにし，記述し，正当であることを立証しなければならない．もちろん，その方法が研究の問いに適していることが重要である．質的研究の計画の細目のなかには，研究プロセスが進むなかででき上がってくるために前もって明記することができないものもあることを忘れてはならない．

#### 研究の限界

研究者たちは研究の制約や限界を列挙し，どのようにそれらを克服していくのかを述べるべきである．Lockeら(2000)は，限界を研究における「制限的な弱点*」とよんでいる．研究の限界を記述することによって，研究者たちは，研究のために慎重に準備していることを示すのである．たとえば，質的研究の限界の1つとしては，結果の一般化可能性*が低いことがあげられる．それをわかっていなければならない．そして，限界を述べる場合，研究者はときにその限界を克服する方法を提示するとよい．たとえば，典型性*，特殊性*に達する試みを記述することで，もしくは，理論的な考えがいかに一般化可能であるかを記述することで，一般化可能性を問題にあげる必要がないことを説明できる．

*restrictive weaknesses

*generalisability
米語：generalizability
用語解説参照．
*typicality
*specificity

### 例

ある助産師は，出産や水中分娩を経験した女性の経験を調べる研究を計画するかもしれない．彼女は自分の職場で，女性を対象にした徹底的な面接*を行ってこの研究を実施するつもりである．だが，その研究の成果は，自分の職場に

*in-depth interview

関係があるだけで，一般化はされないだろうとわかる．そこで，典型性を得るために，国内の異なる地域の3つの場を研究する．その異なる場における重要な類似性が明らかになるかもしれない．この研究が終わったときには，その結果から，単に1つの場での典型であるだけでなく，よく似た場でも典型であるという典型性が十分に示されるだろう．

### 対象選択と手順

参加者への研究参加依頼や最初の対象数については，ほかのサンプリング手順と同様に説明していかなければならない．そして目的的対象選択や理論的対象選択をどのように行うかを説明する必要がある．

### データ収集と分析

この項では，データを収集する方法について述べる．これらは，面接，観察，日々の記録，またはほかのデータ収集の方法を含んでいる．データ分析の詳細もまた，検討されなければならない．たとえば，継続比較によるデータ分析や主題の分析である．

### 倫理的配慮と研究依頼について

研究者たちは，これらの問題に対してどのように対処するかについて示す．たとえば，どこで，どのように対象を募集するかということである．彼らはまた，どのようにして参加者のリスクを避けるのかということや，どのようにして参加者の身元の発覚を防止し，秘守性の低さから保護するのかということを示す．倫理委員会の許可についての記述もまた，含まれるべきである．倫理的問題については，この章の後半と第3章でさらに述べる．

## 予定表と予算

査読者たちは，その研究に実行可能性があることを納得させられるような予定表をみたいと望んでいる．そのため，質的研究を行う者たちは，研究の各段階でどのくらいの時間がかかるか厳密に予測することができるとは限らないが，その研究のために計画した作業日程を提示する．時間の流れにそって，各段階を予定表に書き込む．この予定表は，図表などで示す．質的研究におけるデータ分析は，時間がかかるという点を忘れてはならない．文献は主要なカテゴリーの確認後も検索しなければならず，結果や考察のなかにそれらの文献を入れていかなければならない．報告書はストーリーラインが明確になるまで修正する．このすべてに時間がかかる．

その研究が十分な助成を受けるに値することを主張するために，研究者は財源とそのほかに必要な費用の使用についての明細を書く．財源と費用は，研究助成団体への申請にはたいへん重要であり，詳しく述べなければならない．費用の明細では，研究者の時間給のほかに，事務員の費用や用紙，コンピュータ，手紙，郵便物を含めて書く．

## 研究結果の公表予定

研究者は，自分が書いたものを誰が読むかを明らかにし，その読者グループ

にとって，研究が有用であることを説明する．また，その研究結果をどのようなかたちで発表するか，たとえば，雑誌や書籍，あるいは学会やビデオ，録音テープなどのような手段を述べる．

---

**学部学生の計画のための予定表の例**（これは図表で書き表すこともある）

6月／7月
- 最初の文献検討／研究の問いの明確化
- ゲートキーパー，倫理委員会，参加者から承認を得る
- 計画書の作成

8月／9月
- データ収集(たとえば，面接や参加観察など)
- 分析開始(コード化，カテゴリー化)

9月～1月
- さらなるデータ収集と分析
- 明らかになったカテゴリーに関連する文献検討
- カテゴリーや主要テーマの最終決定

1月～3月
- 報告書の作成

---

評価のためのチェックリストに照らして，自分の申請書を確認しておくのがよい．以下に例を示す．

---

**質的研究の申請書の評価の例**

(1) 目的
   (a) 目的は事実の発見よりも感情や認識や概念の発見につなげられているか
   (b) 目的は明確で正確に述べられているか
(2) 方法論と方法
   (a) 方法論の正当性は証明されているか
   (b) 研究者は質的研究を理解していることが読み取れるか
   (c) 方法，技術，方略は，詳しく（データ収集や分析を含めて）明快に述べられているか
   (d) 方法は，研究課題やテーマに適しているか
(3) 対象
   (a) その対象への参加依頼をどのように行うかを示しているか
   (b) 目的的対象選択や理論的対象選択について説明されているか
   (c) 対象の本質的な特徴は述べられているか
(4) 文献
   (a) 最初の文献検討を通して知識のすきまがあることが確認されたか
   (b) 研究者は文献を考察のなかで統合し，研究の一部になるだろうということ

を述べているか
(5) 倫理的および法的側面
　(a) 参加者の倫理的および法的権利が適切に尊重されており，研究者からすべての利害（忠誠）の対立が明らかにされているか
　(b) その調査研究が，健康と福祉のための研究管理枠組みにおいて示された基準（DoH［保健省］2001a）に適合しているか
　(c) 参加者や，施設別の研究倫理委員会を含む関係ゲートキーパーから許可を得ようとしているか
　(d) 参加者に匿名であることを保証し，いつでも参加をやめてよいことを保証しているか
(6) 実際的な問題
　(a) 研究テーマの領域は，研究となりうるもので，実行可能か
　(b) 研究をやり遂げるのに十分な時間があるか
　(c) 研究のための十分な財源はあるか
(7) 看護への適用
　(a) 臨床実践や教育，管理に示唆を与えるものがあるか
　(b) 研究の成果は参加者に利益をもたらす可能性があるか

## 研究依頼と受け入れ

　看護研究者たちは，経験者であっても学生であっても，その場に入り，参加者に研究参加を依頼する許可を得なければならない．この許可は，研究者がその場面を観察し，その場の人々と話をし，必要な記録を読み，参加者となりうる人々に面接できることを意味する．公式な許可はどのような研究においても重要であり，研究者たちと参加者たちの両方を保護する．依頼にあたっては，さまざまな方法がある．自分が働いている病院の掲示板に通知を出す健康専門職者もいれば，介護者のグループのような自助グループに連絡をとり，そのグループを通してメンバーと話をし，参加を望むかどうかを知る許可を求める看護研究者もいる．たとえば，Price（1993）は，ある地域で配布される糖尿病の会報を通じて対象を募集した．情報提供者*になりうる人々に研究参加を依頼する方法はいくつかあるが，自発的な参加であることを情報提供者に保証しなければならない．

*informant
　用語解説参照.

### 場の選択

　研究者たちは適切な研究の場を探す．研究を行う場所は，適切なものでなければならない．そのために研究者はその場を詳しく知る必要があるが，自分の場を研究する看護職者にとっては難しいことではない．もちろん，たとえば一般的な小児がんについての知識と，その看護師が働いている特定の病棟で小児

がんについて調査した知識の間には重大な違いがある．その場についてよく知っていればいるほど，その研究が，計画書どおりに実行できるかどうか見きわめることは容易になる（Jorgensen, 1989）．研究の問いによっては不適当な場もある．もし，その場で参加者を得ることが不可能とわかれば，大がかりな研究を計画する意味はない．

HitchcockとHughes（1995）は，研究依頼のプロセスの指標について述べ，研究者たちに次のように忠告している．

- コンタクトをとる時点を明らかにする
- 研究の目的と範囲を述べる
- 研究で取り扱いに注意を要する状況を予想する
- その場における組織のヒエラルキーについてよく知り，気をつける
- 研究を通して変化することによる影響を自覚している

はじめに，研究者は参加者へ研究参加依頼の許可を与える立場の人々に連絡をとり，そのうえで，自分が観察したり面接したい人々と連絡をとる必要がある．

2番目に，研究者は計画のタイプや，その範囲，目的を早めに明確に説明する．しかし，その説明は詳細である必要はない．このことを忘れて，すべての論点の細部にまでわたってこの早い段階で説明してしまうと，その研究は偏るかもしれないし，参加者たちは自分の考えや認識を研究者に提供するというよりは，一定の論点に固執しすぎることになるだろう．

3番目に，研究により問題を生じやすい領域や傷つきやすい人々には，十分な思いやりと気配りをもって対応しなければならない．

4番目に，研究者はその組織のヒエラルキーを承知し，最上部にいる人々の関心と，最下層にいる人々の関心の間に対立があるかもしれないので，このことを承知していなければならない．もちろん，個々の参加者のすべてに，研究に着手することの許可を求めていく．

5番目に，研究者はその場に影響を与えるかもしれない．これはかかわった人々を脅かすだけでなく，その研究をゆがめる可能性がある．研究者はその場にいる人々を熟知し，信頼関係を確立することによって，こういった脅威を減らすことができる．

## ゲートキーパーへの依頼

研究者たちは，その場において参加者に研究参加の依頼をすることを許可したり差し止めたりする権限をもつ「ゲートキーパー」と交渉する．その組織のヒエラルキーのいろいろな場にかなりのゲートキーパーがいるかもしれない．研究者は担当の人に直接依頼するだけではなく，研究を始めさせたり中止させたりする権限をもつ人にも直接，依頼すべきである．すなわち，観察したり面接したりする患者たちの管理者，臨床医，顧問医，開業医などの人々である．たとえば，看護師が病棟における相互作用を観察したいのであれば，承諾を求める相手は，その責任をもつNHSトラスト*の管理責任者や施設別の研究倫理

*NHS Trust
NHSより基金（トラスト）を得て独立採算制となった病院や地域ケアサービスのこと．英国のほとんどの病院や地域ケアサービスは，トラスト化されるまでNHSによって直接運営されていた．

委員会(LREC)だけではなく，その病棟の管理者や病棟で働く人々，そして最も重要なことであるが，病棟の患者たちである．すべてのゲートキーパーが権限をもち，研究参加の依頼を管理するが，ヒエラルキーの最上部にいるゲートキーパーが権限が最も大きく，ほかのすべての人が同意しても研究参加の依頼を制限できるので，最上部のゲートキーパーには最初に依頼しなければならない．ゲートキーパーが協力すれば研究は円滑に進行し，その推薦によってほかの人々も協力的になるかもしれない．

ゲートキーパーに伴う問題もある．ゲートキーパーは研究者をある特定の方向へ導こうとしたり，何人かの人に研究参加の依頼を許可しないということで，研究者が実行できないようにするかもしれない．研究に対するゲートキーパーの知識は，無作為対照実験*や調査に慣れ親しんでいることから得られていることが多いため，質的研究の性質や研究の目的・目標を説明しなければならない．テーマは，その場の社会組織や物理的環境，予定に合わせて取り決める必要があるかもしれない．研究者は許可なしに研究を始めることはできないし，ゲートキーパーの希望についても考慮しなければならない．しかし，参加者が研究者のことを管理者の手先とみなさないようにすることが重要である．このことはデータに影響を及ぼすからである．

通常，ゲートキーパーが研究プロセスで干渉してくることはないが，倫理委員会は干渉することができるし，実際干渉もする．上司からの経済的なサポートや社会的なサポートを受けて行う研究では，ゲートキーパーが研究に自分なりの期待をもったり，意識的・無意識的にその研究を操作しようとしたりする危険性が出てくることがある．このことは，研究の方向づけや研究報告に影響を与えることがあり，こういった他者からの期待によって影響を受けてしまうことに研究者は気づいてほしい．ゲートキーパーは研究者よりも力のある位置にあるので，抵抗するのは難しいかもしれない．

*randomized controlled trials

> **例**
>
> 　経験のある看護師が，学部学生の研究の一部として，重篤な状態にある患者のカウンセリングのニーズについて，患者に面接しようとした．直接の上司は，その研究を奨励するだけでなく，同じ状態にある患者に提供しうるサポートであるので，その研究を重要なものと考えた．倫理委員会は承認した．しかし，その病棟の顧問医の1人が，研究申請書に同意せず，その人がかかわっている患者の面接をする許可は得られなかった．
>
> 　さまざまな複雑な状況や困難が続いた．一方では，研究者や彼の同僚はその研究を重要だと考えていた．また一方で，研究を進めることは，その顧問医の要請を全く否定することになり，研究者と上司の間で摩擦が生じることを意味していた．不毛な論議のために貴重な時間が無駄になるということで，最後にはその研究者は，患者に面接する代わりに，患者をケアする看護師の認識を探究することにした．この研究は，患者の気持ちを直接探究するものではなかったが，その病棟における摩擦を避け，患者のケアの助けになるという結果を生んだ．

上記の例は，その場において権限をもつ人々は，研究者に困難をもたらす可能性があり，しばしば研究者は妥協を余儀なくされるということを示している．契約の取り決めは，財源を優先させている．したがって個々の研究の関心事よりも機関の方針が優先するので，研究者にさらに制約を課すことにもつながるであろう．職員の時間を使うとお金がかかる．

研究者は，以下のようなさまざまな理由のために研究参加の依頼をすることを拒否される．

- ゲートキーパーが研究者を不適任と思う
- 観察者がその場を乱すかもしれないと心配する
- 非難を受ける可能性や疑いがある
- 問題となる事柄が調査される
- 研究に参加するかもしれない人が困ったり，恐れたりするかもしれない

*trustworthiness
第16章参照．

権限をもつゲートキーパーは，性別や年齢，あるいは真実性*に欠けるなどといった理由で，研究者を不適任とみなすかもしれない．研究者は，研究をうまくやっていくことができることと信頼できることの両方を，ゲートキーパーに納得させなければならない．研究者が選んだ場所にすでに友人や知人がいる場合には，信頼できる研究者であり，能力があるということを説得してもらえることもある．もし研究者がたいへん若いとしたら，ゲートキーパーはその研究者が信用可能性*に欠けるのではないかと感じるかもしれない．たとえば，Gurney(1991)のような女性の著者のなかには，権力をもつ地位にいる男性からはまともに扱ってもらえなかったと感じるものもいる．一方，Gurneyは，特に男性が支配している環境では，女性は恐れるに足らずとみられることもあると感じている．

*credibility
第16章参照．

もし管理者が，研究者の存在によって場を乱されると感じるなら，研究参加の依頼を拒否するかもしれない．研究者が病棟で起こっているすべての作業や動きをみつめていると皆が感じるために，病棟の雰囲気が変化することがある．それゆえ観察者や面接者は，その場の一部となって「観察者の影響*」がなくなるまで，その場にどっぷりとつかることが重要なのである．

*observer effect

## 施設別の研究倫理委員会

倫理委員会は，どんな研究計画についても吟味することになる．

「保健省は，患者やサービスの利用者，ケア専門職やボランティアまたは彼らの機関，組織やデータにかかわるすべての研究について，研究が倫理的基準をみたしていることを保証するため，研究者と関係ない立場からよく吟味することを求める」

(保健省，2001a：2.2.2節)

*local research
ethics committees

研究倫理委員会は，1968年からNHSのなかにあり，1990年には保健省によって，施設別の研究倫理委員会*(LREC)のためのガイドラインがはじめて

まとめられ，1997年には多施設研究倫理委員会*(MREC)のためのガイドラインがまとめられた．これらのガイドラインは最近，英国や欧州連合(EU)における研究文化に起こった多くの変化に対応して新しいものに変更された(新しい基準は欧州指令*[2001/20/EC]によって示された)．政府は新しいガイドラインを示している．

*multi-centre research ethics committees

*European Directive
EU加盟国全体に対して指令に応じた内容の国内法の設定が義務づけられる．

「……NHSと福祉における研究のすべての計画書の倫理的検討のプロセスのための標準的枠組み，これは効率よく，効果的でタイムリーであり，公的な信頼を集めるであろう」

(保健省，2001b：6節)

保健省(DoH, 2001b：6節)は，これは保健福祉のための研究運営の枠組みと合わせて読まれることを推奨している(DoH, 2001a：第3章も参照)．

倫理審査申請書は，患者やクライエントを研究するときに作成することになる．これには，研究者の氏名，職位，所在地，研究の題目・目的，対象選択，研究方法，対象者数，同意を依頼する方法を書く．その書類は承認を得るために倫理委員会に送られる．倫理的な吟味のプロセスは，「NHS研究倫理委員会のための運営協定」(DoH, 2001b)において明確に示され，研究管理法の枠組みについて「承諾を与える前に，次にあげる論点について適切であることを研究倫理委員会(REC)は十分に審議するべきである」(DoH, 2001a：9.12-9.18節)と述べている．論点とは次のようなものである．

- 研究の系統だったデザインと管理
- 研究参加者の募集
- 研究参加者への気遣いと保護
- 研究参加者の秘守性の保護
- インフォームド・コンセントのプロセスと社会に対する考慮

研究は承認なしには始めることができないので，承認が得られないときには，委員会を通るまで何度も提出し直さなければならない．クライエントについての研究の場合，直接の上司や管理者，顧問医，あるいは開業医から許可を得るだけでは不十分である．健康に関する研究では取り扱いに慎重を要するので，倫理委員会の承認が必要である．それがたとえクライエントではなくて同僚に対するものでも同様である．現在，研究のための新しい政府の協定のもとに，研究倫理委員会のための中央事務局が，新しく提案された，国で定められた申請書の書式の案をすべての倫理委員会に送っている．これは，現在の申請書よりも非常に広範囲なものであり，3つの部分から成り立っている．

- パートA：研究計画の詳細
- パートB：倫理的配慮
- パートC：現場(研究フィールド)への配慮

研究者は，倫理的な検討の書式の要約も書かなければならない．

Ramos(1989)によれば，すべての健康専門職者が，質的研究における倫理についての正式の教育を受けているわけではなく，委員会のメンバーも，質的研

究の方法における複雑な論点やジレンマを必ずしも意識しているとは限らないという．しかし，この意見は2000年から急速に変わってきている．研究倫理委員会協会(2000)は，特定の質的研究の方法論と必要となる倫理審査に関してかなりの検討を行った．この結果，質的研究や学術的な研究に関連して多くの問題が明らかになり，施設別の研究倫理委員会と多施設研究倫理委員会の両方においてこれらを適切に吟味することが求められた．しかし，質的研究者は，委員会に方法と手順について詳しく提示すべきである．委員会は，「質問票」を要求してくることもある．そのとき質的研究を行う者は，その要求に応じて質問のタイプと面接ガイド\*を送らなければならない．倫理委員会は研究者に対して，研究を説明し弁護するように求めることができる．また，参加者からの承諾書をみせるように要求するだろう．

\*interview guide
第5章および用語解説参照．

### 参加者への研究参加依頼

研究者は，参加する可能性のある人々に面接や観察をする許可を求める．この際，拒否や途中での辞退の権利があること，守秘を保証することを明確に相手に伝える．保健省は次のように指摘している．

「インフォームド・コンセントは倫理的な研究の本質である．すべての研究が同意を得るため適切な取り決めをしなければならず，倫理的な吟味のプロセスではこれらの取り決めに対して特別な注意を払う必要がある」
(DoH，2001a：2.2.5節)

子どもを参加者とする研究では，両親と子ども自身の同意を得なければならない．参加者となる可能性のある人々が研究者を知らない場合には，研究者は自己紹介し，所属を明らかにする．所属先からの簡単な紹介状をもっていくと有効である．

同意書は，参加者1人ひとりに署名してもらうために手渡したり，送付したりする．署名された同意書の写しは，患者のもとになければならない．その書式のなかで研究の目的や概略を述べ，情報提供者がどのようにかかわることになるのかを簡潔に述べる．同意書はあまり長すぎず，専門用語や職業語ではなく平易な言葉ではっきりと表現しなければならない．同意書の例を**図2-1**に示す．このことは，第3章でさらに詳しく述べる．

こういった主な段階を踏むと，適切なタイミング，場所，状況をいつも考慮に入れて研究を始めることができる．

### 要約

ここに研究プロセスの簡単な要約を述べる．
- 研究プロセスの最初の段階は，研究のテーマや焦点を選択することである．

## 同意書

組織：

研究題目：

研究者の氏名と連絡先：

研究者の職位（たとえば，がん看護師，地域助産師，研究生，専門看護師）：

管理者の氏名と連絡先：

研究目的：（研究の目的を明確に記述する）

　あなたの同意があってはじめて面接を行います．面接はテープ録音します．テープは研究指導者（および場合によってはテープ起こしのタイピスト）以外のほかの誰にも聞かせません．最終報告書のなかで面接の引用がされますが，これら引用文は匿名を用いて行います．仮名を使うので，誰であるかはわからないようになっています．特に答えたくない質問があればどんなものでも答える必要はありません．いつでも面接や研究への参加を取りやめてもかまいません．この研究に参加してもしなくても，絶対にあなたの治療やケアに影響はありません．
　研究者は，研究の完成をもって，テープを消去します．

研究への同意

私（氏名）＿＿＿＿＿＿＿＿＿＿＿＿＿＿＿＿＿＿＿＿＿＿＿は，

研究に参加することに同意します．私は，いつでも研究への参加を取りやめてもよいことを理解し，研究報告書において私が特定されないことを理解しました．この研究に参加しても，私の治療やケアに影響がないこともわかりました．

参加者の署名：＿＿＿＿＿＿＿＿＿＿＿＿＿＿＿＿＿＿日付：

研究者の署名：＿＿＿＿＿＿＿＿＿＿＿＿＿＿＿＿＿＿日付：

図2-1　同意書の例

これは，臨床のある問題についての経験や，ときには個人の経験，専門的な文献に基づいて行う
- 先行研究について最初に簡単な概観をした後，研究者は知識のすきまを確認する．そして，特定のテーマの領域や方法論は，そのテーマにとって適切なものでなければならない
- 研究者は倫理的ガイドラインに基づきながら，研究計画書を書き，ゲートキーパーや参加者へ参加依頼を試みる
- 患者やクライエントについての研究や，そのほかの取り扱いに慎重を要する研究では，その施設の研究倫理委員会（LREC）が，それがいくつかの場所にかかわる研究の場合には多施設研究倫理委員会（MREC）が綿密に調べるということが基本である．たとえば，専門職者にかかわるような研究の場合であっても，ヘルスケアの場で研究が行われるときには，倫理委員会が綿密に調べるということが一般的である
- 研究者は参加者から同意書を得なければならない

〔文献〕

Creswell, J.W. (1994) *Research Design: Qualitative and Quantitative Approaches*. Thousand Oaks, Sage.

Department of Health (1990) *Local Research Ethics Committees*. Issued by NHS Management Executive HSG (**91**) 5.

Department of Health (1997) *Ethics Committee Review of Multi-centre Research Establishment of Multi-centre Research Ethics Committees*. Issued by NHS Management Executive HSG (**97**) 23.

Department of Health (2001a) *Research Governance Framework for Health and Social Care*. www.doh.gov.uk/research/RD3/nhsrandd/researchgovernance.htm

Department of Health (2001b) *Governance Arrangements for NHS Research Ethics Committees*. Issued by the Central Office for Research Ethics Committees (COREC) July 2001. htpp://www.doh.gov.uk/research

Glaser, B.G. (1978) *Theoretical Sensitivity*. Mill Valley CA, Sociology Press.

Glaser, B.G. (1992) *Basics of Grounded Theory Analysis*. Mill Valley CA, Sociology Press.

1) Glaser, B.G. & Strauss, A.L. (1967) *The Discovery of Grounded Theory: Strategies for Qualitative Research*. New York, Aldine De Gruyter.

Gurney, J.N. (1991) Female researchers in male-dominated settings: implications for short-term versus long-term research. In *Experiencing Fieldwork: An Inside View of Qualitative Research* (eds W.B. Shaffir & R.A. Stebbins), pp. 53–61. Newbury Park, Sage.

Hart, C. (1998) *Doing a Literature Review: Releasing the Social Science Research Imagination*. London, Sage.

Hitchcock, G. & Hughes, D. (1995) *Research and the Teacher: A Qualitative Introduction to School-Based Research*, 2nd edn. London, Routledge.

Holliday, A. (2002) *Doing and Writing Qualitative Research*. London, Sage.

Jorgensen, D.L. (1989) *Participant Observation*. Newbury Park, Sage.

Locke, L., Spirduso, W.W. & Silverman, S.J. (2000) *Proposals that Work: A guide for planning dissertations and grant proposals*, 4th edn. Newbury Park, Sage.

Minichiello, V., Aroni, R., Timewell, E. & Alexander, L. (1990) *In-Depth Interviewing: Researching People*. Melbourne, Longman Cheshire.

Morse, J.M. (1994a) Editorial: Going in 'blind'. *Qualitative Health Research*, **4** (1) 3–5.

Morse, J.M. (1994b) Emerging from the data: the cognitive process of analysis in quantitative inquiry. In *Critical Issues in Qualitative Research Methods* (ed. J.M. Morse), pp. 23–43. Thousand Oaks, Sage.

Price, M. (1993) An experiential model of learning diabetes self-management. *Qualitative Health Research*, **3** (1) 29–54.

Punch, K.F. (2000) *Developing Effective Research Proposals*. London, Sage.

Ramos, M.C. (1989) Some ethical implications of qualitative research. *Research in Nursing and Health*, **12**, 57–63.

Sandelowski, M., Davis, D.H. & Harris, B.G. (1989) Artful design: writing a proposal in the natural paradigm. *Research in Nursing and Health*, **12**, 77–84.

2) Stern, P.N. (1985) Using grounded theory in nursing research. In *Qualitative Research Methods in Nursing* (ed. M. Leininger), pp. 149–160. Philadelphia, WB Saunders Co.

3) Strauss, A. & Corbin, J. (1998) *Basics of Qualitative Research: Techniques and Procedures for Developing Grounded Theory*, 2nd edn. Thousand Oaks, Sage.

The Association of Research Ethics Committees (2000) Qualitative Research study day, 7 July (Bristol) reported in *The Association of Research Ethics Committees Newsletter*, Issue 3, September 2000 www.arec.org.uk

文献中，番号を付したものには下記の邦訳がある．
1) 後藤隆，大出春江，水野節夫(訳)：データ対話型理論の発見―調査からいかに理論をうみだすか，新曜社，1996
2) 黒田裕子(訳)：看護研究におけるグラウンデッド・セオリーの方法の使用，近藤潤子，伊藤和弘(監訳)『看護における質的研究』，p.193-208，医学書院，1997
3) 操華子，森岡崇(訳)：質的研究の基礎―グラウンデッド・セオリー開発の技法と手順，第2版，医学書院，2004

# 第3章
# 質的研究における倫理的問題

法的な権利と倫理的な視点は，量的研究であれ，質的研究であれ，すべての研究手法において考慮されなければならない．看護における研究者は，研究参加者を危害やその恐れから守るという原則を適用し，専門職の行動に関する法規約*(UKCC, 1992)や研究ガイドラインに規定されている専門的で法的な規則に従う．最近になって，保健省の保健医療福祉のための研究管理の枠組み(the Research Governance Framework for Health and Social Care of the Department of Health, 2001a)は，研究の遂行が影響するすべてに対する基準を詳しく述べており，それはすべての専門職集団に適用される．保健医療福祉における研究管理のための基準は，5つの領域にまとめられた．

* 日本における看護職者の行動は，保健師助産師看護師法に規定されている．

(1) 倫理：参加者の尊厳，権利，安全，安寧
(2) 科学：研究の質と適切性
(3) 情報：研究情報に無条件にアクセスするための必要条件
(4) 健康，安全，雇用：参加者と研究者およびほかのスタッフの安全はいつでも優先権を与えられなければならない
(5) 財政と知的財産*：研究活動は法に従い，財政的に不正がないことを表さなければならない

* 日本における知的財産に関連する法律には，知的財産基本法(2002年制定)がある．

(保健省，2001a)

すべての保健医療福祉の研究者同様，看護職者は倫理委員会や研究委員会だけでなく，上司やゲートキーパー，研究の参加者にも研究の正当性を証明しなければならない．情報提供者には研究への参加を断る権利，また希望すれば途中で研究参加を辞退する権利があることを研究者は認識しなければならない．人間の権利と市民の自由の発展に伴って，個人や集団はヘルスケアにおける完全な正直さを求める権利に気づくようになり，権利侵害に立ち向かう準備をするようになった．Garwood-GowersとTingle(2001：6)は，ヘルスケアはすべての人々の中心的な関心事であり，人権法*(1988)は「権利についての意識の創造をもたらす」と主張している．

* Human Rights Acts

授業では，ブリストル市での手術を受ける児童の高死亡率(Learning from Bristol, 2001)，アルダーハイ子ども病院における臓器保管(The Royal Liverpool Children's Inquiry, 2001)などの状況からインフォームド・コンセントに関することを学ぶ．これにはまだ教訓が残されている．そうして研究者と参加者は，

研究やケアの倫理的な視点と法的な視点の両方について考えなければならない．法を無視して，倫理的な側面を考慮するような研究プロトコールは，人間の権利を潜在的に侵害するであろうし，研究は無効にされるだろう．それゆえ，インフォームド・コンセントの法的側面がこの章の最初に述べられる．

## インフォームド・コンセントの法的側面

　法律的な自己決定の権利と完全な正直さは，同意の原則となる規則を通して慣習法のなかで保護されている．Montgomery(1997：228)の指摘によると，同意を得ないヘルスケア専門職者は，故意の接触の罪や人を侵害する不正行為を犯している可能性が潜在的にある．しかし，故意の接触行為はヘルスケア法に関連したイギリス法廷では限定的な役割をもってきたと主張し，そういった立場を批判している．故意の接触があると，能力のある成人では治療を拒否する権利を主張するだろう．そして，イギリス法においては１人の成人の代わりに代理人が同意する権利はない(Montgomery, 1997：229)．研究の目的と治療において，このような同意を得ない態度は精神疾患患者や混乱した高齢者のような傷つきやすい集団にとって問題がある．同様に，子どもの研究に関する特別な問題は次のように議論されている．同意が得られていない，あるいは未解決のところでは，その行為は過失になり，民事法廷で審議されることになる．

　Montgomery(1997)は，同意が正当であるためには，それが「真実」でなければならないと主張している．すなわち，確かな事実に基づくことである．また，その個人に同意する能力がなければならないし，その個人は自分が同意するということや同意が自発的でなければならないこと，そして強要されるべきでないということを，一般の言葉で知っている必要がある．このような特色に取り組むために，「インフォームド・コンセント」の意向は，研究あるいは臨床介入に用いられるようになる前の第一義的な目的となる．しかし，特に情報の開示や治療的に関連して問題がないわけではない．

　イギリスにおける判例法(Sidaway v. Governor of the Bethlem Royal Hospital[1985]1 All ER 643；1BMLR132), Gold v. Haringey Health Authority ([1993]4Med.LR151)は，Bolam test*(診断・治療に関する判断の基準)に基づいている．すなわち，もし，医学的な見解について責任ある集団の意見と一致していれば，与えられた情報は法的に妥当とみなされる．しかし，McHale(1997：340 – 67)らは，法廷におけるこの解釈は細心の注意を払う患者にとっての基準というよりむしろ，専門家の判断基準として用いられていると指摘している(患者は，提示された治療をやめるかどうか決定する際の重大さにさらされるというリスクに関する情報を与えられるべきである)．細心の注意を払う患者用の基準は，インフォームド・コンセントの学説に記されている．カナダやアメリカにおいて開発され，より多くの患者に向けてつくられている．一方，イギリスにおいては1990年代はじめに同意に関する判例法において重要な発展があり，診察や治療のための同意に関するリファレンスガイド(保健省，2001b：2)

*医学的意見を有する責任ある集団がその当時受容していた慣例に従って行動したことを，当該医師が立証すれば免責されるというBolam事件判決(1967, 2 ALL ER 118)で示された治療および診断の過失の判断基準である．

において保健省は，すべての健康専門職者は定期的に自分たちで最新の情報をもつことが義務づけられていると指摘している．

研究に対しても，同じく法的な原則がインフォームド・コンセントに対して適用される．参加者にとって直接的な利益をもたらさない研究もあるため，研究について可能な限り十分な情報と決定するための時間を提供する特別なケアが必要である（保健省，2001b：9）．実際にこれらの点についてはすべて，患者の情報提供用シートを使用して研究参加者に情報を提供することが求められ，各倫理委員会（組織内，地方，多施設間）で審議される．自己決定権があり，それが侵されないことは，人権に関するヨーロッパ協定\*に明示されている．そして，それは現在，2000年8月に効力を延長されたイギリスにおける人権法（1998）に多大な影響を与えている．保健省（2001b）は，これらの条文がヘルスケアにもっと広められるよう提案している．

\*the European Convention on Human Rights Act

- 第2条：生きる権利の保護
- 第3条：苦痛を与えること，人間的でないこと，手荒に扱って面目を失わせること，虐待をすることなどの禁止
- 第5条：自由と安全に対する権利
- 第8条：個人と家族の生活を尊重する権利
- 第9条：思想，良心，宗教の自由
- 第12条：結婚することや家族となる権利
- 第14条：協定を得る権利のもとでの差別の禁止

もちろん，研究者は，自分たちの研究計画において，研究参加者の利益や安寧を保護する手段を考慮する必要がある．たとえば，Fenell（2001）は，第3条にかかわる人権声明について，ヨーロッパ委員会に注目し，患者の同意をとらない実験的な治療に対して警告している．この声明はこの第3条と反対のことをしているというのである．さらに，彼は第8条をもとに，プライバシーは守秘されなければならず，強制的な医療介入がプライバシーの権利の障害にあたることを考慮されなければならないと指摘している．

## 子どもと虚弱高齢者のためのインフォームド・コンセント

子どもと同意能力という論点は，イギリスでは判例法によって発展してきた．しかし，それは臨床介入や研究の問題ではなかった．イギリス法は，18歳までを未成年者とみなす．しかし，16歳になると1969年の家族法の改正法\*の8項（1-3）によって，ある種の医療に関して未成年者の同意も妥当とされている（Mchale et al., 1997）．Montgomery（2001）も指摘しているが，これは治療に同意する能力の認定であって，研究の同意については含まれていなかった．子どもの研究を導く法令はない．同意能力を認定するテストは，ある判例法（Gillick v. West Norfolk Area Health Authority[1985, 3 ALL ER 402]）が適用されていた．この判例は，上院までいって，「何がなされるのかを完全に理解できる十分な理解力や知力」をもっていれば，未成年者が行った治療の同意は妥当であるとされた．

\*The Family Law Reform Act

Montgomery(2001：178, 179)は，研究の目的に関する「Gillickの能力」，すなわち子どもの能力を見きわめている．

> 「……手続き(二重盲検法*では，有効な治療を受けないかもしれないという事実を含む，自分にかかわってくること)の本質と，研究者の目的(研究の目的と研究を実施しようという理由)を判断する能力をもたなければならない．そして，研究の背景において，リスクが含まれていることを理解することも必要である．しかし，このことが確定された判例はない」

*placebo-controlled trial
偽薬や他剤を用いる非投与群と投与群(実薬)の比較による薬効の臨床試験．
二重盲検法(double blind method)ではさらに，実薬を投与しているか偽薬を投与しているかが投与している医師にもわからないよう，第三者が計画して行う臨床試験．ここでは臨床試験の内容から二重盲検法と訳した．

一方，もし，子どもが能力判定のためのテストを行えるのなら，親の同意は不要かもしれない．Montgomery(2001)は，医療研究評議会と王室医科大学の指導はより慎重で，「親としての同意」も勧めている．

子どもに研究に同意する能力がないとき，訓練や治療に関する同意のためのリファレンス・ガイドが保健省から提案された(2001b：19, 15パラグラフ)．これは，もし治験が標準的な治療より少しでも利益があるなら，両親は子どもが治験に参加する同意を与えてもよいというものである．Bridgemanは，子どもが治療を拒否するとき，法廷では，これらのなりゆきを受け入れて自立的な拒否の意を無視するのは不本意である，とした判例に注目している．Montgomery(2001：178)は，「子どもの拒否を無視するような親の力が研究における関係のなかに存在するとは明示されていない」と主張している．彼は，子どもを対象にした研究に対する前提を概説しており，それには，3つの原則が含まれている．すなわち，データが大人から得られるときは子どもを研究に巻き込むべきではない．できる限りの情報が大人を対象にした研究から得られるべきである．そして，子どもが研究にかかわる前にリスクが査定されるべきである．もし研究が必要なら，同意するか拒否するかを自身で決められる年長の子どもを対象にするべきである．

質的研究者が治療的な研究や治験に着手することはありそうもない．しかし，質的研究者はこのような研究への参加，あるいは治療に関する意思決定のプロセスについて子どもに面接することを望むかもしれない．たとえば，社会学者のAldersonは，ヘルスケアにおける子どもたちの選択という領域で(1993, 1995；Alderson & Montgomery, 1996)，また，子どもの権利という領域で(2000)，特別な貢献をした．彼女は手術に対する子どもの同意について研究し，年少の子どもでも，臨床的処置の結果どうなるかを理解する能力をもっていることがあることを発見した．1つ例をあげると，7歳の少女が心肺同時移植の利益とリスクを慎重に考え，移植リストに載ることを選択した．このとき，少女はそうしたからといって結局移植できないかもしれないし，移植しても成功しないかもしれないということを知って選択したのだった(Alderson, 1993：162－163)．Alderson(2003：83)は，質的研究者が個々の子どもやその異なりを探索し，理解や共感を促進できる状況をもたらすような「多様なアプローチ」をとることを指摘して，質的研究の方法を用いることを支持している．

虚弱な高齢者を対象にした研究を行う際も特別な状況を考慮する必要がある

(Harris & Dyson, 2001)．このような集団の構成員は，すべての人がそうだというわけではないが，十分なインフォームド・コンセントを得ることが難しい場合がある．病気や慢性疾患，疲弊のため，インフォームド・コンセントが行われないでいるかもしれない．情報提供シートや同意書に書かれる文字の大きさ，研究者がはっきりした声かというようなことでさえも，情報を理解することや統合するといった，参加者のもつ能力と同じくらい重要である．高齢者は研究の目的によっては面接を引き受けるのをいやがる．それゆえ，ケアと外交手腕をもって研究参加者を募らなければならない．

Harris と Dyson は別の提言で次のように述べている．
- 研究者は，傷つきやすい高齢者の募集上の困難さを甘くみてはいけない
- 研究者は，このような集団の構成員の研究参加を拒否する権利を守ると同時に，募集する技術を開発する必要がある
- 研究者は研究において，心からの同意を得るように考えるべきである

## 研究のための基本的な倫理的枠組み

*Nuremberg Code
1947年に作成されたもので，患者や被験者の人権擁護を訴えている．

*1964年に作成された，治療行為をはじめ研究のための人体実験，臨床生体実験などに従事する場合，医師はどうあるべきか，患者や被験者にどのような情報を提供しなければならないかなどの課題について書かれたもの．日本医師会がホームページ上で全文を公開している．

歴史的にいえば，第二次世界大戦後，ドイツにおける軍事裁判の結果として倫理的な研究のための国際ルールを確立する試みが始まった．ニュールンベルグの倫理綱領*では，研究の同意と中止のためのガイドラインが示され，リスクと利益の間のバランスについて勧告している．これらのルールのほとんどは実験研究に関するものであった．世界医師会のヘルシンキ宣言*（1964；1975, 1983, 1989, 1996, 2000 改訂）は，ニュールンベルグの倫理綱領に取って代わり，3つの項にまとめられる，32 のパラグラフからなる．

A：序言
B：すべての医学研究のための基本原則
C：メディカルケアと結びついた医学研究のための追加原則

用いている専門用語は医学研究やヒトを対象にした研究を参照しているが，この宣言はすべての研究の調査者や研究参加者のためのものである．確かに，最新の改訂(2000)では，インフォームド・コンセントの視点が強化されており(21－26パラグラフ)，20パラグラフには「対象者はボランティアであるべきで，研究プロジェクトにおいて，参加するにあたって情報を提供されていなければならない」と書かれている．

質的な研究とそのほかの研究における倫理の特別な特徴を正しく認識するためには，研究者が基盤としている哲学的前提を理解することが重要である．倫理(Ethics)の語源はギリシャ語で"ethos"であり，それは人格を意味し(Tschudin, 1986)，個々人の性格と行動様式のことを示している．これは価値に関連した哲学の一流派であり，倫理では2つのアプローチがある．規範的なアプローチ(私たちは何をすべきか)と記述的なアプローチ(私たちは実際に何をするか)である．

*倫理指針については，

看護学の倫理*は，主として「患者，クライエントの利益や安寧を保護する」

> 日本看護協会による看護者の倫理綱領(2003年)，ICN看護師の倫理綱領(2000年国際看護師協会)，ICM助産師の倫理綱領(1999年国際助産師連盟)がある．研究に関しても，看護研究における倫理指針(2004年日本看護協会)が出されている．医学研究については，疫学研究に関する倫理指針(2002年文部科学省・厚生労働省)，臨床研究に関する倫理指針(2004年改正厚生労働省)がある．
>
> *Principle of Biomedical Ethics
> *Philosophical Medical Ethics

ように専門職を導く規範的なアプローチを用いる(UKCC, 1992)．これを達成するために，研究者は，専門職者とクライエントの関係の，倫理的法的な側面に焦点をあてた専門的な研究に十分な基礎知識が必要となる．それゆえ，倫理規約に関する情報以上のものが必要とされる．研究者は，研究プロセスでの倫理原則やルール，バランスを熟知しておく必要がある．この領域で重要な倫理学者は，BeauchampとChildress(2001)である．彼らの著書に生命医学倫理の原則*があり，現在第4版が発行されている．彼らは，倫理を道徳生活の理解と検証の両方に用いられる包括的用語としてみている(Beauchamp & Childress, 2001：1)．彼らの初期の多くの業績は，Gillon(1985)の名著，哲学的医学倫理*のなかでイギリスに広く知られるようになった．医学的な倫理を言及しているにもかかわらず，この2つのテキストはすべてのヘルスケアの実践と実践者を含んでいる．BeauchampとChildressは，このテキストの初版から版を重ねるにつれ，倫理的な推論モデルを開発している．最新の改訂(2001)では，原則，ルール，権利，徳，道徳的理想を含む道徳的な基準の枠組みを強調している．彼らはこの枠組みの中枢になる4つの基本的な原則を示した．

(1) 自律の尊重の原則(能力のある自律した人々の決定を尊重するという基準)
(2) 無害の原則(害の原因となることを避けるという基準)
(3) 善意の原則(利益の提供や利益に対するリスクやコストのバランスに対する基準の集まり)
(4) 公正の基準(公平に利益やリスク，コストを分配する基準の集まり)

　自律の尊重(ギリシャ語のauto[自己]とnomos[法]に由来)とは，研究参加者は強制されることなく自由に，自主的に，情報を知らされたうえで選択することを認められていなければならないという意味である．この原則の法における側面は，(上記の述べた)自己決定の権利であり，インフォームド・コンセントや拒否する権利についての考えを支持する．個々人のルールを尊重することを主要な関心事とするよう倫理学者，実践者，研究者の焦点を合わせることが，倫理的な枠組みのなかでたびたび最初におかれる．しかし，BeauchampとChildress(2001)は，自律を尊重するための原則がほかのすべての倫理的な考慮すべき問題を超えるとはいっていない．彼らの自律を尊重する概念は，以下の3つの領域において「度を超えず」に意図されている．

(1) 個人主義(個人の社会的な性質や，自分たちの選択や他者への振る舞いの影響を無視すること)
(2) 理性的(感情を無視すること)
(3) 法律的(法的な権利に焦点をあて，社会的な実践を怠る)

　一般に，研究は，個人や患者，利用者，ケア専門家，社会の利益のために行われるため(保健省，2001a：2.4.1パラグラフ)，この原則において考慮すべき課題の広がりを生じるのである．保健省が明らかにしているが，調査研究で第1に考慮すべき課題は，参加者の尊厳，権利，安全性，安寧を保護することである(保健省，2001a：2.2.1パラグラフ)．さらに，「インフォームド・コンセ

ントは倫理的な研究の本質である．すべての研究はインフォームド・コンセントを手に入れるために特別な準備を用いなければならない．そして，倫理的検討のプロセスでは，この準備状況に特別な注意を払わなければならない」と述べている（保健省，2001a：2.2.3パラグラフ）．Sommerville（2001）は，人権と医学研究の間の両方に作用を及ぼす領域について検証している．彼女は，研究倫理と人権は，インフォームド・コンセントを通して研究に参加するという中心性を強調することにおいて一致するという．しかし，Sommervilleは，研究者は集団全体の健康のニードと個人の権利とのバランスをとる必要があることを指摘している．これは「もろい」バランスになることもある．

　研究における利益と無害の原則は，引き出された利益が潜在的な害に勝ること，利益は個人や広く社会に対するリスクに勝ることを意味する．ヘルシンキ宣言（世界医師会，2000：16パラグラフ参照）では次のように述べている．「ヒトを対象とするすべての医学研究プロジェクトでは，対象者や第三者に対して予測しうるリスクや負担を予見される利益と比較し，注意深く評価することが事前に行われていなければならない」．保健省（2001a：2.2.8パラグラフ）は，リスクの要素をもった研究もあるかもしれないが，リスクは最小に保たれるべきであり，参加者や倫理委員会に十分説明されるべきであることを認めている．

　公正の原則とは，研究方法と手順が公正であり，公平であることを意味する．研究における公平さには，研究対象に対する表現が適切であることが含まれる．また，多文化社会における研究もこのことを考慮すべきである（保健省，2001a）．さらに研究者は人間文化における多様性（年齢，性，障害，性的志向）を尊重しなければならない（保健省，2001a：2.2.7パラグラフ）．Sommerville（2001）は，研究介入から人々を守るということから，彼らを含む組織的な活動にシフトしていることを示している．それは，アフリカやアジアにおけるHIVの治療研究が例にあげられる．治療の利益を含むことは研究における公正の原則の視点が重要になる．これには研究において，特に公平と接近のしやすさという点で，殊に「先進国」「発展途上国」とよばれる国家間では，さらなる公表と説明を必要としている．

　このような倫理的枠組みにおいて，BeauchampとChildress（2001）は，倫理的規則について明確に述べている．だが，これらを運用するうえで，規則と原則の間の区別はほとんどない．彼らは，規則はより特定の意味をもち，よりきっちりした行為を導くものであると主張している．研究に関連して検証される規則を以下に示す．

*veracity
*confidentiality
*fidelity
*faithfulness

- 正直さ*（真実を話す）
- プライバシー
- 守秘*
- 誠実さ*（忠実*）

　ヘルスケアにおける正直さは，包括的で，患者の理解に配慮した，情報の正確な流れを含む．これらの特徴は，調査研究に参加を得ることやインフォームド・コンセントにとって当然，重要である．自律を尊重する原則とこの規則を関連づけることで，それは明解に表すことができる．真実を話すことは尊重す

ることの一部である．うそをつくことは，単に個人の自立を尊重しないだけでなく，その意思決定過程を妨げるであろう．同様に，正直さについての質問は情報の公開，非公開という点からしなくてはならない．もし，与えられない情報があれば，研究参加について十分情報提供された決定にはならない．しかし，これは以下に示す質的研究の柔軟性に関して問題になりうる．

　プライバシーもまた，自律に関する原則の一部である．Allen(1997)，BeauchampとChildress(2001)はプライバシーに関する5つのかたちに焦点をあてている．
(1)情報提供するうえでのプライバシー(ヘルスケアにおける主な焦点)
(2)身体のプライバシー(個人の空間)
(3)決定上のプライバシー(個人の選択)
(4)所有者としてのプライバシー(遺伝子権利，組織のサンプル)
(5)親族や交友関係上のプライバシー(家族とそのほかの重要な人々)

　研究にとって，情報提供するうえでのプライバシーは重要である．研究者はこれを尊重し，守秘の規則と結びつく理由について尊重しなければならない．だが，ほかのかたちのプライバシーが重要な考慮すべき問題となるかもしれない．前述した，人権に関するヨーロッパ協定第8条では，個人と家族の生活を尊重する権利を提供する．これは，1998年の人権法によって倫理的な規則として法的な効力をもつようになった．同じように，ヘルシンキ宣言(世界医師会，2000)の21パラグラフに「被験者のプライバシー，患者情報の機密性に対する注意および被験者の身体的，精神的完全無欠性およびその人格に関する研究の影響を最小限にとどめるために，あらゆる予防手段が講じられなければならない」と提示されている．

　一般に，ヘルスケアにおける守秘は患者と実践者の関係の土台として理解されている．情報が守秘されるという暗黙の期待なくして，この出会いのなかに信頼は生まれない．BeauchampとChildress(2001)は，守秘を審査する1つの方法は，情報を提供するうえでのプライバシーの派生として，あることを強調している．ヘルスケアでも研究でもその過程で得られた情報は保護されなければならない．この情報は患者あるいは研究参加者の同意がある場合にのみ第三者機関に提供できる．守秘に関する倫理的な規則は，歴史的にヒポクラテスの誓い\*にさかのぼる．そして世界医師会のジュネーブ宣言\*，世界医師会の医の倫理に関する国際規定\*に続く．イギリス中央評議会の専門職の行動に関する規約(1992)では，守秘に関して10条項を用いている．研究管理枠組み(保健省，2001a)は，パラグラフ2.2.5で，患者のデータ保護\*が主要事項であることを強調している．さらに，研究に関係するすべての人の責任として，倫理的法的な義務があることを自覚し，システムが守秘を保護するために適していることを保障することがある(保健省，2001a)．

　最後に，倫理的な規則のなかの誠実さは，忠誠あるいは忠実の考えに関連している．BeauchampとChildress(2001)は，忠実の葛藤あるいは利益の葛藤という点から，この規則を説明した．伝統的に専門職的な忠誠は患者の利益を第1に考えるところにあるのだが，これが変化してきたと彼らは主張している．

\*医師の倫理・任務などについてギリシア神に宣誓したもの．医学教育に用いられている．
\*世界医師会による医師の倫理・責務に関する宣言．1948年ジュネーブにてはじめて採択され，その後修正されている．
\*1949年世界医師会により制定．その後，1968年に修正されている．
\*日本における患者のデータ保護に関しては，2005年の個人情報保護法により規定された．

第三者機関の利益，施設の利益，および看護の専門性の変化は，利益の葛藤をもたらし，伝統的な誠実さに関する規則を弱めた．さらに，Beauchamp と Childress(2001)は，研究に関する規則を詳しく検証している．彼らは特に，治験の誠実さの葛藤という側面から検証している(二重盲検法の使用，臨床上の均等の問題，無作為抽出治験状態の正当化など)．また，誠実さの葛藤は，治療的研究と非治療的研究の両方において起こりうることを強調している．ヘルシンキ宣言(世界医師会，2000：22パラグラフ)において，研究参加者はあらゆる関連組織とのかかわり，研究者に起こりうる利益の葛藤についての情報を提供されなければならないと述べている．研究管理枠組み(保健省，2001a：3.6.3パラグラフ)に戻ると，調査責任者の第1の責任は次のことを保障することだということを明らかにしている．すなわち，「参加者の尊厳，権利，安全，安寧が研究チームによっていつでも第1に提供される」ことである．これらの価値は，倫理的枠組みのなかで明解にされた倫理的原則と規則のなかで公式文書とされ(Beauchamp & Childress, 2001)，上記のように概説されている．

## 研究者のかかわり

*immersion
用語解説参照．

Robinson と Thorne(1988)は，質的に行うヘルスケア研究に関する倫理のジレンマについて概説し，インフォームド・コンセント，影響，ひたること*，介入という4つの主要な問題を提言した．インフォームド・コンセントは質的研究においては扱いにくいものと考えられている．なぜなら，データ収集と分析が同時に行われるからである．そして，同意は，研究のある段階で当然得ているが，提供された情報に基づいて研究者の目的が変化した段階では，同意を得ているとは限らないからである．

*bias
用語解説参照．

研究における影響とは，研究している間に何かを変化させるプロセスがあることを意味する．研究者は研究やその結果に影響を与える．質的研究を行うものは，バイアス*が生じることをはっきりと認識し，報告書のなかでこれらのバイアスを明白にしようとする．研究者はデータ収集の主たる用具であり，結果を導いた思考プロセスを明らかにしなければならない．結果は研究プロセスの社会的・相互作用的な文脈のなかで説明される．看護職者は研究のプロセスとその結果において専門職としての見方がどのように影響したかを説明しなければならない．

Robinson と Thorne(1988)によると，3番目の問題はひたることについてである．質的研究では，研究者がデータのなかにひたっていくことが要求される．ひたることで，場やプロセス，参加者の世界になじんでくるのである．このようなかかわりを通してかなりの主観性が生じる．データ収集と分析は同時に行われるので，客観性のものさし——離れてデータをみること——が必要となる．Robinson と Thorne は，質的研究を行う健康専門職者は，ひたることにつきものの主観性と客観性の要素のバランスをとる方略を開発する必要があると提言している．そして，研究者がどのようにこれら2つの要素間の緊張を処理し

たかを記述するよう主張している.

　介入はおそらく,質的研究において最も議論をよび起こすジレンマである.この問題は,実際の健康専門職者の臨床上の役割にかかわっている.ほとんどの研究は即座に結果を出すものではないし,研究者が簡単に介入できるものでもないが,専門職役割と研究者役割の間の緊張は常にある.

　私たち著者の1人(S.Wheeler, 1992)は,自分の研究を行っている間,これらすべての側面を経験した.以下に述べるのは研究において浮かび上がった倫理的論点である.研究計画書について倫理委員会で承認を得た後,参加者に個別にインフォームド・コンセントを得たが,参加者は児童虐待に悩んでいるいくつかのケース(身元は明かしていない)とのかかわりについて考えている実践家であり,このような事情から研究参加を何度も考え直す人がいた.

　この研究において影響という倫理的問題は,児童保護という仕事において研究者が特別な関心と経験をもっていたことに関してであった.このようなバックグラウンドを括弧入れする*(考慮の対象外とする)ことは不可能であった.むしろ,目的は,研究の一部分としてこのことを表現することであり,報告書のなかでこれらの経験を明らかにすることであった.

*bracket
用語解説および第11章参照.

*the lived experience

　研究者がデータにひたることで,情報提供者の生きられた経験*(主観的に解釈されたもの)と,コミュニケーションの断絶に関してそれまで見いだされなかった新しい考えの出現(客観的に表現されたもの)との間に自然と緊張が生じた.これらの異なる見方に決着をつけるために,研究者はこのような見方が研究プロセスでどのように処理されたかを記述しなければならなかった.

　介入はRobinsonとThorneが提言した用語であるが,これはこの研究でも検討した.研究者は以前に実践と管理の両方を経験しており,データから現れたいくつかのテーマは今の児童保護に対して意味があると即座にわかった.しかし倫理的にいって,研究の完成前,また第三者から結果を批判的に分析してもらう前に,実践で行われていることに介入するのは適切ではなかった.

　質的研究においてこれらの論点が示唆することは,研究において研究指導者と同僚(実践者)の両方に継続的にかかわってもらう必要性であった.RobinsonとThorne(1988)は,フィールド記録や逐語録から集めたデータを第三者とともに点検し,継続的に評価すべきであると提言している.学生の研究では,このことは研究のすべての段階で指導者がかかわり,アドバイスすることを意味している.

## 倫理的問題と考慮すべきこと

　ヘルスケアに関する質的研究における倫理の問題は複雑で解決しがたい.質的研究者は多様な論題について考慮しなければならない.
(1)研究者は,参加者,すなわちクライエントや看護職者,ほかの健康専門職者の内的感情と思考を探求する.そして,研究者は敏感に,かつ如才なく行動しなければならない

(2) 質的研究は試行的性質，探索的性質をもつため，研究開始当初の参加者が十分に説明を受けることができないという，インフォームド・コンセントについての問題がある
(3) 情報提供者の匿名性は研究プロセスおよびデータ，対象を詳細に記述していくことで脅かされることもあるかもしれない
(4) クライエントは弱い立場にあり，義務の感情をもっているので，研究に参加したいと思っていなくても参加を拒否できないかもしれない
(5) 研究者は調査者としての役割と，専門職者としての役割を期待され，その両者の間で葛藤する
(6) 参加者が健康専門職者の研究における役割を常に理解しているとは限らない．まず第1に，研究者のことをケア提供者と考えていることもある
(7) 患者は，面接の間に怖くなったり，悩むようになったりするかもしれない
(8) 研究者は過度に巻き込まれ，共感することによって，研究に憶測や不正確さを引き起こす
(9) 倫理委員会は質的研究の特徴について十分理解しているとは限らない

## インフォームド・コンセントと自発的な参加に関する論点

　説明を受けての自発的な同意とは，脅威や誘導を受けることなく研究参加者が明確に同意することである．そして，それはあらゆる分別のある人が参加に同意する前にほしいと思う情報に基づくものである（Sieber, 1992）．

　質的研究を行う者は，インフォームド・コンセントに伴う固有の問題を抱えている．研究が始まるとき，研究者は一般的な目的あるいは焦点をもっているが，特定の研究目標はもっていない．質的研究の本質は柔軟性にある．すなわち，データ収集期間に生じた思いがけない考えを活用し，面接のなかで許容される範囲でうながしの質問を行うことである．質的研究は，参加者の意味と解釈に焦点をあてている．研究者は，前もって立てた仮説を検証するのではなく，データに基づいて考えを発展させていく．それゆえ，研究者は研究の確実な進路を研究参加者に伝えることができない．そのため，インフォームド・コンセントは1度同意を得れば十分というものではなく，説明を受けたうえでの参加は研究プロセスの間継続して行われなければならない（Ford & Reutter, 1990）．

　インフォームド・コンセントのプロセスは，自律の尊重の原則にしっかりと定められている．この原則では，参加者が自発的であり，そして，情報提供者が研究の利益だけでなく，リスクについても知っていることが求められる．特に，はじめて研究を行う者は，研究は常に何らかの危険を伴うものであるが，大きなリスクに巻き込まれないように気を配らなければならない．参加者に対しては，終始研究への参加が任意であること，どの段階でも参加を取り消すことが可能であることを知らせなければならない（図3-1．特別な同意の様式については第2章を参照）．

　研究のプロセスで起こりうる問題を予測し，その解決策を考えておくことは有効である．研究者は，たとえ研究が肯定的な結果を期待できるものであった

としても，研究が参加者，上司，施設を脅かすかもしれないことを自覚しなければならない．Sim(1991)は，研究者の主なジレンマを次のように明らかにしている．「研究者は，人間の権利を認識することと，専門的な知識を進めたいという願望との間の葛藤を経験している」．

参加者の時間をどのくらい必要とするか，また，研究の方向性について，研究者はできるだけはっきりと述べるように努めるべきである．そうすれば，参加者はこの情報に基づき，参加することに同意するか，拒否するかの判断ができる．研究する側の健康専門職者の地位によっては，患者あるいは同職者は，誠実で率直に，バイアスのない回答をすることはできないかもしれない．

患者は特に弱い立場にある．なぜなら，患者は病気をもつ．それゆえ健康専門職者との力関係があるからである．産婦や褥婦も同様に自分の力が発揮できない状況にある．研究者は研究の利益とリスクを比較しなければならない．健康専門職者は，将来患者やクライエントを助けることになるかもしれない研究の利益を査定し，かつ研究参加者が巻き込まれるリスクを考慮しなければならない．

> **例**
>
> 　重病の患者への面接を希望している看護師は，患者の気持ちや受けているサポートについてよく考えるべきである。その研究は，看護師がもつ情報や知識を広げることになるので，将来において，確かに役に立つだろう。しかし，患者は痛みや苦痛，将来についての不安を経験するときの私的な考えや感情を看護師から探られることによって，不安や苦痛を感じるものである。

質的研究において，タイミングは重要であると考えられている(Cowles, 1988)．情報提供者が最近心的外傷を体験しているときには特に，タイミングが悪いと情報提供者を失うことになるだろう．情報提供者は特別なタイミングゆえに恐怖を感じるかもしれないし，感情が高ぶっていて研究への参加あるいは継続について，理性的な決定ができないかもしれない．質的研究の面接は特に，苦悩の記憶をよみがえらせることがある．このとき，研究者は，参加者が落ち着くのを待つ心構えをしておかなければならない．そして，突然に面接を打ち切ってはいけない．

> **例**
>
> 　ある研究者が，患者が慢性の痛みにどのように対処しているかを明らかにするために，参加者たちの自宅で長期間の面接を行った．ある女性は，面接が終わる頃，自分の宗教への信仰が自分の痛みや障害と折り合うのに助けになるとは思っていなかったと述べたとき，とても動揺した．研究者は宗教への入信はしていなかったが，3時間かけて，その参加者に神は完全を望んではいないと説いた．その参加者はだんだん肯定的な反応を返すようになり，肯定的な気分になった．実際，彼女は後に研究者へ礼状を書いている． 　　　　(Walker, 1989)

○市○○町○―○　W病院　疼痛外来
電話：0××-△△△-□□□□
●市●町●―●　X大学健康科学部内
電話：0××-▼▼▼-■■■■

2002年2月2日

スミス　様

背部痛の経験に関する調査のお願い

　私は看護師であり，今，X大学で学位論文のために背部痛のある人々の経験について研究しています．私は，あなたがときどき経験する辛い背部痛について疼痛外来の医師からうかがいました．私は以前疼痛外来で働いていたので，どこかで出会っていたかもしれません．私はあなたの経験を分かち合いたいと思っています．

　あなたがもっている問題のすべてについて詳しく知る必要はありませんが，あなたの背部痛の経験やお気持ちを知りたいと思っています．特に質問のためのリストはないので，あなた自身の言葉で背部痛の経験についてお話しくださるようお願いいたします．時間はお話の内容次第なのですが，1時間程度を予定しています．

　私は重要で詳細な記述を失わないようにするために，会話をテープ録音したいと考えています．お話しされたことはすべて秘密として厳重に扱います．あなたの名前や詳細な記述は，報告書などで明らかにされることはありません．テープは使用後に消去いたします．そして，これらの情報があなたの同意なしに第三者や業者にわたることはありません．面接はあなたの家，外来，大学の研究室など，あなたの都合のよい場所で行います．

　以上の説明を読んで，お話しいただけるようでしたら，私の方から面接のお約束をするために連絡を差し上げますので添付の同意書にお名前，住所，電話番号を記入してご返送ください．もっと詳しい情報が必要でしたら，頁の最初に書いてある電話番号にご連絡ください．必ず同意しなければいけないというものではありません．そのようなご心配は無用です．もし，同意されなくてもこれからの治療やケアに影響することはありません．

　この手紙を読んでくださりありがとうございました．このお誘いを引き受けていただき，お会いできることを願っております．

ジャネット・ディー
ナーススペシャリスト・研究生
指導者氏名：クリスティーナ・リー
W病院（連絡先は上記）

---

同意書

人々が経験する辛い背部痛

　私は，ジャネット・ディーが私の背部痛の経験について面接することに喜んで同意します．

　私は話した言葉すべてが厳密に秘密に取り扱われること，望んだときにはいつでも，その理由を説明することなく研究参加を取りやめることができること，その決定によって私の今後の治療やケアに影響しないことを理解しています．

氏名（活字体で）

サイン

住所

電話番号

私に連絡をとる最も適切な時間

図3-1　同意書（の例）

情報提供者は，研究への参加を拒否する権利が自分にあることをいつも自覚しているとは限らない．特に，研究への参加が長期にわたって続く場合，予期しないことが生じたときにはなおさらである．研究者は，参加者がもっている義務の感情を理解しなければならない．情報提供者は，研究者が自分の世界に近づくことを拒む力が自分にはないと感じていることが多い．

Platt(1981)は，面接の場において，情報提供者はしばしば不平等な立場にあると述べている．看護職者やほかのヘルスワーカーが情報提供者の場合，参加の受け入れ・拒否に関して選択する機会をより多くもっている．看護職者やほかのヘルスワーカーは，通常，研究者の立場に近いか，対等の力関係にあるからである．研究者が自分の同僚を観察したり，面接したりするとき，より相補的な関係となる．つまり，参加者は研究のうえで研究者の対等なパートナーとなりやすいのである．もちろん，ほとんどの質的研究の目的ではそうなのだが．しかしながら，「同職者を研究すること」は研究者が共通認識を前提とした枠組みをもつよう，参加者である同職者に強いることになり，情報提供者は自分なりの考えを十分展開させてもらえないかもしれない．

## 匿名性と守秘性

質的なヘルスケア研究は，量的研究よりも押しつけがましくなるかもしれない．それゆえ，研究者には感受性やコミュニケーション技術が要求される．通常，匿名性は保証されている．そして，身元は公表されないという契約が交わされる．質的研究を行うものは，少数の対象を研究するので，身元を明かさないということがいつでも簡単にできるわけではない．職業についての詳しい記述，あるいは，情報提供者の職位が特殊な場合はそれだけで匿名にならなくなるかもしれない．Geertz(1973)が用いた「濃密な記述*」は質的研究の特徴の1つであるが，すべてのことをかなり詳細に記述することを意味する．よって，情報提供者の身元が明らかになってしまうかもしれない．このようなことから，研究者は研究プロセスに気をつけていなければならないのである．

*thick description
用語解説参照．

> **例**
>
> ある学生の研究では，1人が男性で，ほかの参加者はすべて女性であった．学生は，その人が男性だと特定できることは何も書かなかった．運よくこの研究では性の問題は重要な論点にはならなかったが，性について論じると参加者の身元が明らかになってしまうところであった．
>
> (Mayo, 1993)

研究者は，情報提供者が誰かわからないようにするために，あまり重要でない項目を変えることがある．たとえば，研究において年齢が重要でない場合，研究者は参加者全員の年齢を2〜3歳さばを読んでもよい(Archbold, 1986)．研究者だけは本名とテープ，報告，記述の身元を照合できるようにしなければならない．そのうえで，参加者を番号や仮名で示す．テープ，ノート，逐語

録——これは質的研究者にとっては重要な道具である——は，きちんと保管し，本名を記したものはテープの近くにおいておくべきではない．第三者（上司，指導者，タイピスト）が情報に近づくかもしれないが，限界はあってもできる限り本名がわからないようにすべきである．参加者の身元は隠さなければならず，公開する必要があるときには，参加者の許可を求めるべきである．ビデオテープも参加者が誰かわかってしまうので，安全策を講じなければならない．

研究者のジレンマは，どの情報を公開するかを決めることである．決定する際にどうしたらよいかわからなかったり，迷ったりしたときには，クライエントの希望に基づいて決定する．情報提供者のなかには，ほかの人が読んだときに自分だと特定できるような，詳細な記述でも公開することを了承する者もいるかもしれない．しかし，これは研究者にとって問題となることもあるので，情報提供者とこの問題を話し合うことが有用である．Patton（1990）は，テープは研究終了後1年で消去されるべきだとしている．しかし，10年保存することを求める倫理委員会もある．私たちは研究終了後すぐにテープを消すようにしている．それが参加者の希望だからである．

守秘性は匿名とは別の論点であるが，たいへん重要である．参加者が発した考えや言葉が活用される研究において，十分な守秘性は約束できない．このような研究の場合，守秘性とは，参加者が第三者への公表を希望しない事柄についての秘密を守ることを意味する．特に患者は，研究にとっては有益な情報であるが，研究者が漏らしてはいけないような自分の生活についての個人的な情報を教えてしまっていることがある．

## 2つの役割

Fowler（1988）は，質的研究における役割葛藤に焦点をあてている．看護職者は，専門職者そして研究者としての2つの役割と責任をもっている．そのことで，研究する看護職者はアイデンティティの問題を経験するかもしれない．その1つには，研究者はクライエントの利益のために健康の知識を進歩させたいと希望して研究に専心し，そして看護職者は研究をベースにしてこそ専門職たりうると認識することがある．一方，看護職者はクライエントのケアと幸福に専念する．健康専門職者は，痛みや悩みに対して，目をそらすことはできない．なぜなら，研究する看護職者は専門的なトレーニングを受けてケア提供者となっており，よってクライエントを擁護するからである．Fowlerは，健康専門職者は主としてクライエントのために存在しているので，看護師はまず患者に対しての義務があると強調している．もし情報提供者が研究によって脅かされたり，脅かされたと感じるようであれば，健康専門職者は，研究者としての役割をあきらめなければならない．

看護職者は，自分のアイデンティティだけでなく，クライエントのアイデンティティについても明らかにしなければならず，それはジレンマとなるかもしれない．看護専門職の役割のなかでは，その人を患者やクライエントとしてみている．一方，研究者としてはその人を情報提供者，研究における参加者とし

てみている．専門職のアイデンティティにおけるさまざまな要素は，必ずしも折り合いがつくものではない．クライエントも，ヘルスワーカーがこのように役割の二元性，二分性を有することを理解できるとは限らない．研究者であると公言していても，クライエントは看護職者として受けとめており，ケアや手助けを期待している．

　Smith(1992)と Wilde(1992)は，研究者の役割とはカウンセリングや教育の役割というよりも調査者の役割であると主張する．カウンセリングや治療的な役割を採用することによって，力のバランスが変わり，研究者と情報提供者の間は対等に基づくという質的研究の本質が崩れるだろう．クライエントは，研究者による専門的介入はいつも可能だとは限らないことを認識しなければならない．それにもかかわらず，特に質的研究の過程で健康専門職者はクライエント(情報提供者)と親密な関係になるので，情報提供者から完全に距離をおくことはできない．健康専門職者は，特に緊急な状況においては，苦悩やニードに対して対応する．あるいは，その場においてケアできる同職者をよんで助けを得ることもある．

> **例**
> 　ある学生は，腎透析病棟で働いた経験のある看護師であった．その学生は前年に起こった腎移植の不成功例について，何人かの人々に個々に面接した．参加者は，自分の経験を共有したかったので，面接を歓迎してくれたが，不成功例は参加者たちにとって感情的になる出来事だったので，苦悩することもあった．学生はこれを理解し，倫理的研究に関する第1の原則*に従ったところ，参加者は苦悩し続けないで済んだ．
> 　　　　　　　　　　　　　　　　　　　　　　　　　　　　　(Mayo, 1993)

*principle of respect autonomy
自律の尊重の原則．

　もし，看護職者が参加者にかなりの苦痛があることに気づいたら，適切な対応をするための手立てが必要である．たとえば，カウンセリングの方法を研究のなかに組み込むことができるだろう．Robinson と Thorne(1988)は，情報提供者の権利は，研究者の関心より重要であると述べた．しかし，介入を行った場合はそれをすべて研究報告のなかで明確にしなければならない．

　質的研究を行うものは，量的研究とは異なる論点についても考慮しなければならない．つまり，力関係が研究に影響するかもしれないのである．

> **例**
> 　Seibold ら(1994)は，自らの研究で中年女性の集団に面接したときの経験を詳細に述べている．彼女は参加者が自分の生活のとても個人的な部分まで明らかにしたということがわかった．その女性たち自身も，この事実に驚いていた．そして，研究者がその面接について，たいへん気を遣わなければならなかった．このことは，面接の前に得た同意を当然のものととらえてはいけないこと，そして，参加者に圧力をかけないで，あとでもう1度同意について確かめなければならないことを示している．

Mander(1988)は，患者は「とらわれの集団」なので，特に立場が弱いと述べている．公式な文書では患者の権利に焦点があてられているが，看護学の研究は，その状況のなかでほとんど力のない人を扱っていることが多い．力のバランスは，おそらく病院という状況よりも，クライエント自身の住居においてはより対等に近づくだろう．

患者やクライエントは，ケア提供者の善意を頼りにしているので，研究の参加を求められたときに拒否するのは稀である．力に違いがあるので，健康専門職者は，自分が直接ケアしている人々を研究すべきではない，とArchbold(1986)はいう．しかしながら，専門職自身の働く場での問題から研究が生まれることがあるので，こういったことを避けられない場合もある．学生では，自分自身の職場以外に研究を依頼できるとは限らない．

もちろん，患者は無防備な立場にある．小児，学習障害のある人々，精神障害あるいはターミナルの疾患の人々は，特に保護を必要とする．研究者は研究の許可を，参加者だけでなく，その両親や法的な保護者に求めなければならない．このような集団を対象とする研究は，十分考慮した後に，経験を積んだ健康専門職者だけが行うべきである．

## 共感と研究者としての心得

研究には，共感することと距離を保つことの両方が必要となる．これらの特徴は，矛盾しているようにみえる．一方では，研究者は批判しないことが求められ，研究に影響を与えるような個人的な価値観に気づかなければならない．他方では，ケア提供者は，しばしば共感し，クライエントのために何らかの感情をもつようなる．しかし，巻き込まれたとしても，研究者は先入観をもったり，巻き込まれすぎてデータに影響を与えたりしてはならない．研究者と参加者の関係が密接になるので，このことが問題になる．研究者は，情報提供者の立場に自分自身をおいてみることができなければならない．こうすることで，このタイプのアプローチに重要なラポールを確立しやすくなる．それゆえ，研究者は激しい感情を経験するかもしれない．質的研究で微妙な研究課題を扱うときには，ほかのタイプのものより広い範囲でこういった問題が生じる．おそらく，研究者のための支援が必要となるだろう．たとえば，この種の研究をするとき，研究者は互いに相談，助言し合う，などである．

特に面接は，参加者が自分の経験や考えを研究者に明らかにするだけでなく，隠れた感情そのものにはじめて気づくようになり，参加者自身に深く影響を与えるかもしれない．研究者の最初の目的はデータを収集することである．それによって研究者はその場に変化を引き起こすかもしれないし，また変化を引き起こさないかもしれない．だが，面接は情報提供者の人生を変えてしまうこともありうる(Patton, 1990)．研究の最後のほうで，別の問題が生じる．すなわち，面接者と情報提供者の関係は継続し親密になるので，信頼，ときには友情が生まれる．それゆえ，研究者と参加者の両方にとって，自らそこを抜け出すことは困難である．また敏感な調査者は，患者の心配あるいは不安をそのままにし

*debriefing

ておくことはない．May（1991）は，必要ならば，情報提供者の「話を聞くこと*」と情緒的なサポートの用意が重要だと示唆している．これは，面接者にとって重要なことであるが，面接者は，こういった会話が苦痛やストレスであると思うこともあるだろう．

*quid pro quo

　もちろん，研究の面接は治療的になるかもしれないが，治療は面接の目的ではない．Lofland と Lofland（1995）は，研究では「代償*」がしばしば起こると示唆した．つまり，研究者が情報提供者から知識を得る一方，情報提供者は患者としての自分の感情や考えを聞いてくれる人をみつける．これは，相互作用があることを意味している．Walker（1989）は，痛みに関して研究し，患者は話す機会を歓迎すること，それを利益と考えることを述べた．

　観察においても倫理的問題が存在する．隠れて観察することは問題であり，倫理上議論の余地がある．Sapsford と Abbot（1992）は，このタイプの研究において，参加者はだまされたり，利用されたりすることがあるという．ヘルスケア分野の研究者は，通常，観察者として参加者の間に姿を現し，観察の目的を明示する．しかし，これでは観察者効果，すなわち観察者が姿を現すことでその場に変化が現れる可能性がある．Patton（1990）は，参加者はしばしば，研究者の存在を忘れるので，観察者による影響*を大げさに考えすぎであるという．どんな場合でもたいてい，クライエントも同僚者も，健康専門職者は倫理的に振る舞うと信用している．

*the observer effect

　しかしながら，ある事実を非公開にすることで，研究者による影響を最小にできることがある．

> **例**
>
> 　ある病棟の師長は，自分の病棟で行われるベッドサイドで行う引き継ぎについて患者の視点から調査したいと考えた．彼女はスタッフにこのことを説明した．
>
> 　彼女は数回の引き継ぎを経験した患者に面接するつもりであった．しかし，権限のある彼女の立場を明らかにすると，研究にバイアスが生じると思われた．患者はスタッフがかかわる問題について，病棟の師長に気楽に話せないかもしれないし，ただ肯定的なコメントだけしなければならないと思うかもしれない．
>
> 　倫理的問題について，研究者やスタッフ，指導者との間で，多くの討論が行われた．結局，看護研究者としての役割で面接する許可を患者に求めた．しかし，個々の面接の終了時まで，病棟の師長であることを公表しなかった．そして，患者には研究から退く機会を与えた．彼女は，自分の立場についてうそをつかなかったし，質問されれば明らかにするつもりだった．このようにして，正確かつ誠実に行動して，研究において正直な態度で臨むということには妥協しなかったと研究者は感じた．
>
> （Waltho, 1992）

　誰もが上記の例の問題解決に同意するわけではない．しかし，研究者は，いくつかの手順の利益と不利益のバランスを考えたうえで，難しい決定をしなけ

ればならない．上記のようなことははじめからだましているともいえるが，正当であると論証できる．なぜなら，それは，情報提供者を傷つけることなしに，正確なデータを導き出すからである．Sieber(1992：64, 65)は，「少しでも情報提供者が受け入れることができるものがあるならそれを適用し，対象集団のメンバーが容認できない方法ならばその対象にかかわってもらうべきではない」と述べている．ちなみに上記の例では，すべての情報提供者は研究への参加を続けた．

看護研究者は，健康専門職者としての役割と研究者としての役割に葛藤が生じる．豊かな，深いデータを求めるために，苦痛が生じるかもしれない．しかし，研究に参加したため情報提供者に心配や不安が生じたとき，そのまま放っておいてはいけない．臨床の場において質的研究を試みる看護職者は，研究のために複雑な倫理的枠組みを構築しなければならない．これは，患者やクライエントを対象とするときには一層重要なことである．

## 要約

研究者は，いつでも以下の原則を順守しなければならない．
- ゲートキーパーや倫理委員会からその場へ受け入れてもらうことについて許可を得るだけでなく，最も重要なことは，研究者が，参加者に許可を求めることである
- 倫理的行為の原則に従わねばならず，個人の権利と希望は研究の間じゅう尊重されなければならない．特にインフォームド・コンセントあるいは参加を拒否することについてはそうである
- 同意は慣習法における自己決定の法的な権利に含まれる．それ以上の権利は，1998年の人権法(Human Rights Act)において法的な効力を与えられている
- 倫理的な枠組みのなかの原則とルールは，ヘルシンキ宣言や研究管理枠組みのなかに同様に表現されており，堅く守らなければならない
- 「参加者の尊厳，権利，安全，安寧」は最も重要である．参加者は研究者に正直さ，プライバシー，匿名性と守秘性，忠誠を求める．また参加者は研究者から尊重されなければならない
- 児童のように無防備な個人や集団は，特別な法的な，倫理的な考慮が求められる
- 参加はあくまで自発的なものであり，情報提供者は，望むならいつでも研究から退くことができる

〔文献〕

Alderson, P. (1993) *Children's Consent to Surgery*. Buckingham, Open University Press.
Alderson, P. (1995) *Listening to Children: Ethics and Social Research*. Barkingside, Barnardo's.
Alderson, P. (2000) *Young Children's Rights: Exploring Beliefs, Principles and Practice*.

London, Jessica Kingsley Publishers.

Alderson, P. & Montgomery, J. (1996) *Health Care Choices: Making Decisions with Children*. London, Institute for Public Policy Research.

Allen, A.L. (1997) Genetic privacy: emerging concepts and values. In *Genetic Secrets: Protecting Privacy and Confidentiality in the Genetic Era* (ed. M.A. Rothstein), pp. 31–59. New Haven, Yale University Press.

1) Archbold, P. (1986) Ethical issues in qualitative research. In *From Practice to Grounded Theory: Qualitative Research in Nursing* (eds W.C. Cheritz & J.M. Swanson), pp. 155–63. Menlo Park, Addison-Wesley.

2) Beauchamp, T.L. & Childress, J.F. (2001) *Principles of Biomedical Ethics*. 5th edn. York, Oxford University Press.

Bridgeman, J. (1998) Because we care? The medical treatment of children. In *Feminist Perspectives on Health Care Law* (eds S. Sheldon & M. Thomson), pp. 97–114. London, Cavendish Publishing.

Cowles, K.V. (1988) Issues in qualitative research on sensitive topics. *Western Journal of Nursing Research*, **10** (2) 163–79.

Department of Health (2001a) *Research Governance Framework for Health and Social Care*. London, Department of Health. www.doh.gov.uk/research/RD3/nhsrandd/researchgovernance.htm

Department of Health (2001b) *Reference Guide to Consent for Examination or Treatment*. London, Department of Health. www.doh.gov.uk/consent

Fennell, P. (2001) Informed consent and clinical research in psychiatry. In *Informed Consent in Medical Research* (eds L. Doyal & S. Tobias), pp. 182–92. London, BMJ Books.

Ford, J.S. & Reutter, L.I. (1990) Ethical dilemmas associated with small samples. *Journal of Advanced Nursing*, **15**, 187–91.

Fowler, M.D.M. (1988) Ethical issues in nursing research: issues in qualitative research. *Western Journal of Nursing Research*, **10**, 109–11.

Garwood-Gowers, A. & Tingle, J. (2001) The Human Rights Act 1998: a potent tool for changing health care law and practice. In *Healthcare Law: The Impact of the Human Rights Act* (eds A.J. Garwood-Gowers Tingle & T. Lewis), pp. 1–12. London, Cavendish Publishing.

3) Geertz, C. (1973) *The Interpretation of Cultures*. New York, Basic Books.

Gillon, R. (1985) *Philosophical Medical Ethics*. Chichester, John Wiley & Sons.

Harris, R. & Dyson, E. (2001) Recruitment of frail older people to research: lessons learnt through experience. *Journal of Advanced Nursing*, **36** (5) 643–51.

*Learning from Bristol* (2001) The Report of the Public Inquiry into Children's Heart Surgery at the Bristol Royal Infirmary 1984–1995. The Stationery Office, Cm 5207, London.

4) Lofland, J. & Lofland, L. (1995) *Analysing Social Settings*, 3rd edn. Belmont CA, Wadsworth.

Mander, R. (1988) Encouraging students to be research minded. *Nurse Education Today*, **8**, 30–35.

May, K.A. (1991) Interview techniques in qualitative research: concerns and challenges. In *Qualitative Nursing Research: A Contemporary Dialogue*, Revised edn (ed. J.M. Morse), pp. 188–201. London, Sage.

Mayo, A. (1993) *The Meaning of Transplant Failure*. Unpublished BSc project, Bournemouth, Bournemouth University.

McHale, J. & Fox, M. with Murphy, J. (1997) *Health Care Law: Text with Materials*. London, Sweet and Maxwell.

Medical Research Council (1991) *Issues in Research with Children*. London, Medical Research Council.

Montgomery, J. (1997) *Healthcare Law*. Oxford, Oxford University Press.

Montgomery, J. (2001) Informed consent and clinical research with children. In *Informed Consent In Medical Research* (eds L. Doyal & S. Tobias), pp. 173–81. London, BMJ

Books.

Patton, M.Q. (1990) *Qualitative Evaluation and Research Methods*, 2nd edn. London, Sage.

Platt, J. (1981) On interviewing one's peers. *British Journal of Sociology*, **32** (1) 75–91.

Robinson, C.A. & Thorne, S.E. (1988) Dilemmas of ethics and validity in qualitative nursing research. *The Canadian Journal of Nursing Research*, **20**, 65–76.

Royal College of Physicians (1996) *Guidelines on the practice of ethics committees in medical research involving human subjects*, 3rd edn. London, Royal College of Physicians.

Sapsford, R. & Abbot, P. (1992) *Research Methods for Nurses and the Caring Professions*. Buckingham, Open University Press.

Seibold, C., Richards, L. & Simon, D. (1994) Feminist method and qualitative research about midlife. *Journal of Advanced Nursing*, **19**, 394–402.

Sieber, J.E. (1992) *Planning Ethically Responsible Research*. London, Sage.

Sim, J. (1991) Nursing research: Is there an obligation to participate? *Journal of Advanced Nursing*, **16**, 1284–9.

Smith, L. (1992) Ethical issues in interviewing. *Journal of Advanced Nursing*, **17**, 98–103.

Sommerville, A. (2001) Informed consent and human rights in medical research. In *Informed Consent in Medical Research* (eds L. Doyal & S. Tobias), Chapter 24, pp. 249–56. London, BMJ Books.

The Human Rights Act 1998 http://www.hmso.gov.uk/acts/1998/19980042.htm

*The Royal Liverpool Children's Inquiry: Summary and Recommendations* (2001) http://www.rlcinquiry.org.uk

Tschudin, V. (1992) *Ethics in Nursing: The Caring Relationship*, 2nd edn. Oxford, Butterworth Heinemann.

United Kingdom Central Council for Nursing, Midwifery and Health Visiting (1992) *Code of Professional Conduct*, 3rd edn. June.

Walker, J. (1989) *The Management of Elderly Patients with Pain: A Community Nursing Perspective*. Unpublished PhD thesis, Bournemouth, Bournemouth University.

Waltho, B.J. (1992) *Perception of the Nurse–Patient Relationship: Patients' Perceptions of Bedside Handover*. BSc project, Bournemouth Polytechnic (now Bournemouth University), Bournemouth.

Wheeler, S.J. (1992) Perceptions of child abuse. *Health Visitor*, **65** (9) 316–19.

Wilde, V. (1992) Controversial hypotheses on the relationship between researcher and informant in qualitative research. *Journal of Advanced Nursing*, **17**, 234–42.

World Medical Association (2000) *Declaration of Helsinki: Ethical Principles for Medical Research Involving Human Subjects*, 52 WMA General Assembly. Edinburgh, Canary Publications.

文献中，番号を付したものには下記の邦訳がある．
1) 濱田悦子(訳)：質的研究の倫理上の問題，樋口康子，稲岡文昭監訳『グラウンデッド・セオリー——看護の質的研究のために』p.179-188，医学書院，1992
2) 栄安幸正，立木教夫(訳)：生命医学倫理，成文堂，1997(ただし原書第3版の訳)
3) 吉田禎吾，ほか(訳)：文化の社会学＜1＞＜2＞，岩波現代選書，岩波書店，1987
4) 進藤雄三，ほか(訳)：社会現状の分析—質的観察と分析の方法，恒星社厚生閣，1997

# 第4章
# 質的研究における研究指導

## 研究指導者の重要性

*supervisor
スーパーバイザーとも訳す．

*supervision/supervise
スーパービジョン／スーパーバイズとも訳される．本書は学生向けに書かれているため，ここでは研究指導と訳す．

研究指導者*は，研究過程を通して支援と批評を行う．これは，最も重要なことである．研究指導者は研究プロジェクト，学位論文，卒業論文などを指導する．また，学生の教育過程や大学のルールについて教え導き，研究テーマ，方法論，ほかの関連した事柄に対してアドバイスする．

研究指導*は環境に応じて異なるかもしれない．それはたとえば，研究のレベルや学生の経験だけでなく，研究のタイプ，テーマなどの違いによっても研究指導は異なる．しかし，原則はどの学生でもどの研究のタイプでも同じである．研究指導者の経験や専門的知識，学生との人間関係は研究の成功に影響を与えるだろう．Delamontら(1997)は研究指導者と学生の人間関係の重要性を強調している．

研究指導者は，研究プロジェクトの質と完成に責任をもち，学生が研究の目的と目標を決定することを保証し，学生を支援しアドバイスする責務がある．

> 研究に関する根本的な責務は学生にある：学生はそれぞれ自分自身の研究の責任者である．

*学生の教育プログラムの責任者，担当者を意味する．

学生が研究テーマを決めた後，学生の特別な興味や専門的知識によって，教員のリストから自分の研究指導者を選択できることもある．学生と研究指導者の両方が，研究テーマと互いの関係性においてうまくやれると感じられるべきである．ときにはプログラムリーダー*が，研究方法やフィールドに関する情報などの専門的知識によって，研究指導者を学生に割りあてることもある．学生が，ともに研究を進めていくことのできる人，手助けし支援してくれそうな人，あるいは学識の深い専門家として尊敬する人を指導者に選ぶ場合もある．最終的に，学生が自分の研究におけるエキスパートになるには，おそらくこれが最も有用な基準である．

研究指導の期間を通して，関係が親密なものになるので，研究指導者にとっても学生との組み合わせは重要である．研究指導のスタイルは研究の過程を通

して発展するだろう．たとえば，きちんと計画された日程で進行し，研究指導者によって指示され，組織的に指導されることを好む学生がいる．一方，自発的な学生もおり，研究指導者を相談役のようにみる学生もいる．研究指導のスタイルは研究のそれぞれの段階で検討される必要がある．研究段階が開始したばかりなのか，完成に向かっているのか，また研究のレベルがたとえば学部なのか大学院なのかによって，研究指導のスタイルは大きく異なる．たとえば，学部学生や研究を開始したばかりの研究者は，よりわかりやすい手引き*が必要である．

*guidance

## 研究指導者と学生のすべきこと

　研究指導者と学生は共通の目標をもっている．それは限られた時間のなかで，なるべく高い水準の研究を完成させるということである．学生と研究指導者(たち)はそれぞれ研究を実施すること，支援することという契約に同意しなければならない．学生の行動が倫理的にあるいは研究ガイドラインに反するような状況を除いては，研究指導者は指示するというよりも，学生を導き，助言を与える．

　研究の開始段階から，研究指導者と学生は人間関係を調整しなければならないだろう．連絡*の頻度は学生のニードと研究過程の段階による．これは研究の開始時点で調整でき，連絡の間隔については修正できる．一般的に学生は，研究開始時に最も援助と支持を必要とし，また論文を書き上げるときに再度必要となる．それにもかかわらず，学生は不規則であるよりも規則的なかかわりを必要とする．たびたび研究指導者に会う必要のある学生もいる．一方，研究を楽しんでいる学生もいる．そういう彼らもフィードバックと建設的な批判を必要としているのである．学生と研究指導者の双方の研究での関係の基盤となるような，体系的で構築されたプログラムが必要である．しかしこのプログラムの開始は学生自身で進めるべきである．

*contact

　研究指導者と連絡をとる責任の多くは学生にある．Cryer(1996)は，研究指導者に研究上の問題を告げ，連絡をとる責任は，学生のほうにあると述べている．電話連絡は有用である．学生が学問的な，あるいは個人的な問題を抱え，それが研究プロセスの円滑な進行に影響しているときには特にそうだろう．

　SharpとHoward(1996)は，学生に対し，面談*に先だって自分が抱えている疑問や研究上の課題を研究指導者に知らせておくようにアドバイスしている．このようにすると，学生と研究指導者の両方が面談のために準備でき，お互いに貴重な時間を節約できる．学生と研究指導者の多くは研究指導の面談の内容をノートに記録している．これはその先の連絡や，より体系的，方法論的な面談のための基盤となる．一般的に研究指導者は，面談時に，学生に何か質問と自分の研究上の課題をもってくるようにアドバイスする．ほとんどの研究指導者は学生の研究テーマに主体的にかかわり，興味をもつようになる．学生は教員が興味をもってくれることを期待してよいのである．

*meeting

学生は，データの収集が開始された後，いつも論文を書き始めたいと思っているわけではない．学生は，研究のほとんどは「自分の頭のなかにある」と思い込んでいる．私たちの経験からいうとこれは間違った考えで，論文を早く書き始めることは有効である．研究指導者は，研究のタイプによっては研究の背景，文献レビュー，研究方法の章を書くようにいうことも多い．たとえそれが後の段階において変更される必要が生じても，これは，学生が研究の過程と手順を理解することをうながし，研究に関する新鮮な動機と興味を生み出すものである．こうすれば学生は研究方法にひたり，研究の問題点や落とし穴のいくつかが明らかになり，早い段階で解決できるのである．

学生は自分の研究に熱中してしまい，研究方法を熟知しないうちにデータ収集と分析を始めてしまうことがある．これは不適当な面接や参加観察を行うことにつながることがある．なぜなら方法論をよく検討していないからである．学生は自分が選択した研究方法の方略，技術，課題について十分に理解しているか確認しなければならない．実際，学生は，ときに休憩をとって研究方法とテーマを振り返る必要が出てくる．

学生は論文を書いている最後になって克服できない課題を見いだすときがある．早めに書き始めるようにアドバイスすることで，この問題を小さくすることになる．研究背景，研究方略，倫理的側面について書き上げることは，その後の章の方向性を示し，実際，早く完成することができる．書いたものが研究指導者との面談の前に研究指導者に届けられたら，学生はそれでもっと容易にフィードバックと激励を受けられるだろう．学生は，面談のときに自分の研究指導者が学生が書いたものを読んでおり，建設的な批評を行うことができることを期待してよい．また研究指導者は面談の前に，学生が書いたものへのコメントを届けることもある．PhillipsとPugh(2000)は，そのような文書によるやりとりを討議の基盤とみている．これらのメモは研究の最終段階まで捨てないように勧めたい．それは2つの理由からである．興味深く刺激的なアイデアは忘れ去られるし，学生は時間が尽きてくるとパニックになるからである．それまでに書かれたかなりの量のレポートを目にすることで，学生は論文を書き続ける気持ちをもち続けるだろう．このすべての過程を通して研究者は，可能な限りフィールドノートとメモをとる．フィールド日誌などの小さなメモパッドを持ち歩くことは，ふとアイデアが浮かんできたときに書きとめるのに有効で，軽視できない．

研究指導者が批評する際に，常に親切で人の扱いがうまいとはいえない．学生のなかにはそのことで容易に傷つく人もいる．アドバイスを個人的な非難としてみるのではなく，学問的な議論としてみることが最もよいやり方である．どのような場合でも研究指導者と学生とは両者の関係を時間をかけて発展させて，お互いの弱点や強み，特徴を知る．また，両者でその過程を乗り越える．最もよい研究指導者とは，学生のために支持的な環境を提供し，学生の考えを描き出し，柔軟で近づきやすい指導者のことである(Phillips & Pugh, 2000)．しかし，もし学生がこのようなタイプの研究指導者を得られなくても，学び続けることはできる．毎日の生活のなかで，学生は個人的に関係をもてないよう

な人とも仕事をしていくことが必要になる場合もある．これは専門的な関係が解決しがたいということを意味しているのではない．学生は，親密にはなれないかもしれない教え方のスタイルに適応しようとする責任があるだろうということである．

　研究指導者は，研究のすべての要素について無限の知識をもっているわけではないので，学生をいつも助けることができるわけではない．研究する学生はアドバイスしてくれるほかの専門家を見いだし，研究指導者の感情を損なうことなく専門家のもっている知識を活用することもある．実際，研究指導者はしばしば彼ら自身の限界を知っており，学生がほかの専門家をみつけることを手伝うこともある．一方，指導関係ではない人からのアドバイスを探しているとき，学生が自分の研究指導者に情報提供することも有効である．

　学生は研究指導者とともに1対1を基盤にした関係をつくり上げる．最終的に，学生は自立した研究者，その分野における専門家になっていき，研究指導者はその研究活動に対して批評的な立場からアドバイザーとして振る舞うのである．

## 研究指導の実際的側面

　いくつかの実際的なポイントを押さえておかなければならない．学生は，研究指導者に会いに来る前にできる限りアポイントメントをとっておかなければならない．もちろん，研究指導を受けやすいことが必要なときもあり，いつでもそれは役に立つ．しかし研究指導者はたくさんのほかの仕事を抱えていて忙しい．そして，アポイントメントをとるということはすべての人にとって時間の節約になる．学生（と研究指導者）は前もって面談を予約し時間を正確に守るべきである．キャンセルするときは，できるだけ早くなされなければならない．緊急のときには電話による打ち合わせが行われるとよい．重要なことは，面談が定期的で充実した時間であることである．

　HollowayとWalker（2000）によって研究指導者と学生の役割と課題が要約されている．

〈研究指導者の行うこと〉
- 学生への支援とアドバイスを行うこと
- 学生が倫理的な原則を順守するように指導すること
- 建設的な批評と，研究動機を強めるようなフィードバックを行うこと
- 必要時レポートが進むように示していくこと
- 必要時にほかの専門家やアドバイザーを学生に紹介すること
- そのプロジェクトの進行と質に関連した課題に学生が気づくようにすること
- 研究過程を通して学生を勇気づけること

〈学生の行うこと〉
- 研究指導者に研究指導の過程とスタイルを交渉すること

- (交渉した)研究指導者に定期的に書いたものを提出すること，それは一般的には研究指導の前がよい
- 求められたら中間報告を提出すること
- 研究指導者とともに，研究における大きな変化と修正を乗り越えること
- 研究プロジェクトの妨げになるかもしれない問題すべてに関して研究指導者に情報提供すること
- 倫理的原則を守ること(ほかの人の仕事を盗用してはいけない，ということも含む)

これに付け加えるならば，大学院では研究の講義や演習が行われるほうがよいだろう．

## 単独あるいは共同の研究指導

学生には，彼らの研究の学びのために1人あるいは2人の研究指導者がつく．1人の研究指導者は研究方法の専門家であるかもしれないし，もう1人はその研究領域における専門的な知識をもっているかもしれない．一般的に複数の研究指導者はそれぞれ異なる技術と知識をもってお互いに補い合う．

「複数指導体制」の論点はいくつかある．学生にとっては研究指導者のうちの1人が欠席あるいは病気のときでも，研究指導の継続性を保証される．学生の経験は2人の研究指導者の支援によって強化される．研究指導者にとっては，確かでないことについて，適切なアドバイスを話し合うことができるといったような，同僚からの支援がある．新人の研究指導者は経験を積んだ同僚からの指導を受けられる．

看護系の修士課程は急増しており，たくさんの学生が入学してくる．パートタイムの学生\*のほとんどは臨床で働いており，臨床的な研究テーマあるいは彼らの仕事に関連した事柄を検証するために臨床環境での研究の実施を望んでいる．そのため，研究指導チームの1人は臨床実践の経験と知識，そして可能であれば，研究者としての専門性をもっているべきである．

\*課程の一部を履修している学生．日本では科目履修生や定時制の学生に類する．

教育的な課題を検証するとき，少なくとも1人は教育領域での専門的知識のある研究指導者がいることが，学生にとって必要である．これが学部学生とは異なる点である．研究過程についての初学者と臨床実践の経験のない人にとっては，その研究テーマの重要性よりも，研究の原則についての指導が必要である．しかし指導は学生の興味が反映され，より限定された対象領域における知識が提案されるべきである．

研究指導者が1人の場合はそれほど論点は多くない．重要な点は，1人の指導者であるために違う人からそれぞれいわれるという矛盾した指導を受ける危険がなく，学生はわかりやすい指導がされるということである．スタッフの移動が頻繁にある大学では，学生のプロジェクトが崩壊してしまうリスクを減らすために2人の研究指導者にしている．学生へ矛盾したアドバイスをすること

を避けるためには，研究指導者たちが研究指導というものに関して共通した考えをもち，その研究テーマや研究方法に関して同じ展望をもち，互いに連絡をとり続けることが重要である．学生は研究指導の落とし穴や課題に気づく必要がある．なぜなら最終的な責任は学生自身にあるからである．

学生はしばしば，質的研究方法と量的研究方法の両方を使う方法間のトライアンギュレーション*といった，無謀なプロジェクトを計画してくることがある．Leininger(1992)が勧めているように，研究方法内でトライアンギュレーションを使うことは勧められるかもしれない．たとえば質的(非構造化あるいは半構造化)面接と参加観察の2つの方法を使用するなどのことである．しかし，1年程度しかかけられない短期間の学生のプロジェクトでは，方法間のトライアンギュレーションは，それで研究を完成できる学生もいるにはいるが，時間がかかりすぎる．

*triangulation
用語解説および第1章，第16章参照．

研究指導者には，研究テーマを探索しているとき，学生が十分検討したいと思う特別な環境，状況，人に関して問いかけるという仕事がある．彼らは特別な研究方法論に関する知識をもっているので，適切で役に立つ研究方法に関する参考書を学生に勧めることができる．学生に対して研究指導者から話を聞くように強制することはできないが，たいていの場合，学生はそのようにしたほうが有益であるとわかるようになる．

研究する学生は自分の学問のための義務をもっている．そして真実かつ正確で可能な限り完全なデータを報告しなければならない(Kane, 1985)．信頼と正直さは研究指導関係を築くために大変重要なことである．この過程のなかで，真実を話すことが不可欠である．研究者と研究指導者の両者にとって明白な義務は，その研究のすべての側面を共有することはそれが肯定的な面であれ，否定的な面であれ，必要であると認識することである．

研究指導者は研究に関して内情をよく知っており，研究のゆがみをみつけることが多いので助けとなりうる．一般に研究指導者はさまざまな学生の研究について豊かな経験をもっている．この知識によって，学生は与えられたアドバイスを信用して適切に導かれていく．

## 研究指導における課題

研究を実施する学生は研究指導者との問題を抱えるかもしれない．それは彼ら自身の行動であったり，行動しないことであったりする．また，ほかには研究指導者の責任であるかもしれないし，学生と研究指導者の間の相互作用であるかもしれない．個人的な混乱があるのかもしれない．これらの問題は研究の開始時期には簡単に解決できる．それはお互いに長く離れないということが重要である．幸運にも，研究者と研究指導者の間の関係についての大きな問題はめったにない．もしもそれが起こったら，研究を行っている学生はほかの学部のメンバーからアドバイスをもらったり，あるいは経験を積んだほかのスタッフからの支援を探したりするとよい．たとえばそれは，学科の研究主任，学生の

研究に関する学位委員会，学部学生であればそのコースの担任*のような人である．彼らは適切な行動指針をアドバイスするだろう．ほとんどのケースでは，研究指導者との交渉は可能であるだけでなく望ましいことで，それが小さな問題を解決していくのである．

*the course tutor

## 大学における問題

大学では，以下のような問題が生ずることがある．
(1)研究指導者が学生と会う時間がないか，あるいは近づきにくい
(2)研究指導者の指導が少なすぎるか無批判な指導しかしない
(3)研究指導者が指示しすぎるか，権威的である
(4)学生が時間を守ることができない
(5)研究指導者が大学を離れる，あるいは違う役職に就く

最も多い学生の不満は，研究指導者に近づきにくいということに関連したものである．研究指導者は忙しく，学生との研究指導をいつも優先的にみているわけではない．学生は研究指導の前にアポイントをとったり，それぞれの面談において次回の日時を決めたりすることで，この問題を避けることができる．研究指導者からのキャンセルを知らせることも重要である．学生は研究指導者に自宅の電話番号や，パートタイムの学生では，職場の電話番号を知らせておくのもよい．このようにしておくと，もしも面談できないことがあってもその前に知らせることができる．

学生への指導やフィードバック，批評が足りないと，学生は自分の進歩，あるいは彼らの仕事の基準について，知らされていない感じや不確かな感じをもつ．学生は助けを求める心配をすべきではない．多くの研究指導者は，本当のところはできる限り学生を助けたいと思い，気にかけている．

また学生は，指導や指示が多すぎるときも不満をもつことがある．彼らは，研究指導者が彼ら自身の決定を決して許してくれない，そして彼らがそう望んでいない指示のもとで，研究を指導されていると感じることもある．もし研究者が未熟であれば，特に研究の初期の段階では，研究指導者のアドバイスを聞くことはふつうは助けになる．後の段階では，研究指導者は通常自由に学問的な議論をし，学生がそのことに十分な根拠を示すことができさえすれば，指示したことを学生が変更しても異議を唱えない．

複数指導体制では，研究指導者間で思想傾向と研究に対する考え方に対立があるとき，問題が生じることがある．これは誤解の結果ということもある．この状況はふつうは話し合って解決しうる問題である．研究する学生と研究指導者の両方がミーティング時のメモをとることが重要である．これは一般的に研究について討論しようとするすべての人たちにとって有用である．もちろん，それがいつもできるとは限らない．

大きな問題の1つに，研究指導者と調整してきた日程と大学が決めた日程のことがある．大部分の学生は差し迫ってくるまでこのことを無視している．研

究の1番最初の段階で完成に向けた日程をみて，その日程が守られるように注意深く計画することが最も重要である．これによって学生と研究指導者の両方が現実的になるのである(Delamont et al., 1997)．これは学生が当初予想していたよりも，はるかに多い時間となる．質的研究は，特に分析と論文を書く段階で時間がかかる．またこの段階では，学生はそのテーマあるいは領域に関連した文献を手に入れなければならない．そしてこの文献は，図書館に届くまでに大変時間がかかることが多い．

研究指導者がその大学の学期中に役割が変更されたり，異動したりすることも非常によくある．また昇進して学生のための時間がとれなくなることもある．研究指導者も休暇をとるかもしれないし，重い病気になるかもしれない．このようなケースでは，複数指導体制が役立つ．大学では，必要なら別の研究指導者を加えることができる．また電話やeメールによる指導も可能である．私たちはそのような方法でうまくいってきた．しかし，これらは対面して行う面談の代わりにはなりえない．

大学院生にとっては，全国大学院委員会*(NPC)の実践に関するガイドラインが有用である．それらはウェブサイトで公開されており連絡先も掲載されている*．研究指導者と研究を行う大学院生が行うべきことがこのウェブサイトに示されている．

*National Postgraduate Committee
*http://www.npc.org.uk/publications/guidelines/research.htm

## 要約

研究指導に関しては以下のことが要約される．
- 学生と研究指導者は研究プロジェクトに責任をもつ．しかし研究の責任は主に学生にある
- 研究方法論や研究課題に関してもっている知識によって研究指導者が選択される
- 基本的なルールを決めるために，学生と研究指導者の話し合いが研究のはじめに行われる
- 学生と研究指導者の間で，密で定期的な連絡がもたれ，研究期間中ずっと考えを共有することが欠かせない

この章の論考の多くはHollowayとWalker(2000)の論文を発展させたものである．

〔文献〕

Cryer, P. (1996) *The Research Student's Guide to Success*. Buckingham, Open University Press.
Delamont, S., Atkinson, P. & Parry, O. (1997) *Supervising the PhD: A Guide to Success*. Buckingham, SRHE and Open University Press.
Holloway, I. & Walker, J. (2000) *Getting a PhD in Health and Social Care*. Oxford, Blackwell Science.

Kane, E. (1985) *Doing Your own Research*. London, Marion Boyars.
Leininger, M. (1992) Current issues, problems, and trends to advance qualitative paradigmatic research methods for the future. *Qualitative Health Research*, **2** (4), 392–415.
National Postgraduate Committee (2001) *Guidelines for Codes of Practice for Postgraduate Research*. Updated 21 June (first written in 1992).
Phillips, E.M. & Pugh, D.S. (2000) *How to get a PhD*, 3rd edn. Milton Keynes, Open University.
Sharp, J. & Howard, J.A. (1996) *The Management of a Student Research Project*, 2nd edn. Aldershot, Gower.

第 2 部

# データ収集

第 5 章
面接 ──────── 78

第 6 章
参加観察とデータとしての記録物 ── 95

第 7 章
質的研究としての
フォーカス・グループ ──────── 108

第 8 章
対象選択 ──────── 120

# 第5章
# 面接

## データ源としての面接

*interview
インタビューと記しているものも多い．ここでは，1対1の場合を面接，フォーカス・グループではインタビューとした．またナラティブを用いた研究では参加者の語りを引き出すということからインタビューとした．

　ここ10年間で面接*は，質的研究のデータ収集において最も一般的な形態となってきた．AtkinsonとSilverman(1997)は，私たちがこの研究形態が好まれる「面接社会」に住んでいるといっている．看護研究の初心者たちの多くは，現象や問題の内部からの視点を得たいために面接をデータ収集の主要な方式としている．
　健康専門職者がクライエントや同僚に面接したがる理由は容易に理解できる．専門職としての生活においても，患者から情報を得るために患者と会話をしているからである．彼女らはクライエントの相談に乗って助言をしており，すでにたくさんの面接技術を有している．たとえば，看護アセスメントは巧みな質問によるところが多く，患者あるいはクライエントから情報を引き出すための面接もそのなかに含んでいる．したがって研究としての面接は容易に実行されうると推測されるかもしれないが，面接は複雑な過程であり，見かけほど単純ではない．
　また健康専門職者は，患者やクライエントの状態と経過を議論するとともに，自分と同僚たちの経験とを比較する．これは彼女らが聞き語ることの過程に慣れ親しんでいることを意味する．Burgess(1984)は質的研究のための面接に「目的をもった会話」という用語を用いている(これは今世紀はじめに社会学研究を行ったBeatriceとSidney Webbによって用いられた表現を引用している)．RubinとRubin(1995)は，研究者と情報提供者が「会話のパートナー」になると付け加えている．しかしながら，研究での面接は普通の会話とは異なる．面接過程のルールがより明確に規定されているためである．質問と答えからなる1対1面接は，研究での面接の最も一般的な形態である．ほかのタイプはフォーカス・グループインタビューとナラティブインタビューを含んでいる(第7章と第13章でもっと詳しく論じる)．
　データ収集の1つの形態として面接を考えると，研究者は次のWeiss(1994)の意見に同意するかもしれない．すなわち，面接を用いた研究が社会と人間の理解に大いに寄与してきたという見方である．健康に関する研究において，面

接は同僚の考え方を理解することはもちろん，クライエントを理解するための基礎にもなってきた．面接はたびたび「逸話主義*」として非難されてきた(Silverman, 2001)．しかしながら，もし研究者が高い基準と厳密さをもって研究を行うならば，逸話を超えて参加者の現実を描く．

*anecdotalism

## 面接過程

　日々の会話と違って，研究での面接は，参加者から情報を引き出すために面接者によって行われる．しかしながら Holstein と Gubrium (1997：113) は，面接を「情報提供者から面接者へ知識を伝えるためのパイプライン」以上のものであると述べている．面接の目的は，情報提供者の感情，認識，思考の発見である．Marshall と Rossman (1999) によると，面接は過去，現在，そしてとりわけ参加者の本質的な経験に焦点をあてるべきであるという．面接は公式あるいは非公式でもどちらでもありえ，しばしば情報提供者との非公式な会話やおしゃべりもプロジェクトにとって重要な知見を生み出す．参加者の反応に従って，調査者は前もって準備された質問を行う代わりに面接の進行に沿って質問をつくり上げていく．このことは，ある特定の研究においてすべての面接に共通する特徴的パターンが分析を通じて明らかになることがたびたびあるにもかかわらず，各々の面接は順序や言葉においては異なったものになることを意味する．しかし多くの場合，まったくもって多くの研究方法では，研究者がデータ分析時にこのような特徴的パターンを発見することが必要とされるのである．

　1対1面接はデータ収集の最も一般的なものである．多くの看護研究からその例を引くことができる．たとえば，Melia (1987) は，看護学生が臨床で自分の役割を学ぶことについて面接調査した．彼女は学生1人ひとりと話すことによって知識を獲得した．しかしながらいつも1回の面接で十分というわけではない．質的研究では，わき上がってくる考えを反映した論点を再調査すること，および2回，3回の面接を行うことがありうる．Seidman (1998) は面接の最適回数は3回と述べているが，研究期間が限られている学部学生がこれを満たすには計画をよく練ることが必要となる．したがって，大学院生やさらに経験を積んだ研究者は，1人の参加者に1回以上の面接を行う．一方で研究初心者は面接は1回きりになることが多い．

*pilot study
予備調査ともいう．研究を支障なく行うための諸条件との検討を目的として行う小規模の試験的調査．用語解説参照．

　研究そのものが発展的なものなので，質的研究ではパイロットスタディ*を行うとは限らないが，研究の初心者は友人や知り合いを相手にして面接を試み，このようなタイプのデータ収集に慣れておくのがよい．はじめは自信がもてないが，練習は有用である．私たちの経験では，学生は面接が進むにつれ，より自信をもつようになる．

*unstructured interview

　質的研究のほとんどが，研究者が参加者に方向性を示すことを最小限に抑えた非構造化面接*で始まる．初回面接の結果は面接の次の段階を導く．面接が進行するにつれて，参加者にとって重要なものであり，データ収集を通して現れてくるような特定の論点に焦点があてられるようになる．健康専門職者は1

人ひとりの経験について独自のストーリーを無視することなく、個々の話を比較でき共通のパターンを見いだすことができるように、研究のなかで柔軟性と一貫性のバランスをとっていかなければならない(May, 1991).

## 面接のタイプ

研究者は、面接をどの程度構造化するか決定する必要がある。非構造化から構造化までさまざまな程度に構造化された面接のタイプのなかから、研究者は自分で面接のタイプを決定していくことになる。通常、質的研究者は、非構造化面接か半構造化面接\*を用いる。

\*semi-structured interview
\*unstructured interview
\*non-standardised interview
\*aide mémoire
\*agenda

### 非構造化面接\*,非標準化面接\*

非構造化面接は、研究に関連する広い領域についての一般的な質問で始まる。また非構造化面接でも、「手持ちのメモ\*」、すなわち面接で扱われる課題のリストや備忘録\*を用いることが多い。しかし、面接の冒頭部分を除いては前もって質問を準備しておくことはしない。

> 例
>  その事故のとき、どのような経験をしましたか、話してください。
> 〈手持ちのメモ〉
>  事故と救急病棟での感情
>  さまざまな専門職者との相互作用
>  状態と関連した痛みへの対処
>  病院にいることのプロセス
>  ほかの患者、身内、友人からのソーシャルサポート
>  実際的な支援など

このタイプの非構造化面接は柔軟性があり、研究者が情報提供者の興味や考えを追っていくことができる。Sarantakos(1998)は、非構造化面接は厳密な手順に従うべきではないと述べている。一般的には最初にウォームアップと簡単な質問が行われるが、面接者は自由に順序に構わず情報提供者に質問する。前の質問に対する答えによって質問の順序を変えてもよい。もし面接者が面接の最後までに質問の本質を残しておくようなことがあれば、参加者は疲れてしまい、より深い論点について論じることに気が進まなくなるかもしれない。

また研究者は自分自身の関心事をもつ。研究目的を達成するために、探求したいと思っている論点について心にとどめておく。しかし研究者が面接について指示し操作することは最小限度にとどめる。一般的にこのような面接の結果は、いくつかのパターンを見いだすことができるものの、それぞれの情報提供者によって異なる。情報提供者は答えにかける時間が自由なので、非常に深く、また詳細なデータを得ることができる。非構造化面接は最も豊富なデータを生み出すが、それはまた「無用なデータ\*」(その研究者の研究には取り立てて役に

\*dross data

立たないデータ)の割合も最も高い．面接者が経験のない場合には特にそうである．

### 半構造化面接

*focused interview

*Interview guide

　半構造化面接あるいは焦点化面接*は質的研究で頻繁に用いられる．質問は（量的研究のように質問票になっておらず）たずねられる題目や調査の質問を示した面接ガイド*に含まれている．質問の順序はどの参加者も同じというわけではなく，面接の過程と個々の参加者の答えによって変わってくる．しかし面接ガイドがあれば，研究者はすべての情報提供者から同じタイプのデータを得ることが可能になる．このやり方で面接時間を短縮することができる．無用なデータの割合は非構造化面接よりも低い．研究者は質問を発展させることもでき，どの論点について追っていくのか自分で決定することもできる．

---

例

　最初の診断を受けたときのことについて話してください（参加者の言語能力と理解に応じて，異なって表現されなければならない．たとえば「医師があなたに病気について最初に話したとき，どんなことを考えましたか」など）．

　その段階でどのように感じましたか．

　あなたの受けている治療について話してください．

　医師や看護師はなんといいましたか．

　その後何が起こりましたか．

　あなたのご主人（奥様，お子さん）はどのように反応しましたか．

　仕事上，何が起こりましたか．

　その他

---

　面接ガイドは，そのとおりに行う必要はないものの，長く詳細になることもある．面接ガイドは検証すべき対象領域のある特定の側面に焦点をあてるが，新たな知見が生じることにより数回の面接後に修正することもある．面接者は情報提供者の見方を得ることを目的とするが，研究の目的を達成し，研究課題が探求されるように面接をある程度コントロールする必要があることも忘れてはならない．最終的に研究者は，どのような面接の技術とタイプが研究者自身と面接参加者にとって最も適切であるのかを自分で決定する必要がある．Burgess(1984)は，質問が長くなれば答えも長くなると述べている．私たちの学生やほかの研究者の経験では，思考をうながす言葉を適切に用いた，ほどよい長さの質問がよいと感じている．

*structured interview
*standardised interview

### 構造化面接*または標準化面接*

　標準化面接は質的研究の目的と矛盾しているため，質的研究者はめったに標準化面接を用いない．標準化面接で使用する面接票は，前もって作成しておいたたくさんの質問が書かれている．各情報提供者には同じ質問を同じ順序で質問していく．このタイプの面接は記述式の質問紙に似ている．標準化面接は面

*interviewer effect

接者の時間を節約し，面接者効果*を抑えることができる．回答がすぐにわかるので，データの分析はたやすいように思える．通常，このタイプの面接の分析を行うには統計学の知識が重要であり，有益である．しかし前もって計画するタイプの面接は情報提供者の反応を方向づけてしまうので，質的研究には適切ではない．また，構造化面接は自由回答を含んでいることもあるが，それでもなお，それを質的研究とよぶことはできない．

*sociodemography
社会人口統計学
（social population statistics と同じ）．
人口減少を統計的に分析する．

質的研究者は社会人口学*的なデータを明らかにするためにのみ，構造化した質問を使用する．たとえば年齢，その状態の期間，経験の期間，職業，資格などである．研究委員会や倫理委員会は，研究方法を検討するために前もって作成した質問票の提出を求めることがある．承認を得るためには，看護研究者にとって的を射た半構造化面接ガイドを提出するとよい．

## 質問のタイプ

面接者は質問をするとき，さまざまな技術を使う．Patton(1990)は特別な質問について述べている．たとえば，経験，感情，知識を問うものである．

---

例

〈経験を問う〉

関節炎をもつ患者へのケアリングの経験を話してくださいますか．

あなたのてんかんの経験を話してください．

〈感情を問う〉

あなたがケアをしていた患者が亡くなるという経験をはじめてしたとき，どのように感じましたか．

医師があなたに……にかかっているといったとき何を感じましたか．

〈知識を問う〉

この患者集団はどんなサービスが利用できますか．

この状態にあなたはどのように対処しますか．

---

*grand-tour
*mini-tour

Spradley(1979)は，質問を「大陸旅行*」と「小旅行*」にたとえて区別している．大陸旅行型質問は広い範囲について尋ねるもので，小旅行型質問はそれより限定的なものである．

---

例

〈大陸旅行型質問〉

地域での典型的な1日について述べてください（地域で働く助産師に対して）．

ご自分の状態をどのように理解していますか（患者に対して）．

〈小旅行型質問〉

同僚があなたの決定に疑問をもったとき何が起こったか述べてください（看護師へ）．

ペインクリニックにあなたが期待したことは何でしたか（患者に）．

質問の順番も重要である．

## 実践上の留意点

　質的研究において，質問は可能な限り非指示的なものにするが，それでも質問は研究者の興味である研究領域へと向かうものにする．研究者ははっきりと質問を述べ，参加者の理解のレベルに合わせる．あいまいな質問はあいまいな答えを招く．2つの質問を同時にたずねることは避けなければならない．たとえば次のように問うのは適切ではない．「あなたの同僚は何人で，このことについてその人たちはどのように考えていますか」．

　研究者はデータ収集の段階における実践上の困難に気づかなければならない．病院での面接は特にそうである．病院の日常業務は看護研究者の存在で中断される．そのために調査活動は同僚に疑いのまなざしを向けられるかもしれない．面接のための静かな場所が常にみつけられるとは限らないため，患者のプライバシーは脅威にさらされるかもしれない．病棟は喧騒に満ちており，あわただしい．そして研究者は看護活動，コンサルタントの巡回，清掃，食事といったことによって中断されることなく面接を行える時間帯をいつもみつけられるとは限らない．在宅において面接は，しばしば子どもたちや配偶者そして友人や身内の訪問によって中断される．

### さぐり，うながし，要約

*probing
*prompt

*elaboration
*explore

　面接の間，研究者は「さぐり*」や「うながし*」の質問を行うことがある．これらの質問は，研究者と情報提供者の両方の不安の軽減に役立つ．「さぐり」の質問の目的は，詳細さ*と意味や理由の追求にある．Seidman(1991)は「探求*」という言葉のほうがよいと述べている．「さぐり」という言葉は面接者の権力を強調しており，医科歯科領域の治療器具の名前（プローブ）にもなっているからである．

　探求の質問例としては，「あなたにとって，その経験はどのようなものになりましたか」「そのことについて，どんなふうに感じましたか」「そのことについてもう少し話してくれますか」「それはおもしろいですね．なぜあなたはそのようにしたのですか」などである．質問は，参加者が示したあるポイントや使われた言葉に基づいて行われることもある．研究者は参加者がそれまでに述べたことを要約したり，探求のテクニックを用いることでもっと話すように励ますこともできるだろう．

> **例**
> あなたは最初に病院で受けたケアでとても幸せだったと話してくれました．そのことについてもう少し話していただけませんか．

Merkle Sorrell と Redmond(1995)は要約と沈黙の両方が情報を引き出すために有効なテクニックであると述べている．参加者は話すように頼まれるとしばしば能弁な話し手になり，彼ら自身の1日，出来事，病気に対する感情などの経験を再現する．残念なことに面接のデータは，参加者が能弁なほうがよい場合があり，このために時折研究者は，言語と対話のスキルをもっている人を参加者に選ぶかもしれない．このことにより面接にバイアス*が生じるかもしれない．

*bias
用語解説参照．

> **例**
>
> 何年も前に，私たちの学生の1人（優れた言語的スキルと相互作用のスキルを有する，経験を積んだ助産師）が，学位取得の研究のために産科病棟の絶食方針について，クライアントに面接をしようとしました．彼女は，人によってはとてもそっけなく答えるため，質問を続けることができませんでした．概して，面接の状況と研究者を恐れているということに気づきました．クライエントの関心は赤ちゃんの誕生にのみ集中していて，やり方はクライエントにとっては関心事ではありませんでした．それに関心をもっていたのは助産師だけでした．研究者は，その課題領域を途中で止めなければなりませんでした．というのは，研究者は長期の研究のための十分な資料をもっておらず，はっきりものを言わない，自信のないクライエントに対するバイアスが生じていると感じたからです．

研究者の社会的スキルは必ずしもとはいわないまでも，しばしば面接の結果に違いを生じる．

非言語的なうながしもまた有用である．研究者の姿勢，アイコンタクト，あるいは身を乗り出して聞こうとすることは振り返りをうながす．実際，看護職者が患者とのカウンセリングを通してすでに身につけた聞き方の技術によってさらなる考えが引き出されるだろう．患者は面接者に慣れるまでは，しばしば短くてそっけない答えをする．なぜなら患者は，自分の感情や自分たちについて批判をされるかもしれないという恐れを示したがらないからである．

## 面接の所要時間とタイミング

面接の所要時間は参加者，面接の課題，そして方法論的アプローチによって異なる．もちろん，参加者が自分の時間を計画的に使えるように，研究者は適切な所要時間——多分1時間半くらい——を提案する必要があるが，話に夢中になって予定の時間を越えてしまうことは多く，人によっては3時間から4時間に及ぶこともある．一方，特に高齢者や虚弱な情報提供者の場合は短時間，20分から30分程度の話を聞いた後，休息を入れる必要があるだろう．また小児の場合は，長時間集中することは困難である．情報提供者の希望に沿いながら研究課題に必要とされる時間をとるために，看護職者は自分で判断する必要がある．私たちの同僚の1人は，経験を積んだ研究者あるいは望んで参加者に

なった人でさえ，集中力がなくなってくるので，面接時間は長くても3時間が限度であろうと述べている．

現象学的面接\*は1つの現象あるいは限られた数の非常に特定の現象に焦点をあてる．面接が内省的な特性をもつため，参加者は自分の感情を表出するにつれて疲れてくるため，長い時間面接を続けることはできないかもしれない．また質問が特定の現象に集中するとき，主題と無関係のことは研究にとって重要でなくなる．これは，たとえば記述民族学の面接\*とは対照的である．

面接の大まかな所要時間を伝えることは，時間に迫られている研究者が面接を早く切り上げるのに役立つが，面接のために多くの時間をとっておくほうが賢明である．切羽詰まった専門職者にとって，このタイプのデータ収集は非常に時間がかかるが，情報提供者にとっては有用であり，治療的であるかもしれない．前述したように研究者はもちろん再面接を何回も行うことができる．

\*phenomenological interview

\*ethnographic interview

## 面接データを記録する

データを適切に記録し管理しておくために，その技術と実践上のポイントを考えておく必要がある．
面接データは3つの方法で記録される．
(1) 面接をテープに録音する
(2) 面接中にノートに記録する
(3) 面接後にノートに記録する

### テープに録音する

データを分析する前に，研究者は面接で参加者が語った言葉を可能な限り正確に保存する必要がある．面接データを記録する最もよい方法がテープ録音である．前述したように，研究者は参加者の言葉をテープにとる前に許可を得る必要がある．テープは質問を含めて面接での言葉を正確に録音するので，研究者は重要な答えや言葉を忘れることなく，アイコンタクトをとったり，参加者が言うことに注意を払ったりできる．時折，情報提供者が面接を録音されることについて考えを変えることがあるが，研究者は情報提供者の希望を最優先すべきである．自律性尊重の原則は選択と自由な決定を認めているが，特に同意の観点からは最優先に同原則が考慮されるべきである．これは研究への参加を拒否する権利を認めるものである．この権利は研究過程のどの段階でも行使することができる．

はじめのうち，情報提供者は，テープレコーダーの存在に躊躇するかもしれないが，そのうちに慣れてくるであろう．大きいものより小さなテープレコーダーのほうが気にならないが，大きなテープレコーダーでも遠くにおいておけば必ずしも参加者のみえるところにおいておく必要はないし，じゃまにならない．最初に事実に基づいた質問をすることにより，情報提供者はリラックスでき，より安心感を抱くことができる．特に面接を受ける人が自分は繊細だと感じているなら，か細く小さな声で話すだろう．したがってテープレコーダーを

ある程度近くに置く必要はあるが，躊躇している人を脅かすような目立つ場所には置かないようにしたほうがよい．ピンマイク*を使うと，より質のよい音をとることができる．騒音や妨害のない部屋は，録音の質を高めるだけでなく，参加者がじゃまされず自由に話せると感じるので，面接そのものの質も高まる．

*lapel microphone
襟元につける小型マイク．

私たちはテープレコーダーのトラブルを経験したことがある．機械類は故障することがあるので，面接の始まる前に録音できるかどうか確認し，終わった後も録音できているか確認したほうがいい．研究者は予備の電池とテープを準備するのを忘れないようにする必要がある．ソニーのMD*の録音機器のようなものも役に立つが，高価である．どのディスクも裏返さずに74分間*録音できる．オートリバースのテープレコーダーも便利である．標準のカセットを裏返す必要がない（標準的でない，たとえば120分タイプの長時間テープは質がよいとは限らないので注意）．このような機器は学生には高価すぎ，利用する機会がまったくないとはいえ，会議用機能を付帯したテープレコーダーを利用するのが好ましい．大学はしばしばデータ収集の期間，スタッフや学生にテープレコーダーを貸し出すことがある．

*portable mini compact disc player
*録音方法によりそれ以上長く録音することも可能．

テープは日付をつけラベルを貼る．テープあるいはそれを転記したものには仮名*のみを記し，参加者の実名はテープとは別の場所に保存しておく．データの転記については，第15章で詳細を述べる．

*pseudonym

### ノートに記録する

ノートに記録することは重要なことであるが，面接の間，参加者の話を中断させるかもしれない．面接の前に文脈ノート*をつくり，ほかは出来事や考えが研究者の頭のなかにまだ明瞭に残っている面接直後に記録する．ノートに記録することは第15章で詳細に論じる．

*contextual note

## 面接者と参加者の関係

研究者と参加者の関係は相互の尊敬と人間として平等の地位を基盤としている．しかしながら，面接者と面接を受ける人は完全に同等の関係で共同作業をするという誤った考えがある．看護研究者は，面接において専門知識とスキルによって優位な立場にあるにもかかわらず，参加者との平等な関係を構築する努力を払うのである．研究者は患者と同僚に対して，彼らの見解に耳を傾けたり，彼らが関心事を口に出せるようにすることを通して，彼らに力を与えることができる．また面接者は参加者が，答えを展開し表現する方法を尊重する（Marshall & Rossman, 1999）．何といっても，彼らは受身の回答者ではなく，重要な社会的出会いのなかでの積極的な参加者である．信頼は患者の見解へのかかわりや興味を通して打ち立てられる．しかしながら，面接者は真っ白なスクリーン（白紙状態）ではなく，面接のなかでの積極的な参加者でもあり，したがって意味の共同構築へ参加するということも忘れてはならない．

実際，Wengraf（2001）は，面接では相互主観性が重要な問題と研究者に気づ

かせている．面接者と参加者は住む世界を共有しており，そしてしばしば同じ文化を共有している．彼らは同じではないけれども似た理解をしており，この共有している意味の上に面接の質問と答えを基礎づけているのである．しかし双方の主観的な考えも考慮に入れなければならない．

## 同僚への面接

多くの健康専門職者が同僚の展望や考えに興味をもっている．同僚たちへの面接には利点と欠点がある．専門用語や規範*をすでに共有していることは，利点であるが問題も起きやすい．参加者の文化にかかわっている研究者は文化的な概念をより理解しやすい．誤った解釈がなされる余地はないが，価値や信念を共有しているという前提から誤解が生じうる．研究者は表現される考えや同職者への面接から発生する構成概念*にいつも疑問をもつわけではない．このようなことは研究者が「文化的異邦人*」，あるいは「初心の」面接者*として振る舞い，彼らの考えの意味を参加者にたずね，その考えの説明を求めることで克服することができる．

同僚に対する面接の状況では，研究者と情報提供者は対等の位置にあることが多く(Platt, 1981)，研究者はかけ離れた遠い存在でもなければまったく知らない存在でもない．関係が緊密であると，参加者は「開放的」になり研究者を信頼するという利点がある．しかし同僚に過度に巻き込まれ同一化するという危険もある．ある場合は，情報提供者と共有している準拠枠*の範囲外で答えてもらうことによって，研究者が同僚に過度に巻き込まれることを克服できることもあるだろう(Hudson, 1986)．

*norm
社会や集団において成員の社会的行為に一定の拘束を加えて規制する規則一般をさす．
*construct
*cultural stranger
*naïve interviewer

*frame of reference
人が与えられた刺激に対して行う判断は，一種の心理的座標系を基準に行われる．準拠枠はこの心理的座標系と同じ概念．

> **例**
> 著者(S.Wheeler)は，児童虐待に関する訪問看護師とソーシャルワーカーの意識調査を行った．調査者は自分と同じ専門職である訪問看護師に対し，「準拠枠」を共有しているということから，過度に同一化することを避けたかった．情報に先入観をもつことになるかもしれないと考え，彼女は研究の参考意見を仰ぐためOxford大学Wolfson校のDingwall博士を訪ねた．博士は児童虐待の分野で学術的な仕事をしてきた．彼は，最初にソーシャルワーカーに面接をし，その面接記録の情報を使って訪問看護師の面接をするように勧めた．そこで彼女は，訪問看護師にソーシャルワーカーの認識を示し，それについてのコメントを得ることにした．これは彼女自身のもつ背景が妨げにならないようにするための焦点の変更であった．
> 
> (Wheeler, 1989)

とはいえ，学生はときどき，現実的な理由や便宜的な理由で友人や知人に面接することがある．これは情報提供者と知り合いになって関係をつくるという困難さを克服するためには有益であるが，研究課題が微妙な事柄に関するものであれば，友人や知人といった人たちから対象を選ぶことで不安や気後れを招

くかもしれない．情報提供者と面接者はお互いにある前提を有するが，これは情報に先入観をもってしまうことになるかもしれない．そのため，私たちは情報提供者を選択する際にかなり気をつける必要があると学生に教えている．

## 電子媒体を通したインタビュー

近年，電話調査と同様にeメールなどオンラインでの研究が一般的になってきた．コンピュータが仲介する研究は，その研究にコンピュータを直接使用する必要があることを意味する．これまでは電話面接はきわめて一般的であったが，このような質問形式を用いた看護研究はあまりなかった．

### オンライン研究とeメール面接

*chat room
コンピュータネットワークを通じてリアルタイムに，文字によるメッセージの交換で会話を行う．1対1のものと同時に多人数で行うものがある．

*news group
インターネット上の電子掲示板システムである Netnews で話題ごとにまとめられた記事グループ．階層構造で管理されており，分野が似たグループをまとめたカテゴリーもニュースグループとよぶ．

*synchronous interview

*IRC
インターネットやイントラネットなどのTCP/IP ネットワーク上でリアルタイムに文字でメッセージを交換する「おしゃべり」システム．利用者は専用のクライアントで IRC サーバーに接続し，そのサーバーに接続している複数の相手と会話をすることができる．

*bulletin boards
参加者すべてが読み書きできる電子的な掲示板サービスのことをさし，インターネット上にWebサイトのかたちで提供されている．

研究へのコンピュータの使用は増加している．研究者と参加者がお互いに面と向かい合うのではなくオンラインやeメール通信を通して質的面接を行う可能性について知っておくことは重要なことである．伝統的な1対1での面接やフォーカス・グループインタビューのときには，研究者は特定の興味のあるグループ，あるいは類似した経験や状態をもった個人を探す．たとえば，痛みをもった人々のグループ，大学院生の指導者，あるいはてんかんをもった人々などである．チャットルーム*とニュースグループ*も，観察し，内容分析をすることができる．たとえば Denzin(1999)は「自己について性別を反映した語り」を調査するために，アルコール中毒症から回復した人々のニュースグループへアクセスした．

オンライン面接には2つのタイプがある．同時性あるいは非同時性である(Mann & Stewart, 2000)．同時性面接*はリアルタイムで行われ，同時に1人の参加者あるいは1つのグループで実施する．このタイプの面接は，研究者と参加者がインターネット・リレー・チャット(Internet Relay Chat：IRC)*のようなソフトウェアを入れたコンピュータを使って，同時にメッセージを読み書きして進める．Morton Robinson(2001)は，対話や多様な会話と同じくらいチャットルームがデータ源となりうると述べている．しばしば，1つ以上の会話が同時に進むので，チャットルームは混乱しているかもしれない．電子掲示板*もまたメッセージとして有用である．返事がそこに届けられ，しばらくそのままになっている．

研究者は質問でき，すぐに回答を受け取るだろう．国によって時間帯が異なるので，同時面接を組織するのは難しい．また，コンピュータを所有しており，恐れることなく自信をもって科学技術を使いこなしている人々に対象が限られてしまう．倫理的に，チャットルームと電子掲示板へのアクセスは，メッセージが完全に公開されているものでない限り問題である．メッセージを書く人々に対して研究者が自分自身の研究が何であるか表明することは，すべてのケースにおいてより倫理的である．また多くの場合データは匿名で提供されるので，

*trustworthiness
第 16 章参照.

*purposive sample

研究者はデータの真実性*について慎重でなければならない.

　同時でない,あるいはリアルタイムではない面接はeメール会話である.eメール通信者によるデータは,類似した経験をもった意図的対象選択*をされた人々に,eメールで連絡をとり,研究者とこれらの経験を共有することを依頼することで生み出される.これらの面接は通信者が最も都合のよい時間に書くことができる.これはまさに彼らが「事象が進行中」のなかにいるときに,望みどおり連絡をとり合うことができることを意味する(Kralik et al., 2000：18).この技術は面と向かった面接よりも介入的なものではないが,それでも研究者は同じくらい豊富なデータを得ることができる.通信者は決して研究者と会わないので,彼らは自分の状態や経験についてより開放的で正直でありうる.そして面接者と参加者が面と向かい合うことがないので,このタイプの面接では,社会的地位の問題や階級的な身分はあまり影響しない.しかし研究が,ときに短くて3カ月,長いと1年にもなるような長期間に及ぶ対話が続く場合には,この手順が十分に役立つであろう.

> **例**
> 　Kralik は,中年の女性における慢性疾患の影響を明らかにすることを目的とした学位取得のための研究を行った.彼女の対象は 1 年以上の期間彼女と通信した 80 人の女性だった.データは e メール通信を通して生み出された.13 人の女性がさらに通信を続け,翌年の研究に参加した.
> 　　　　　　　　　　　　　　　　　　　　　　　　　(Kralik et al., 2000)

　研究者にとっての利点は,面接後いつでもタイプされた文を即座に利用できることである.研究者は時間のあるとき,そして通信者の叙述を熟考したときに,質問に答え,あるいはさらなる答えを探すことができる.参加者は自分の好きな環境から,多くの場合自宅からであるが,通信に入ることができる.参加者がそのときどこにいるかは「よい」面接のための本質的な要素とはならない.Mann と Stewart(2000)は,Picardie(1998)がeメールを使用し,それが感情の表現と,書くことについて熟考するために有用であると感じたと述べたことを例としてあげている.研究者と参加者は,時間の枠を越えてお互いによく知り合うことができる.これらのタイプの面接は移動,時間,費用を節約する.またeメール面接はメッセージを即座に印刷することができるので,長々しい逐語録への書き写しを避けることができる.地理的意味において,eメール面接は広い地域の参加者を対象とすることができる.

> **例**
> 　Seymour(2001)は,障害をもった人々がどのようにコンピュータ技術を使うのかについて調査する際に,コンピュータを使った研究方法を検討した.論文のなかで,彼女はこのタイプの面接の利点のいくつかを述べ,伝統的な方法の限界を明らかにした.参加者への近づきやすさは主要な利点の1つであった.

Seymour(2001)は，オンライン研究の重要な特徴としていくつかの要素をあげている．彼女は「面接における時間と空間の束縛からの解放」が面接をより深いものにすると主張している．なぜならサイトはより長い期間開かれており，返事を即座にする必要はないからである．研究者はプロセスの進行中に参加者に連絡がとれ，不明瞭な論点を明確にできる．同時に参加者も研究過程の間中，質問することができる．Seymour は進行中の相互の対話は，参加者の位置をより平等にすると述べている．また実際的な意味もある．つまり面接は転写を必要とせず，あまり費用を伴わず即座に利用可能である．そして研究者と参加者には，時間をかけてよく考えたうえで回答できることである．

　　問題点としては，研究者が参加者についての予備知識をもてないことがある．参加者が目に見えず，特定のグループ会員資格，個性あるいは外見をもった参加グループのメンバーであると見きわめることができないので，即座に彼らを分類できない．

　　もちろんこれらの面接では，面と向かい合った面接あるいは電話面接のように自然なものではなく，質問を熟考する時間がある．とはいってもこの研究のかたちを使用する研究者は，自動的にコンピュータを利用しない人々を研究から締め出しているということを忘れてはならない．締め出された人々は，研究者がことさら関心をもっている社会経済的集団あるいは民族集団の一員であるかもしれない(Graham & Marvin, 1996)．

　　この本を著している時点では，e メール面接はインターネット上での最も一般的な研究のかたちといえるかもしれない．

## 電話面接

　　電話面接はもう1つの効果的な面接の方法である．電話面接は即座に行え，研究者と参加者がお互いに自然に応答しあうことができる．

> **例**
> 　　Eloise Carr は調査と質的研究を含む多方法研究\*において，病院での痛みの経験について自発的に話してくれる29人の患者と面接した．彼女は最初の調査から4人目ごとの回答者に電話面接への参加を依頼した．
> 　　　　　　　　　　　　　　　　　　　　　　　　　　　　(Carr, 1999)
>
> 　　Farnaz Heidari は研究の一部として障害をもった子どもたちのケアと治療にかかわっている健康専門職者に電話で面接をした．研究の目的は，医師，看護師，そして理学療法士といった健康専門職者の補完療法\*の使用と効果についての見解を明らかにすることであった．
> 　　　　　　　　　　　　　　　　　　　　　　　　　　　　(Heidari et al., 2001)

\*multi-method study

\*complementary therapy

　　前述の例での電話面接は，面接のための時間をあまりとれない健康専門職者にとってより便利であるばかりでなく，親と子どもを面接するために長距離を

移動していた研究者にとって，移動時間の節約にもなった．

電話面接の利点は明白である．それらは回答の即時性，参加者の匿名性，時間の効果的利用である．研究者は参加者の自宅あるいは仕事場への移動を必要としない．欠点は面接者が参加者をより深く知ることができないので，より深い相互作用ができないということがある．電話で話すことはより構造化されていなければならず，このことは豊富で深いデータを引き出すよう計画された質的研究の主義に反する．しかしながら，ほかの面接が不可能なときにはデータを得るための有用な方法である．

### 倫理的問題

伝統的な様式の研究で考慮されてきた倫理規定と倫理原則は，eメールなどの電子的研究についても考慮されなければならない．たとえば，インフォームド・コンセント，守秘，危害を与えられない権利，個人を特定されない権利，そしていつでも研究を拒否することができる権利である．しかしながら倫理的観点は，通信には部外者はテープレコーダーに残される面接よりもよりたやすく通信アクセスできるので，データ保護法\*があるにもかかわらず，とりわけ問題になる．したがって，研究者が参加者に対して潜在的な安全性の問題について知らせる必要がある．そして郵送によって書面での許可を得ることが賢明である．eメールなどのオンライン研究の使用や電話面接は，面と向かい合った会話のように面接者の言葉は修正したり身振りと顔の表情を伴ったりできないので，より注意深く考え表現される必要がある．グループサイトにアクセスする人々には，研究目的のために「傾聴」あるいは観察する許しを常に請えるとは限らないが，私たちは看護研究者が研究について参加者に知らせ，許可を得るよう提案したい．要するに研究者は，倫理的な観点についてもっと注意深く考え，電子的な形式での研究に倫理原則と手続きを守らなければならない．

\*The data protection law
英国では1984年に制定され1998年に改正された．公的機関，民間機関の双方を規制する包括法で本法により監督機関が設置され個人情報を利用する公的機関，民間機関は監督機関への届け出が必要とされている．日本においても個人情報保護法が2005年より施行された．

## 面接の強みと弱み

データ収集としての面接の使用はかなり増え続けている．AtkinsonとSilverman(1997)は「面接の修辞法\*」について，研究者が内的な感情と思考，および私的な自己を明らかにできる機会を最大限付与されているという思い込みがあると語っている．この2人の著者は面接の乱用に疑問をもっており，情報提供者の言葉を表面的な価値で受け取り内省せず，あるいは分析的な姿勢をとらない研究者が，面接を甘く，無批判にとらえていることが多いと主張している．Silverman(1998)はまた，言葉と振る舞いの間に存在するギャップ――「彼らが言っていることと行っていること」に関する古くからの葛藤も提示している．したがって研究者は状況と行動を観察することが必要で，それで社会的行為と相互作用についてのデータを収集することができる．観察は面接にとって補足的なだけでなく，トライアンギュレーション\*に含まれる形態でもある．

\*the rhetoric of interviewing

\*triangulation
用語解説参照．

Kvale(1996：292)は面接について多くの批判的コメントを示しているので，以下に要約しておく．彼は多くの面接研究について次のように述べている．
- 個人を中心においており，社会的相互作用を考慮に入れていない
- 社会的，物質的な状況を無視している
- 感情を考慮に入れていない
- 現実世界でなく虚構のなかの話である
- 振る舞いではなく，思考と経験を考慮しており，言語的な相互作用に焦点をあてている
- 理論的でなく，取るに足りないことであり，言葉による言い回しへの言語学的なアプローチを無視している

面接を行う研究者は，面接のなかにある落とし穴を避けるためにこれらの問題に気づかなければならないだろう．

## 利点と限界

　質的面接の主な特徴の1つは，その柔軟性である．研究者はより多くの情報を思いつかせるための自由度をもっている．そして参加者は自分自身の考えを探索することができ，同様に参加者自身の考えが優先であるので，参加者が面接全体を統制できる．このことは参加者が質問に自発的に正直に答え，あるいは自分の考えをゆっくりと明瞭に表現し質問についてよく考えるという機会も含んでいる．研究者は直ちに言葉や言い回しの意味を理解したり明確にしたりできる．しかし，信頼を築くのに時間をとる場合がある．
　一方で，面接データの収集と特に分析は，時間がかかり，労働集約的な仕事である．初期のデータ収集の期間に深く熱中する学生は，転記と分析に入ったときに，自分がその仕事のためにどのくらい多くの時間が必要なのかはじめて気づかされる．

## 面接者効果と反応

　参加者は研究者の態度に応じて，意識的あるいは無意識のうちに，気に入ってもらえるように，あるいは積極的にみえるように自分の答えを修正することがある．このため研究者は，面接者効果を意識してそれを最小限にするために，プロセスをよく注意してみる必要がある(Hammersley & Atkinson, 1995)．このことは，信頼を築けるよう参加者と時間をともにすることを意味する．面接者は聞いた言葉に対しても反応する．研究の枠組みのなかで，研究者は参加者とは異なる優先権をもっている．このことを，内部者の見方と研究者の見方の両方が研究報告書のなかで明白にされうるように認識されなくてはならない．何といっても健康専門職者はケアにおける熟練者であり，多くの健康と疾病の問題について知っており，研究中の現象についてそれなりの認識をもっている．Creswell(1998)は，研究者が参加者の言葉を誤解する可能性があると警告している．面接者効果はオンライン面接においてはあまり顕著ではない．

## 要約

詳細にわたる面接調査はデータ収集の最も一般的な方式である.
- 面接は，対面して行う方法や，オンライン，電話で行う方法がある
- 質的研究面接は比較的非指示的であり，主として，研究者が探求しようと試みる参加者の考え，思考そして感情が重要な部分を占めている
- 面接の備忘録，研究目的，そして研究関係が面接過程に影響を及ぼす
- 面接の利点は内側からの見方が直接得られることである．一方，欠点としては，言葉と行為間の関係に疑問があり，そして時間が経つと参加者の考えが変化することである

〔文献〕

Atkinson, P. & Silverman, D. (1997) Kundera's immortality: The interview society and the invention of the self. *Qualitative Inquiry*, **3** (3) 304–25.

Burgess, R.G. (1984) *In the Field: An Introduction to Field Research*. London, Unwin Hyman.

Carr, E.C.J. (1999) Talking on the telephone with people who have experienced pain in hospital: clinical audit or research? *Journal of Advanced Nursing*, **29** (1) 194–200.

Creswell, J.W. (1998) *Qualitative Inquiry and Research Design: Choosing Among Five Traditions*. London, Sage.

Denzin, N.K. (1999) Cybertalk and the method of instances. In *Doing Internet Research* (ed. S. Jones). Thousand Oaks, Sage.

Graham, S. and Marvin, S. (1996) *Telecommunications and the City: Electronic Spaces, Urban Places*. London, Routledge.

Hammersley, M. & Atkinson, P.A. (1995) *Ethnography: Principles in Practice*, 2nd edn. London, Tavistock.

Heidari, F., Dumbrell, A., Galvin, K. & Holloway, I. (2001) Brain injury: The use of complementary therapies. *Complementary Therapies in Nursing and Midwifery*, 7, 66–71.

Holstein, J.A. & Gubrium, J.F. (1997) Active interviewing. In *Qualitative Research: Theory, Method and Practice* (ed. D. Silverman), pp. 113–19. London, Sage.

Hudson, B. (1986) Lessons from the Jasmine Beckford Inquiry. *Midwife, Health Visitor and Community Nurse*, **22**, 162–3.

Kralik, D., Koch, T. & Brady, B.M. (2000) Pen pals: correspondence as a method of data generation in qualitative research. *Journal of Advanced Nursing*, **31** (4) 909–17.

Kvale, S. (1996) *InterViews: An Introduction to Qualitative Research*. Thousand Oaks, Sage.

Mann, C. & Stewart, F. (2000) *Internet Communication and Qualitative Research: A Handbook for Researching Online*. London, Sage.

Marshall, C. & Rossman, G.R. (1999) *Designing Qualitative Research*, 3rd edn. Thousand Oaks, Sage.

May, K.A. (1991) Interview techniques in qualitative research. In *Qualitative Nursing Research: A Contemporary Dialogue* (ed. J.M. Morse), pp. 188–209. Newbury Park, Sage.

Melia, K. (1987) *Learning and Working*. London, Tavistock.

Merkle Sorrell, J. & Redmond, G.M. (1995) Interviews in qualitative nursing research: Differing approaches for ethnographic and phenomenological studies. *Journal of Advanced Nursing*, **21**, 1117–22.

Morton Robinson, K. (2001) Unsolicited narratives from the internet: a rich source of data. *Qualitative Health Research*, **11** (5) 706–14.

Patton, M. (1990) *Qualitative Evaluation and Research Methods*, 2nd edn. Newbury Park, Sage.

1) Picardie, R. (1998) *Before I Say Goodbye*. Harmondsworth, Penguin.

Platt, J. (1981) On interviewing one's peers. *British Journal of Sociology*, **32** (1) 75–91.

Rubin, H.J. & Rubin, I.S. (1995) *Qualitative Interviewing: The Art of Hearing Data*. Thousand Oaks, Sage.

Sarantakos, S. (1998) *Social Research*, 2nd edn. Basingstoke, Sage.

Seidman, I.E. (1998) *Interviewing as Qualitative Research*, 2nd edn. New York, Teachers College of Columbia University.

Seymour, W.S. (2001) In the flesh or online? Exploring qualitative research methodologies. *Qualitative Research*, **1** (2) 147–68.

Silverman, D. (1998) The quality of qualitative health research: The open-ended interview and its alternatives. *Social Sciences in Health*, **4** (2) 104–18.

Silverman, D. (2001) *Interpreting Qualitative Data: Methods for Analysing Talk, Text and Interaction*, 2nd edn. London, Sage.

Spradley, J.P. (1979) *The Ethnographic Interview*. Fort Worth, Harcourt Brace Johanovich College Publishers.

Weiss, R.S. (1994) *Learning from Strangers: The Art and Method of Qualitative Interview Studies*. New York, The Free Press.

Wengraf, T. (2001) *Qualitative Research Interviewing: Biographic Narrative and Semi-Structured Methods*. London, Sage.

Wheeler, S.J. (1989) *Health Visitors' and Social Workers' Perceptions of Child Abuse*. Bournemouth, Bournemouth University. Unpublished BSc dissertation.

文献中，番号を付したものには下記の邦訳がある．
1) 小林由香利(訳)：さよならはまだ言わない，日本放送出版協会，1999

# 第6章
# 参加観察とデータとしての記録物

## 観察

　観察はデータ収集の手順の1つであり，特に記述民族学の本質的要素である．質的研究に従事する者にとって，面接はより人気のある方略であるが，参加観察は質的研究の最も典型的な特色をもっている．さらにStrauss*とCorbin (1998)は，参加観察を質的研究の「一段と優れたもの」とみなしている．それは社会的文脈に通じるだけでなく，人々が行動し相互作用する方法にも通じる．どんな場合でも，看護職者にとって患者を観察することは重要なことである．おそらく病棟や受付，救急部，クリニックなどといった病院内の場所や，地域と直接関係のある場所において行う機会が多い．

　Savage (2000)は，参加観察と臨床実践との類似点について以下のようにみなしている．

(1) 物理的にかかわることへの信頼：研究者は，その場に身をおいている．これは，健康専門職者がその場所に精通している必要があり，参加者の行動と活動について学ばなければならないということを意味する

(2) 経験的な知識であることの主張：研究を行うのか，専門職の活動をするのかで状況の解釈は異なるにしても，臨床実践において，研究者もしくは専門職のどちらで活動しようとも，健康専門職者は同じ方法でその状況を経験する

(3) 理論的仮定の共有：同じ基本的な理論的仮定は，研究においても臨床実践においても両方で共有することができる

(4) 相互関係の観点：どちらの役割においても，健康専門職者は患者に共感するように試み，自分の身を彼らの立場におこうとする．これはおそらく研究者たちにとって，臨床現場でルーチン業務を忙しく行っている専門職よりも簡単なことである．健康に関連した場で観察する者とされる者との関係性は強く，すべてではないが多くの意味を共有することができる

　研究者が観察しようと決意すると，研究者は人工的な状況をつくらないで，その自然な状況における人々をみる．質的研究者は一般的に，「参加観察」とい

*Strauss A.L.
ストラウス A.L.
(1916〜1996)
医療社会学者であり，Glaserとともにグラウンデッド・セオリーを開発し多くの領域に質的研究を広めた．

う用語を使用する．この言葉はそもそも Lindeman らによってつくり出されたものであり(Bogdewic, 1999)，文化を内側から探求するという意味で用いられる．Jorgenson(1989：15)が述べているが，「参加観察は内部の人の意味の世界を直接経験し，観察して接近していくものである」．観察された人々の社会的現実を検証するのである．研究者は自分が入り込んだ状況と一体化するだろうし，ある程度は観察する集団のメンバーとなるであろう．

参加観察の本質について議論されてきたが，私たちは詳細に追及するつもりはない(詳細については[Savage, 2000]を参照)．参加観察を研究アプローチや方法論としてみなす人もいれば，単に質的なデータ収集のための手順や方略としてみなす人もいる．ここでは参加観察を，記述民族学やグラウンデッド・セオリー，もしくはアクション・リサーチといった質的研究の特別なアプローチ方法の1つとして扱う．

## 参加観察の起源

*Malinowski B.K.
マリノフスキー B.K.
(1884～1942)
ポーランド．機能主義的な人類学を提唱．メラネシアのトロブリアンド諸島におけるフィールドワークが有名．著書『西太平洋の遠洋航海者』．

*Mead M.
ミード M.
(1901～1978)
アメリカ．育児様式や子どもが文化を学習していく社会過程に注目し文化の解明を行った．著書『サモアの思春期』．

*subculture
ある集団に特有の価値基準によって形成された文化で，その社会の支配的文化のなかに飛び地のように存在するもの．青年文化，特定の階層，さまざまなエスニックグループのもつ固有の文化に対しても使用される．

参加観察は人類学と社会学に端を発している．しかし，古代の旅行者は，自分が訪れた場所の文化について観察したことを記録している．その文化のなかに入り込んで書かれたものもある．おそらくそれは，あらゆるデータ収集方法の最も古いものになるであろう．フィールドワークを研究方法として取り入れた当初から，社会学者や人類学者は研究している文化の一部となり，社会的文脈，すなわち「フィールド」における人々の行動や相互作用を調査した．人類学の有名な研究には，異文化に関する Malinowski*(1922)や Mead*(1935)の研究がある．社会学では，Strauss らの精神科病院における参加観察(Strauss et al., 1964)と，1960年代の Spradley による浮浪者に関する研究(1970)が，初期の代表的な研究である．Atkinson(1995)は，医師たちの間の相互作用のプロセスを観察し，彼らが職業上の役割を遂行している間，彼らの仕事の方法や話し合い方について調査した．看護において，Lawler(1991)の研究は，患者の身体管理に関する看護の役割とそのさまざまな機能および患者の回復過程についての研究における観察の手順と面接について記述している．彼女はまた，病棟内の会話の形式を観察した．

ある場にひたることに長い期間をかけ，その文化のなかに何年も暮らすこともある．参加観察はある期間続けられ，1年，あるいは数年にわたることもある(Atkinson, 1995；Roth, 1963)．一方，それほど長い時間をかけない観察もある．もちろん健康専門職者はすでに自分たちが調査している文化の一員であり，その文化をよく知っている．したがって，その場への導入に長い時間をかける必要はない．しかし，精通しているがためにその現場での重要な出来事や行動を見失うかもしれない．このことはまた，重要な局面を見失ったり，状況を誤って解釈したりしないように，事前に仮定をもつべきでないことを意味している．

より長く観察することは，その集団や下位文化*についてより深い知識を生

*bias
用語解説参照.

み出す.その結果,研究者は,見知らぬ人が偶然訪問してきたときに生じる動揺や起こりうるバイアス*を避けることができる.観察は面接に比べて妨げになることが少なく,出しゃばるものでもない.しかし,参加観察は単に状況を観察するだけでなく,研究される側の人の話を聞くことも含んでいる.

# 観察の焦点と場所

## 観察の焦点

Spradley(1980)は,社会的な場の範囲として,表6-1に示したような特徴に焦点をあてている.これは観察の焦点についてのいくつかの考えを一覧にしたものであるが,この焦点もまた個々の研究の問いによるものである.看護職者は特に,患者と専門職者の両者それぞれの活動と行動と同じように相互作用に関心を寄せる.

## 観察の場

適切な場は研究の焦点になりうる.参加観察は,開放的な場で行うものから閉鎖的な場で行うものまでさまざまある.開放的な場とは,公のものであり,非常にみえやすい.たとえば,街角や廊下,受付などである.閉鎖的な場は研究承諾を得るのがより難しく,注意深く取り決めなければならない.たとえば個人事務所や会合,病棟は閉鎖的な場である.どのようにその場の人々が日常

表6-1 社会的な場の範囲(Spradley[1980:78]より)

| 空間: | 場所 |
|---|---|
| 行為者*: | その場の構成員もしくは参加者 |
| 活動*: | 人々の行為と行動 |
| 物: | その場に位置するもの |
| 行為*: | 人々の独自の行動 |
| 出来事*: | 起こっていること |
| 時間: | 活動の時間的構成と順序 |
| 目的: | 人々の行いのねらい |
| 感情: | 人々がもっている情動 |

*actor
*activity
*act
*event

業務や毎日の職務を行っているのか，どのように活動しお互いに相互作用しているのか，自分たちが配置されている場や環境とどのように関係しているのかを調査することは有用である．隠された習慣的行為や，ある集団に特別なアイデンティティをもたらす活動も発見することができる（Bogdewic, 1999）．たとえば，言葉づかいや笑いといったものである．

　場や話題によるが，研究者は事故のインシデントや劇的な出来事を観察するだろうし，使われている言葉を吟味するだろう．しかし，彼らは集団の構成員の出入りやボディランゲージ，表情，言葉づかいでさえも詳細に観察できる（Abrams, 2000）．

　観察することでその場の全体的な見方をすることができる．看護研究者は内部の者\*として観察することができるし，質問することができる．これは外部の傍観者\*にはできないことである．もし彼らが深く関与し，かなりの時間その場にいるなら，参加者は研究者に慣れるであろうし，観察者効果\*は最小にできるだろう．問題や参加者たちの表現されないニーズも観察できる．面接で参加者は自分の経験を述べ，出来事や行動を振り返るが，看護職者は参加者の記憶のみをあてにするべきではないだろう．参加者の言葉と行動，これらはいつも同じとは限らないが，「彼らが言ったことと行ったこと」を区別することができるだろう．しかし，観察はどんなに便利で適切なものであろうと，時間を費やすものである．よって，大学院生の研究ではしばしば観察を用いるが，学部学生の研究では一般的に用いない．

\*insiders

\*outside spectator

\*observer effect
人々の行動や反応などが観察者が存在することによって影響を受け，通常とは異なってしまうこと．

## 観察のタイプ

　参加観察を行う人は，観察対象を特定のプロセスや人に限定するような意向をもたずにその場に入り込み，構造化されていないアプローチを用いる．研究の初期に焦点が具体的なものになることもある．しかし，通常は，何か特定の行動や出来事がその研究者の主要な興味となるまで，観察は非構造的なものからより焦点化されたものへと進展していく．

　Gold（1958）は，フィールドにおける研究者のかかわり方について次のような4つのタイプをあげている．
(1)完全な参加者
(2)観察者としての参加者
(3)参加者としての観察者
(4)完全な観察者

### 完全な参加者

　完全な参加者はその場の一部になっており，密かに隠れて観察をしながら内部の人の役割をとるものである．Roth（1963）とRosenhan（1973），Lawler（1991）はこれを試みた（しかし，Lawlerだけが健康専門職である）．

> **例**
>
> 　米国の社会学者 Roth（1963）は，結核病院の患者であった．その病院に入院中，彼は健康専門職者と患者の相互作用を観察することにし，病院のなか，または院外でどのように時間を過ごすかという交渉の場面に焦点をあてた．
>
> 　隠れて観察をした最も有名な研究は，Rosenhan（1973）のものである．彼は「正気」の人と「狂気」の人を健康専門職者が区別できるかどうかを調べたいと思った．8人が患者と偽って精神科病院に送られた．そこで彼らは，最初に声が聞こえてくると述べたが，「正常な」行動をとった（その病院の患者たちは彼らが正気だと認識していたが，健康専門職者は1人を除いてすべての人が統合失調症の寛解期と判断した）．

　Rosenhan（1973）は，正常と異常の概念が，信じられているほど明確ではっきりしたものではないことを示そうとした．Lawler（1991）も，看護師と患者の相互作用に関する自分の研究で隠れて観察を行っている．これらの特別な研究には価値があるとはいえ，完全な観察では多くの問題を生じる．第1にケアの場において，観察される人の認識や許可なしに隠れて観察することが倫理的であるか，という重大な問題がある．何よりもケアの場は，誰であるかを明らかにできない街角や何かの大会のような公に出入り自由な場ではない．公の場において，観察は許されるし価値あるデータを生み出すであろう．したがって，ケアリングや倫理的行為を擁護する健康専門職者には，閉鎖的な状況における隠れた観察は勧められない．私たちはこのタイプの観察を擁護しないし，学部学生や研究の初心者は決して試みるべきではない．

## 観察者としての参加者

　ここでは研究者はその場のなかで自分がどのように振る舞うかを交渉していく．そして参加観察者として研究する集団の一部となる．研究者はその職場にすでに深くかかわっているので，これは研究を行うのによい方法だと考えられる．たとえば，研究者は自分たちの病院や病棟の様相を調査したいかもしれない．まず最初に自分たちの関係するゲートキーパーや参加者に許可を求め，参加者に観察者の役割を説明する．このタイプの観察の利点は，研究者と参加者の関係を築きやすく，その関係を確かなものにしやすいことである．看護師は自分たちが望むとおりにその場所のなかで動き回ることができるので，より詳細で深い観察ができるということである．倫理的諸問題と「長期的関与」に必要な期間が絡んでくるので，研究の初心者にとって観察は面接よりも困難である．

## 参加者としての観察者

　働きながらというよりも，その場にいることによってのみ参加している観察者は，その状況に巻き込まれるぎりぎりのところにいる．この場合，研究者は

ある病棟を観察しているが，戦力の1人として直接仕事をしているわけではない．たとえば，以前にいたこともない場所で観察するかもしれない．しかし，研究者は研究対象者に自分の興味と公の役割を公表し，場に入る手続きや患者やゲートキーパーや同僚に許可を得る手続きを踏んでいる．このタイプの観察の利点は，研究対象者に質問ができ，同僚あるいは研究者として受け入れてもらえるが戦力の一員として期待されることはない，ということである．一方で，観察者はその場のなかで本来の役割をとることができない．かかわり方を制限することは容易なことではない．特に仕事中の専門家の手を止めることがあってはならないような忙しい仕事の状況ではそうである．

### 完全な観察者

完全な観察者は，その状況に参加しないで，「壁のハエ」のように振る舞う．観察者が参加者でなく完全な観察者であることは，研究者が人に気づかれることなく，その状況に影響を与えないというマジックミラーを通して観察するときや，天井に固定された定点ビデオカメラを用いる場合によってのみ可能となる．もちろん，ヘルスケアの場では参加者の許可が必要となる．

観察のため依頼し許可を得ることは，ほかのデータ収集方法より難しい．その場では，許可を得ることからすべてが始まる．それは管理者のように研究依頼を受けたり断ったりする力をもっている人たちから許可を得ることも含む．研究者が最初に連絡をとって依頼する際に，その集団や文化的な構成員とのラポールを確立していることが重要である．研究者は，これらの状況でのマネージメントに関して「スパイ」ではないことを完全に明らかにしなければならない．

参加者としての観察者と完全な参加者という2つの観察のタイプの間には明らかな区別はない．この2つは部分的に重なり合う．

### 段階と過程

#### 段階

Spradley(1980)は，観察は3つの段階を踏んで進行するという．すなわち，記述的観察\*，焦点化観察\*，最後が選択的観察\*である．記述的観察は，観察者が考えている一般的な問いをもとに行われるものである．その場で起こるすべてのことはデータとなり記録される．色やにおい，人の表情なども含まれる．その記述は五感のすべてを使って行われる．研究を進めているうちに，その場におけるある重要な領域や側面が明確になり，研究者はそれらに焦点をあてる．なぜなら，焦点化することが研究の目的の達成につながるからである．最終的にその観察はかなり選択的になり，ごく特定の論点のみに集中する．

\*descriptive observation
\*focused observation
\*selective observation

LeCompteとPreissle(1997)が観察におけるガイドラインを示しているので，以下にまとめた．

### 「誰が」という問い

何人の人間がその場に登場するか，あるいはその活動に参加しているか？ 彼らの特徴と役割は何か？

看護研究者はその状況を観察し，多くの役割行動と相互作用に明確に焦点をあてる．

### 「何が」という問い

その場に何が起こっているのか，その行動にはどんな行為と規則があるのか？ 観察された行動にはどんなバリエーションがあるのか？

健康専門職者はかかわりをもった活動や行動に焦点をあてる．

### 「どこで」という問い

その相互作用はどこで行われているか？ その人々は，物理的空間でいえばどこに位置しているのか？

健康専門職者にとって，これは病棟やクリニック，医師の手術やミーティングをみることを意味する．ベッドサイドの討論や引き継ぎでさえも重要である．

### 「いつ」という問い

その会話や相互作用はいつ行われたか？ どのようなタイミングで行われたか？

出来事や討論，相互作用はさまざまな時間で行われる．健康専門職者はそれらのタイミングに何か重要な意味があったかどうかたずねなければならない．

### 「なぜ」という問い

その場にいる人々はなぜそのやり方で行うのか？ なぜその行動にバリエーションがあるのか？

「なぜ」という問いは，改めて説明するまでもないものである．研究者は，その活動や行動，重大なインシデントの理由を調査する．これにはもちろん，参加者をインタビューすることがしばしば含まれる．

### 過程

*mini-tour observation
*grand-tour observation

小旅行型観察*はより小さな場の細かい記述となるが，大陸旅行型観察*はもっと大きな場に適している．初期段階で，研究者は観察したことについていくつかの側面や特徴に興味をもつ．そして，特にこれらの側面の観察を続ける．

*progressive focusing
用語解説参照．

「漸進的焦点化*」は，面接だけでなく観察の特徴でもある．

研究は時間的進行により，より焦点化していく．なぜなら観察者が重要な行動や相互作用に気づくからである．焦点化観察は特別な疑問の結果である．研究者は広い範囲の観察から，調査したいと考える小さな単位の観察へと進めていく．研究者はグループ同士や個々人の間の類似点，相違点を探す．このタイプの観察では，限定した焦点や特定化は有益かつ必要なものである．

MarshallとRossman(1995：79)は,「観察は,研究しようと選択した社会的な場における出来事,行動,物質(事物)について体系立てて注意を払い,記録することが必要である」と述べている.それゆえ,この状況は分析できるのである.研究者は,発生し発展している社会過程\*を観察する.たとえ研究者が出来事や過程,行動を調査できても,面接を除けば,過去の出来事や参加者の考えを探求することはできない.面接は参加観察の一部としてみなされることが多い.Beckerら(1961)による研究は,このことを明らかに示している.すなわち医学生を参加者として,彼らと患者,ほかの学生,教師との相互作用を観察し,それから研究者は参加者に,何を見て何を聞いたのかと質問した.HammersleyとAtkinson(1995)は実際,すべての社会的研究は研究者がその状況へ積極的に参加する限り参加観察とみなすことができると提案している.

\*social process
広義には,社会の動的状態一般をさす.狭義には,社会における諸個人の相互作用の動的経過をさす.

研究者は,時間と研究依頼に関して問題があるために正式な参加観察を実施したがらないかもしれない.たとえば,同僚やクライエントを観察するよりも面接したほうが簡単である.観察者の面前で人々は普段とは違う行動をとることもあり,観察はその状況を変化させることもあるかもしれない.とはいえ,調査期間が長くなると,しばしば観察者の存在は忘れられてしまう.しかし,長時間の観察は,時間がかかりすぎて,学生の研究では有効なものではない.そのため長時間の観察は,研究により長い期間をとっている大学院生や経験のある研究者によってよく行われる.

観察が成功すれば,参加者の日常生活という現実世界が基盤となっている興味深いパターンや発展が明らかにされる.探求し発見することが,つまりは質的研究の目的となる.

## 技術的手順と役立つヒント

研究者は参加者の動きや表情をより正確にとらえるためのカメラやビデオといった機器を使用することがあるが,ビデオカメラは参加者を威嚇し,当惑させその行動を変化させてしまうかもしれない.テープを用いれば,何度も何度も「何1つ見落とさない」ように見直すことができるだろう(Abrams, 2000：58).もちろんこれも,テープを安全で内密にしておかなければならないこと,同僚や友人に見せてはならないこと,参加者の許可を得てスーパーバイザーにのみ見せることができることを意味している.

最も重要な仕事は,フィールド記録をとることである.観察は,観察中もしくは観察が終わった後すぐに記録に書き起こす.この記録には,その場についてのことや参加者の行動が細かく記述される.その状況に対する研究者自身の振り返りやそれについて感じたこともまた,フィールド記録に記録される(第9章参照).

活動的に患者ケアを行っている看護職者は,ノートをとりながら観察することはできないかもしれない.観察した後,可能な限りすぐに印象を記録することが重要である.図や一覧表も,人々がどのように活動し,観察中のその場に

おいて人々がどのように相互作用しているのかを記録するのに役立つ．

　観察の分析は，本書の第4部で論じる．健康専門家は最初の観察データを収集したらすぐにデータの分析を開始する．そのためデータ収集とデータ分析が互いに影響し合ったり，平行して進んだりする．こうして観察は，研究にとって重要なテーマを引き出し，関心をもつようにだんだんと焦点化していく．場所について地図を描いたり，あるいは図を用いて相互関係を示したりすることは，観察を助ける有効な手段である．

## データとしての記録物

　3つ目のデータの種類は，文書や記述された記録である．HammersleyとAtkinson(1995)は，これらの記録類から，直接的な観察や質問では調査できない状況に関する情報が得られるので，これを使用することを研究者に提唱している．同様に，記録物には研究対象の集団について追加できる知識が含まれている．典型的なものには，自叙伝や伝記，公的な文書や報告も含まれる．報告では，非公式な記録物から新聞や議事録のような公式な報告までの範囲に及ぶ．経過表やケース記録，報告書は，看護職者の調査の焦点になりうる．研究者はインタビューの記録や観察の詳細な記録と同じようにこれらを扱う．すなわちコード化し分類するのである．記録物は高感度の装置としての役割を果たし，研究者に重要な事柄を気づかせるものである．

> **例**
> 　Hawker(1991)は，ドーセット州の2つの行政区での1700年から1799年のケアパターンについて調べた．彼女はこの2つの行政区において，病気で貧しい人たちへの治療と看護ケアがどのように行われていたかを知るために公文書館の記録を調査した．日記や手紙はほとんどなかったので，民生委員の報告書や説明書を調べた(民生委員は行政区によって任命されていた)．これにより，彼女はどのような人々が，貧しい人たちをどのように助けていたかについてのデータを少しずつ収集した．

　研究者が仕事を開始する前から，これらの文書の多くは存在しているが，研究者自身が手がけて整理するものもある．歴史的な記録や公文書，メディアの生産物は研究者とは独立して存在している．一方，個人的な日記は，研究者からの影響を受けたり勧められて書かれることもある．たとえば，HammerselyとAtkinson(1995)が引用したある助産師の研究は，助産課程の学生について研究したもので，個人的な日記が使用されていた．

　Scott(1990)は記録のタイプを非公開文書，部外秘の文書，公開されている公文書と出版物といったように，参照する方法によって区別している．非公開文書の閲覧は，限られた人数の人にしか許されていない．すなわちその著者と委任された人々ということである．部外秘の文書に限り，研究者は特定の条件

のもとに内部の人の許可をとりつけなければ文書を読むことはできない．

> **例**
> 　Nettleton と Harding(1994)は，1990 年の家族健康事業庁＊あてに個人が出した，不満を綴った手紙をすべて調査した．そして，聞いてもらう機会がなかった不満を分析した．これらの手紙は，患者や家族や友人たちが，自分の要求に対して医師が応じなかったこと，医師の個人的な行動，健康専門職の誤解について不満を述べているものであった．

＊Family Health Service Authority

　その文書を読んでもよいという許可は，生存していればその日記を書いた人や，機密文書の管理者に求める．公開されている公文書についてはその文書が管理されており，図書館が開館されていれば誰でも利用できる．もちろん出版物に関しては，いつでも誰でも読むことができる．Marriam(1988)は，記録物のデータの内容の不変性を重視しており，またそれらには文脈のなかに根拠があると主張している．このことは研究者に有効で，豊かな情報源となる．

　質的研究を行う者は，日記——その人の人生がその人によってきちんと書かれたもの——や手紙を手に入れようとすることが多い．それだけでなく，歴史的な文書やメディアによる生産物も手に入れようとすることが多い．分析のために参加者に日記をつけるように奨励する研究者もいる．たとえば，Seiboldら(1994)によると，研究者の1人がその研究において 12 カ月間にわたって日記をつけるように参加者に奨励したと報告しているという．Jones(2000)は，2つの異なるフォームの日記を提示した．すなわち，頼まれて書かれた日記と頼まれずに書かれた日記である．前者は，研究者の催促によって患者が状態や治療について報告したものである．依頼されずに書かれた日記は，患者が入院生活や体調について，病気やケアについて書いた個人的で形式ばらない記録である．研究者はこれらの記録を簡単に入手することはできない．

> **例**
> 　Jones(2000)は，何年も日記をつけている高齢者のケースについて述べている．彼女は，彼がヘルスサービスや健康専門職者による処置を受けている間の症状や出来事に関して記録し続けているのを知った．Jones は，その男性が病気の治療を受けている間に起こった出来事についての個人的な記述を得ることができて，大変幸運に感じた．彼女は，その記録物を信用でき，意味のあるものと認めた．

　健康専門職の研究者は，記録を通じて過去の生活と態度について内部の人の見解を示す歴史的な視点を得る．あるいは，報道記事やコメントのような，その時代の記録を分析することができるし，論題の重要な特徴や特定の出来事が誇張されているかどうかも知ることができる．最後に最も重要なのは，健康専門職者は日記や自叙伝のような個人的文書を集め，読み，分析することにより，それを書いた人の見方を追跡できるということである．このようなことを通し

て，研究者はある特定の文脈での特定のときにおける他者の経験を知ることができるのである．

　研究者は，その記録の質を決める4つの主な基準について考慮しなければならない．すなわち，信憑性*，信用可能性*，代表性*，そして意味*である（Scott, 1990）．歴史的文書に関する信憑性を示すために，著者の意図やバイアスと同様に，それらの文書の歴史に関して問う必要がある．信用可能性についてもこのように問う必要がある．正確さは，記録されている出来事に著者が時間的・場所的にどれだけ接近していたかによって，またその情報を得たときの状況によっても影響を受けるかもしれない．記録の代表性は証明することが難しい．なぜなら研究者はある特定の出来事に関する記録について，どのくらいの数，種類があるのか，何の情報もないことが多いからである．

　Scott（1990）は，記録物を収集し分析する最も重要な目的は，それらのもつ意味と解釈であると主張している．そして，記録物が書かれた文脈を推測することしかできない歴史的な記録の代表性あるいは信憑性を評価することに比べると，研究者がその言葉や文脈によくなじんでいる現代の個人的な記録のほうがはるかに分析しやすい．したがって研究者は，文脈のなかで原文の解釈を試み，それが記述された状況や状態を研究し，書き手の意図を明らかにしようと試みることしかできないのである．

　ほかのタイプのデータでも同じように，意味というものは単に試験的，暫定的なものであって，新しいデータが現れて，再評価する必要が生じたときにはその意味が変わるかもしれない．HammersleyとAtkinson（1995）は，記録というものはエリートや権力者のために書かれることが多いので，記録にバイアスが生じているかもしれないと警告している．しかし，このような情報提供者の考えを提供してくれる資源はそう多くないので，記録自体が有用なものとなりうる．

*authenticity
第16章参照．
*credibility
第16章参照．
*representativeness
第16章参照．
*meaning

## データとしての画像

　Prosser（1998）は，質的調査の一部としての画像が軽視されていることは残念だという．これは，映画などの画像が大量消費と娯楽の対象としてみられていることによるものであると彼は信じている．聴衆はテレビや映画のスクリーンの前や，劇場に座る．画像に基づく調査（研究）が低い地位にあるもう1つの理由として，視覚データを研究の対象とする研究者は，まとまったグループをつくらない．つまり，彼らは質的研究に重大な影響力をもってこなかったのである．

　Loizos（2000）は，画像が社会的現実の重要な記録であると断言する．視覚的情報は主要なデータを生む．あるいはほかのデータ収集方法を補うために用いることができる．ただし，画像使用においては配慮が必要である．特にビデオは最初の観察から得られたデータを強化し広げることができる（しかし，撮影することに固有の倫理的問題を含む）．静止画像は役に立たない．なぜなら，ちょうどよいときの状況の動きを止めるが，そのプロセスの特徴は示さないか

らである.

　Loizos は論文で，ビデオや写真，映画といった画像について，いくつかの実際的なアドバイスを述べている．彼はまた，画像を用いるために必須の知識を指摘している．たとえば彼は，研究者たちに以下のことを提案している．

(1) フィルムやカセット，写真などの画像にはすぐに場所や人や日付の詳細を記すこと
(2) 画像を複写するためには情報提供者から許可を得ること
(3) 質のよい音が得られるかを確かめること
(4) 科学技術は目的のための単なる手段にすぎないことを忘れないこと
(5) 映画などの画像は費用がかかり，その状況での参加者に迷惑がかかるので，本当にその研究の質が高まるときだけ用いること

*triangulation
用語解説および第1章参照.

　第1章で説明したように，研究者は方法内のトライアンギュレーション*を使用することもある．そのような研究には，McClelland と Sands (1993) のものがある．彼らは参加観察と面接，文字化された記録のほか，ビデオ撮影された記録からデータ収集をした．これは研究の真実性と信憑性を高める．

〔文献〕

Abrams, W.L. (2000) *The Observational Handbook: Understanding how consumers live with your product*. Chicago, NTC Business Books.

Ashworth, P. (1995) The meaning of 'participation' in participant observation. *Qualitative Health Research*, **5** (3) 366–87.

Atkinson, P. (1995) *Medical Talk and Medical Work*. London, Sage.

Becker, H.S., Geer, B., Hughes, E. & Strauss, A.L. (1961) *Boys in White*. New Brunswick, University of Chicago Press.

Bogdewic, S.P. (1999) Participant observation. In *Doing Qualitative Research* (eds B.F. Crabtree & W.L. Miller), 2nd edn, pp. 47–69. Thousand Oaks, Sage.

Gold, R. (1958) Roles in sociological field observation. *Social Forces*, **36**, 217–23.

Hammersley, M. & Atkinson, P. (1995) *Ethnography: Principles in Practice*, 2nd edn. London, Tavistock.

Hawker, J. (1991) An investigation of care in two Dorset parishes. Unpublished research diploma; Bournemouth Polytechnic, now Bournemouth University, Bournemouth.

Jones, R.K. (2000) The unsolicited diary as a qualitative research tool for advanced capacity in the field of health and illness. *Qualitative Health Research*, **10** (4) 555–67.

Jorgensen, D.L. (1989) *Participant Observation*. Newbury Park, Sage.

Lawler, J. (1991) *Behind the Screens: Nursing, Somology and the Problem of the Body*. Melbourne, Churchill Livingstone.

LeCompte, M.D. & Preissle, J. with Tesch, R. (1997) *Ethnography and Qualitative Design in Educational Research*, 2nd edn. Chicago, Academic Press.

Loizos, P. (2000) Video, film and photographs as research documents. In *Qualitative Researching with Text, Image and Sound* (eds M. Bauer & G. Gaskell), pp. 93–107. London, Sage.

Malinowski, B. (1922) *Argonauts of the Western Pacific: An Account of Native Enterprise and Adventure in the Archipelagos of Melanesian New Guinea*. New York, Dutton.

Marshall, C. & Rossman, G.R. (1995) *Designing Qualitative Research*, 2nd edn. Thousand Oaks, Sage.

McClelland, M. & Sands, R.G. (1993) The missing voice in interdisciplinary communication. *Qualitative Health Research*, **3** (1) 74–90.

Mead, M. (1935) *Sex and Temperament in Three Primitive Societies*. New York, Morrow.
1) Merriam, S.J. (1988) *Case Study Research in Education*. San Francisco, Jossey Bass.
Nettleton, S. & Harding, G. (1994) Protesting patients: A study of complaints submitted to a Family Health Service Authority. *Sociology of Health and Illness*, **16** (1) 38–61.
Prosser, J. (1998) The status of image-based research. In *Image-based Research: A Sourcebook for Qualitative Researchers* (ed. J. Prosser), pp. 97–112. London, The Falmer Press.
Rosenhan, D.L. (1973) On being sane in insane places. *Science*, **1** (179) 250–58.
Roth, J.A. (1963) *Timetables*. Indianapolis, Bobbs Merril.
Sanger, J. (1996) *The Compleat Observer? A Field Research Guide to Observation*. London, The Falmer Press.
Savage, J. (2000) Participant observation: Standing in the shoes of others. *Qualitative Health Research*, **10** (3) 324–39.
Schensul, S.L., Schensul J.J. & LeCompte M.D. (1999) *Essential Ethnographic Methods: Observations, Interviews and Questionnaires*. Walnut Creek, Altmira Press.
Scott, J. (1990) *A Matter of Record: Documentary Sources in Social Research*. Cambridge, Polity Press.
Seibold, C., Richards, L. & Simon, D. (1994) Feminist method and qualitative research about midlife. *Journal of Advanced Nursing*, **19**, 394–402.
Spradley, J.P. (1970) *You Owe Yourself a Drunk: An Ethnography of Urban Nomads*. Boston, Little, Brown.
Spradley, J.P. (1980) *Participant Observation*. Fort Worth, Harcourt Brace Johanovich.
2) Strauss, A.L. and Corbin, J.M. (1998) *Basics of Qualitative Research: Techniques and Procedures of Developing Grounded Theory*, 2nd edn. Beverley Hills, Sage.
Strauss, A.L., Schatzman, L., Bucher, R., Ehrlich, D. & Sabshin, M. (1964) *Psychiatric Ideologies and Institutions*. London, Collier Macmillan.

文献中，番号を付したものには下記の邦訳がある．
1) 堀薫夫，ほか(訳)：質的調査法入門―教育における調査法とケース・スタディ，叢書現代社会のフロンティア，ミネルヴァ書房，2004
2) 操華子，森岡崇(訳)：質的研究の基礎―グラウンデッド・セオリー開発の技法と手順，第2版，医学書院，2004

# 第7章
# 質的研究としての
# フォーカス・グループ

## フォーカス・グループとは？

　看護研究においてフォーカス・グループは，共通の経験や特徴をもった人々で構成されることが多い．これらの人々は，ある関心領域に関連した特定の話題やある問題についての発想や考え，そして認識を引き出すことを目的として，研究者（あるいは司会者）によってインタビューされる．
　かつて研究者たちは，マーケティングやビジネスなどの分野に関する研究でこの方法を活用していたが，最近では社会科学やケアの分野にまで普及してきた．実際，看護の分野では，サービス，介入，プログラムの評価のために，1対1の面接に代わる方法として，この方法がますます用いられるようになっている（Kingry et al., 1990）．生み出される発想は，一般的な質的方法により分析されるが，フォーカス・グループは量的研究や多種法研究\*にも適用できる．たとえば，フォーカス・グループは，質問紙を作成するときに使われたり，調査後に詳細なデータを得るための1つの方法として使われたりして知見を得るかもしれない．グループのタイプやインタビューの回数は，研究の問いによって決定される．

\*multi-method research
複数の研究方法を用いた研究．

## フォーカス・グループの起源と目的

　フォーカス・グループについての最初の文献は，1946年にMertonとKendallが，第二次世界大戦中および大戦直後にグループを用いて行った研究結果をまとめたものである．1956年に，彼らの知見はある本を通して広められた（Merton et al., 1956）．ビジネスやマーケティングの研究者は，1920年代からこのような徹底的な集団面接\*にフォーカス・グループを活用していた．市場調査の分野では，消費者の製品に対する考えや気持ちについての情報を収集するために特に普及した．
　今日，フォーカス・グループインタビューは，コミュニケーションや政策，マーケティング，広告の領域で幅広く，さまざまな研究者たちによって使われ

\*in-depth group interview

ている．社会科学と健康専門職におけるフォーカス・グループは，1980年代の質的研究方法の発達とともに流行してきた．看護の分野では，サービスや介入，プログラムを評価するための有効な方策とみなされている(Kingry et al., 1990)．このアプローチは，単に研究者や参加者1人の発想だけに頼るのではない．その代わりに，そのグループメンバーが新しく問い，答えるのである．このグループインタビューを通して，専門職者たちは，クライアントのニーズや思い，同僚の認識や態度を明らかにできる．そしてまた，意思決定の際の考え方を調査することができる．人々の文化的価値観や信念もまた，この方法で探究することができる．

これらのインタビューは，ヘルスケアや治療評価，病気の体験に関連したある課題についての考えや意見を生み出している．看護や社会科学の雑誌で報告されている多くの例をみることができる(Morgan & Spanish, 1985；Reed & Payton, 1997；McNally et al., 1998；Burrows, 1998；Robinson, 1999)．

> **例**
> たとえば，ReedとPayton(1997)は，1996年に，老人ホームに移る高齢者を対象としたフォーカス・グループインタビューを用いた研究を報告した．参加者は，移動前および移動後6カ月に，自分たちの体験について，グループでインタビューされた．ReedとPaytonは，スタッフにもフォーカス・グループでインタビューするよう準備した．

フォーカス・グループの特徴は，参加者間で相互作用が行われることである．そこから研究者たちは，人々がある特定の論題についてどのように考え，感じているかを明らかにするのである．1つの研究のなかで，ある論題について幅広い多様性を調査することが目的ではない．インタビューは，「人々が，自分自身の見解を他者との関係のなかで熟考するという社会的文脈のなかで，特別な論題について限られた範囲で正確なデータを得るために」準備される(Robinson, 1999)．

フォーカス・グループのメンバーは面接者に，そしてお互いに応答し合う．たとえば特定の状態，薬物の使用方法，介入方法について，知っていることを聞き出す質問から始めてもよい．あるいは，メンバーをくつろがせることから始めてもよい．しかし，すぐに気持ちや考えについての討論に進めるべきである．グループメンバーは互いに応答し合うので，さまざまな反応がその論題についての討論を活発にする．グループの討議は，研究者がそれまで考えもしなかった問題や問いに関する発想を広げる助けとなるだけでなく，これらの問いに対する答えや問題の解決方法を見いだすことにも役立つのである．

研究者の最終的な目標は，参加者の現実を理解することであり，特定の論題や問題についての意思決定をすることではない．しかし，将来の活動は，フォーカス・グループインタビューの結果に基づいたものになるかもしれない．

フォーカス・グループインタビューは，個々人の考えというよりむしろその世界において共有されている認識に基づいた考えを探究し，それをよしとする

という点で個人面接とは異なる．Robinson(1999：910)は，特に看護分野でのフォーカス・グループを用いた研究を行う場合について以下を提案している．

(1) 専門家および患者となる可能性のある人々をアセスメントする必要があるとき
(2) これから改善していくために利点や欠点を明らかにするとき
(3) プログラムの成果について情報を集めるとき
(4) 使える時間がわずかしかないという制約があるとき
(5) 微妙な問題に関する論題の際，参加者がお互いにサポートし合う必要があるとき

## グループのサイズと構成

　対象は，研究課題と密接に関連している．フォーカス・グループでインタビューされる人々は，通常同じような役割をもっていたり経験をしたりしている．その人々は，専門が同じである看護職者，つまり同じ技術的知識や看護手順を扱う同僚であるかもしれない．一般にフォーカス・グループの目的によって，その構成とサイズは決まってくる．Morgan(1998b)は，異論の多い課題や複雑な課題ではグループの人数は少ない方がよいという．一方，グループ人数が多い場合はかかわり合いのレベルは低くなる傾向があり，かなり集中を要するテーマの領域で行うことは少ない．

> **例**
> 　私たちの同僚は，経静脈的に鎮痛薬の薬量を調節する装置(PCA ポンプ：鎮痛薬患者コントロール用ポンプ)を用いて自分自身で痛みをコントロールしている患者をケアした経験をもつ看護師に，フォーカス・グループインタビューを行った．研究の目的は，この状況での患者と看護師間の相互関係およびその関係について探究することであった．研究者は参加者を，女性で27歳から40歳の看護師15人とし，同質性のグループとした．彼女は，参加者を3人ずつに分けて5つのフォーカス・グループをつくり，それぞれ2カ月以上かけてインタビューした．
>
> (Ratcliffe, 1994)

　Morgan(1998a)は，この選択には明確な基準が必要であることを示唆している．この基準には，人口統計学的データ，性別，民族的グループの帰属関係，そして特定の経験や状況が含まれるであろう．フォーカス・グループの患者たちは，共通の経験をしてきて，同じ健康状態を有し，同じ治療を受けるだろう．たとえば，看護師が糖尿病をもつ人々にインタビューしたければ，当然，そのフォーカス・グループにはこの条件をもつ人々を入れる．ある助産師は，少人数のフォーカス・グループによって，妊婦や初産婦の気持ちや考えについて知ることができるかもしれない．看護師がインタビューされる場合，その看護師た

ちは，一般的に共通の興味をもち，似たような施設で働き，似たような業務を遂行している．面接者が精神病院で働く看護師の考えを知りたければ，対象は精神科の経験がある看護師で構成されなければならない．学生もまた，教育に関する学生の見方について，フォーカス・グループでインタビューされることがある．ヘルスプロモーション*についてはしばしば研究のテーマになる．特に，脆弱であり，特定の健康状態である患者グループについてのものがあげられる．

*health promotion
健康増進．

　Caray(1994：229)は，参加者の選択は一般に「研究テーマに関連した共通の経験をもとに」行われると述べている．グループメンバーは経験を共有しているが，だからといって，メンバー全員がその研究テーマの領域について，同じ見解をもっているわけではない．同じ背景や組織からきているわけでもない．母親学級や患者サポートグループのような自然に生まれたグループから，メンバーを募集することは有用かもしれない．彼らは似たような経験をしているが，それでもやはりほかの点では異質なので，あらゆる面からそのテーマを明らかにすることができる．

　フォーカス・グループの数は，研究者のニーズと研究テーマの領域からの必要性によって決まる．1つの研究プロジェクトに対して，通常のグループ数は3つか4つほどである．しかし，実際のグループ数は，研究テーマの複雑さによって決まる．フォーカス・グループインタビューの知見は，しばしば活動の基盤として活用される．

> **例**
>
> 　Robinson(1999)は，Kennedyら(1996)による研究を報告した．このプロジェクトでは，若者の危険な行動が調査された．研究者たちは，若い参加者たちが，コンドームの使用について肯定的に感じているが，そのようには振る舞わないことを発見した．若者たち，その両親，および青年組織から得られた結果をもとにヘルスケア，ソーシャルケアからの適切なメッセージが企画された．

　多数のフォーカス・グループや多くの情報提供者による研究もある．たとえばHartとRotem(1990)は，44病棟から総計104名の看護師を選び，15グループに分けた．典型的なグループでは7名の参加者となる．グループ討議は1時間から3時間続けることもできる．しかし私たちは，患者への3時間ものインタビューは長すぎるし，過酷であると強調したい．市場調査では，参加者には時間と労力に対して報酬が支払われるが，看護研究では支払われない．なぜなら参加者に報酬を支払うことで，かえって参加者を強制することになり，資金を使ってしまうからである．ほとんどの新しい情報は最初のグループで現れてくる(Kingry et al., 1990)．これはほかの質的研究と同様である．その後の段階で偶然，思わぬ発見をすることによって貴重な結果が得られることもあるけれども，重要なテーマはしばしば早い段階で現れてくる．

　それぞれのグループは，4～12人のメンバーからなる．しかし，おそらく6人が最適な数だろう．この6人という数は，さまざまな視点を提供するために

十分で，かつ無秩序やバラバラにならない数である．実際には，私たちの同僚の1人が，経験的に6人のグループは大きすぎること，そしてグループの最適人数は3人であることを見いだした．しかしながら，マーケティング研究者であるGreenbaum(1988)は，グループは小さすぎないほうが，グループダイナミクス*がよりよく働くと主張している．グループ人数が多ければ多いほど，逐語録がとりにくくなる．数人が一緒に話し始めたり，グループが活気づいてきたとき，その声を識別することは難しくなる．

*group dynamics
人間の集団に対する社会科学であり，集団になることで成員個々にもたらされ，集団として発揮される力動．

市場調査の目的のために集められたグループと，健康の研究のために集められたグループとの間には違いがあるといえる．市場調査のグループの場合は，その討議の領域が驚異的なものであったり気持ちを傷つけるような微妙なものであったりすることはめったにないので，あまり傷つけられる感じはしないだろう．研究テーマの領域の種類が重要なものとなる．微妙な問題を扱う討議は，進行することがより難しくなる．

グループメンバーは，共通の経験をもつ人々であるが，互いに面識がある必要はない．直接の同僚や友人のグループでは，個人的な思いや考えは表出できないかもしれない．だがときには逆の場合もある．1人がほかの人々を圧倒することもありうるし，グループのこれまでの歴史が，個人を特定の方向に抑制したり導いたりするかもしれない．看護研究においては，参加者同士，あるいは参加者と研究者が知り合いであれば，ウォーミングアップの時間——すなわち情報提供者たちが相互作用を促進するために互いに知り合う時間——が短縮できるので，有用だろう．そして，研究者はすぐに論題に焦点をあてることができる．グループメンバーの相性がよいことは，意見の不一致があったり，対立している場合に比べより生産的であるといわれている(Stewart & Shamdasani, 1990)．しかし，これはその論題にもよる．ときには，意見の不一致が，新しい，そして異なった発想を生み出すこともある．

グループメンバーの性別と年齢は，相互作用の質とレベルに影響を及ぼし，結果としてデータに影響を及ぼすこととなる．たとえば，男女混合のグループより，同性のグループのほうが多様な発想を生み出すことがわかっている(Stewart & Shamdasani, 1990)．男女混合のグループのほうが，男女間の社会的相互作用*が起こるために，相手に合わせる傾向が強い．どちらの性の人も，ときに互いに対して「演じる」傾向がある．

*social interaction
社会関係において生じる相互作用であり，グループのメンバーが互いに影響を受けあうこと．

## フォーカス・グループインタビューの運営

フォーカス・グループインタビューを行う場合は，慎重に計画を立てなければならない．面接者(研究者)は，インタビューに先立って情報提供者に十分接触し，インタビューの数日前には日程の確認をする．ほかのタイプの研究方法同様，倫理的問題，依頼の問題を考慮する．フォーカス・グループにとって環境は重要である．部屋は参加者が入るのに十分な広さがなくてはいけないし，テープレコーダーは，すべての音が収録できるように，適切な位置におかれ

る必要がある．フォーカス・グループ研究のためには，高性能のテープレコーダーを準備することが重要である．MeltonとKing(1990)は，円形か半円形の空間配置を勧めている．これは最もうまくいく座席配置のようである．

　グループインタビューには，明確な進行表\*が必要である．そうでなければ，漠然とした，そして混沌とした討論へと質が低下してしまう(Stewart & Shamdasani, 1990)．Morgan(1997)は，面接者にとっても情報提供者にとっても時間は限られているので，時間の管理が重要だと述べている．時間管理は，ファシリテーターの仕事の1つである．フォーカス・グループでは，意見のやりとりの時間が短すぎなければ，より生産的となる．フォーカス・グループインタビューが終了するまでに，およそ1時間半から2時間かかる．

\*a clearly identified agenda

　研究者は，すべてのグループメンバーが進行方法を理解できるように，まず最初に基本的なルールを示しておく．研究者は，最初の質問と発言をうながす言葉を決めておく．インタビューを始めるとき，面接者は，メンバーをくつろがせ，討論の話題を紹介する．話題に関連した映画を見せる，あるいはある物語を話すという方法は，ときに相互作用を促進する．KitzingerとBarbour(1999)も，絵\*や写真のような資料も相互作用を促進させると述べている．研究者はたいてい，発言をうながす質問をし，一般的なものから特定のものへと自然に討論を進める．まさにほかの質的研究と同じである．参加者全員を巻き込むためには，少人数の人が討論の状況を支配する場合よりも，進行者の手腕が求められる．進行はグループの人数が少ないほうが容易である．グループ内の対立する意見は，討論が進むなかで，多数派の反応によってバランスがとれてくる．前述したように，フォーカス・グループを，個人面接や観察，あるいはほかのデータ収集方法と組み合わせて用いることができる．しかしMorganとKrueger(1993)は，ほかの方法によってフォーカス・グループによる知見を立証する必要はないと主張している．

\*vignettes

　すべてのほかの研究と同じように，フォーカス・グループにおいても，倫理的な問題についてよく考慮されるべきである(第3章参照)．守秘に関しては特に，グループメンバーがほかの施設や状況で調査結果を論じるかもしれないので，グループインタビューでは問題になりうる．グループメンバーは討論の守秘性を保持することを念頭に置かなければならない．研究者がファーストネームのみを使うときでさえも，グループメンバーは，ほかの参加者を認識できるかもしれないので，匿名は保障されえない．参加者は，ほかの人を傷つけたり，偏見をみせるような意見を述べるかもしれない．研究者は，これに対処する方法をみつけなければならない．

## 面接者のかかわり方

　グループ討論では，面接者はファシリテーターあるいは司会者となる．記録をとるのは別の人にしたほうがよいだろう．看護研究においては，たいてい健康専門職者が面接者になる(市場調査では，フォーカス・グループの専門司会者が雇われる)．健康に関する研究においては通常，1人の面接者がグループ

討議を進行する．フィールドノートをつけ，参加者の名前を図表に書いたり，現実的な事柄について手助けできるような書記がいることは，非常に有用である．研究者は，徹底的な面接を行う者がもつべき特質，つまり，柔軟であり，偏見がなく，情報を引き出す技術を身につけているべきである．自由で，脅威的ではない雰囲気のグループをつくることは，研究者の最初の重要な仕事の1つである．

研究者は，討論をうながし，情報提供者の考えを洞察し，それに関心を向けることができなければならない．司会者のリーダーシップ的な役割には，1対1の面接者以上の能力が必要とされる．彼らは，効果的な相互作用へとメンバーを導く社会的スキル\*，調停技術をもたなければならない．そしてときには，討論を指示したり参加者を強制することなく，情報提供者と話題全体をコントロールできなければならない．面接者がそのグループに安心感をもたらすことができれば，グループでの相互作用は，自由で生産的なものになるだろう．そして参加者は，心地よく自分の認識や感情を表出することができるだろう．研究者は，ティーンエイジャーのような特別なグループを扱うときには，困難な経験をするかもしれない．また，身体障害者グループでは，実際に利用できる空間が限定されるかもしれない．

Morgan(1997)は，面接者に，自分たちが参加者の本当の感情を調べようとしているかどうか，自分自身に問い直すよう助言している．討論の多くは，グループ内の相互作用の働きから発展していく．認識を調査する探索的研究において，この非指示的アプローチは特に重要である．面接者が深くかかわれば，課題の核心へ早くたどりつくが，フォーカス・グループを成功させるには，特別な討論促進の技術が必要とされる．面接者がもつバイアスをフォーカス・グループのなかで表してはいけない．面接者が特定の個人と特別な関係であったり，また面接者がよいと認めることに断定的にうなずいたり，逆に面接者にとって意外なこと，いやな答えは引き出そうとしなかったりすることにより，インタビューは偏ってしまうだろう．さらに，グループの反応は重要な要因である．意見の対立は，グループの雰囲気が難しいものになるかもしれない．意見のぶつかり合いから貴重なデータが生まれることがあるが，面接者は，討論促進の技術を用いて，メンバー同士の個人的な敵意を解消しなければならない．面接者は判断を下す存在ではなく，すべての参加者の意見に価値をおいていることをメンバーに示すため，身振りや表情をコントロールしなければならない．

\*social skill
社会的技能とも訳される．他者とのコミュニケーションを円滑に進め，他人との間に有効な協力関係を形成する能力．

## フォーカス・グループインタビューの分析

フォーカス・グループインタビューに対しては，多様なタイプの分析がある(Krueger, 1998)が，質的データ分析の原則は，非構造化面接，あるいは半構造化面接の分析と似ている．ほとんどの場合，インタビュー内容は録音され，研究者は逐語録に起こす前にそれぞれのテープを何度か聞く．この方法は市場調査研究で用いられてきたが，テープで人の声を特定することが難しい．この

問題はビデオテープに撮ることで解決されるかもしれないが，Sim(1998)は，ビデオテープに撮ることは，特に過敏になっている問題を討論するときには，参加者の言動などを抑制してしまうかもしれないと述べている．

　テープ，フィールドノート，メモにはすべて日付をつけ，区分できるようにラベルを貼る．コード化とカテゴリー化のために，逐語録には広い余白を残しておく．そして逐語録には，笑いや間(沈黙)，強調なども記載する．また，研究者は，気になったこと，関心をもったこと，矛盾した事柄についてフィールドノートに記す．そして，テープを聞き，逐語録を作成し，読んでいるときに思いついた理論的発想をメモにとる．誰が何を言ったかを明確にしておくことは重要である．そうすることで，討論を支配しようとしている個人を特定できるからである．面接者はテープを聞きながらこれを書きとめておく．また，テープを聞いている段階で，主要なテーマとパターンが見いだされるかもしれない．しかし，研究者は個人の発言だけではなく，グループ内相互作用の文脈に焦点をあてる．このことが重要である(Asbury, 1995)．

*coding
用語解説および第15章参照．

　面接者は，段落や文のなかにある考えの本質を抽出し，逐語録の余白にラベルを貼りながら，段落と文をコード化*する．これらのコードをより大きなカテゴリーのなかに含めていくことで，テーマと考えが見いだされる．Krueger(1994)によれば，すべてのデータが等しく重要というわけではなく，それゆえ研究者は，莫大な量のデータから優先すべきものと重要なテーマを探さなければならない．フォーカス・グループにおける分析方法は，ほかのアプローチの場合と似ている．実際，フォーカス・グループ研究は，グラウンデッド・セオリー分析(第10章参照)，あるいは主題分析*のより単純な形式によって分析できる．

*thematic analysis

　分析者は，それぞれのフォーカス・グループインタビューでこのプロセスをくり返し，逐語録を比較する．それから，それぞれのインタビューから現れた主要なテーマを互いに関連づける．1つのインタビューで討論された課題は，ほかのフォーカス・グループの課題とも重なり合うだろう．いったんテーマを打ち立て，パターンを述べ，それらの意味を解釈したら，これらの考えと関連する文献についても検討する．ほかの質的研究と同じように，適切な文献はデータの一部となる．研究者は，参加者の言葉や表現を適切に引用して，パターンや構造が生まれるもととなったデータを示しながら，自分の研究を実証していく．

*storyline
用語解説参照．

　研究を書き上げるために，面接者はストーリーライン*をつくる．それは，読みやすく明快な文書をつくらなければならないからである．その報告では，ストーリーラインの最も重要な部分として，参加者の主要な関心がみえてこなければならない．

## フォーカス・グループの利点と限界

　一般的に，フォーカス・グループのアプローチの利点と限界は，すべての質

的研究方法のインタビューと同じである．しかし，フォーカス・グループに特有の長所と短所もある(Stewart & Shamdasani, 1990；Sim, 1998；Robinson, 1999)．主な長所は，まず社会的相互作用を通してデータを生み出すことである．絶えず変化する相互作用によって，参加者は，考えを刺激され，研究課題についての自分自身の感情に気づく．情報提供者は，グループのほかのメンバーの言葉をもとに考えるのである．第2に，お互いの意見に応えることで，情報提供者は，研究者がインタビュー前にも，インタビューの最中にも考えなかった新しい，そしてのびのびとした発想を生み出すかもしれない．相互作用を通して，忘れていた考えや感情を思い出すことがある．第3に，面接者を含めてすべての参加者は，質問する機会をもつ．そして，これが個人面接よりも多くの発想を生み出す．情報提供者はほかのメンバーの答えを参考にすることができる．Kitzinger(1994)は，グループ相互作用によって，傷つきやすい話題にさえ触れる勇気を参加者にもたらすと主張している．インタビューは，そのような参加者に力を与えるのかもしれない．参加者はグループメンバーとして，自分の意見をより表現できると感じやすいからである．

　面接者は，グループメンバーと同様，解明していくためにうながしたり質問したりする機会をもつ．このようなさぐりの問いかけは，個人面接よりも多くの発想を生み出すだろう．そして，その答えは，ある話題についての参加者の感情と，討論されたなかでの優先事項を示す．研究者は，参加者間の意見の不一致を明確にすることができ，これらの異なる見方に対して，理由をたずねることが可能である．フォーカス・グループは，同じ時間でより多くのデータを生み出す．つまり，個人面接より安価で素早く行うことができる．

　反対に短所もある．研究者は一般的に討論を管理するのが難しく，1対1の面接に比べコントロールしにくい．インタビューの間ずっとグループメンバー同士で相互作用し合っているので，1人か2人の人が討論を支配し結果に影響を与えることがある．あるいはほかのメンバーが単に迎合的であったりすると，討論が偏ってしまうことさえある．CareyとSmith(1994)が示唆しているように，グループ効果\*によって回答は一致へ，あるいは収束へ向かうかもしれない．彼らは，グループメンバーの互いに批判し合う姿勢を「検閲\*」という言葉で示している．参加者は互いに影響を与え合う．個人面接のほうが，情報提供者個人の「本当の」感情が表現されやすいかもしれない．感情や考えを言語化できない人は，フォーカス・グループでは，よい情報提供者になれないだろう．実際，MertonとKing(1990)は，グループの教育レベルを揃えることが重要であると強調している．もし，メンバーが似た教育背景をもっていたら，すべてのメンバーが討論に貢献できる機会が増える．高い教育を受けた人が数人いる場合，ほかのメンバーを抑制してしまったり，黙らせてしまったりするかもしれない．したがって社会背景が似ていることは有用である．グループメンバーは，集まる前からお互いに顔見知りかもしれない．これを考慮に入れておくことは重要である．このことは，グループの構成を決める対象選択の手順が，最も重要であることを意味している．

　グループの雰囲気は，個人を刺激するのを妨げたり，刺激し損なう可能性が

\*group effect
集団になることによってもたらされる力であり，集団では一定の均衡を保とうと調整力がはたらく．
\*censoring

ある．もちろん，個人を刺激し，いきいきとした多くのデータを生み出す可能性もある．メンバー間に対立や不一致が起こりそうだと思ったときには，研究者はグループの感情に敏感になっていなければならないし，メンバー間の考えを調停しなければならない．不一致は破壊的でもありうるが，豊富なデータも生み出す．どのような状況であれ，研究者は，倫理的な問題を慎重に考慮しなければならない．Sim(1998)は，フォーカス・グループにおけるいくつかの問題を見いだした．

(1) グループのメンバー間に，従う姿勢や意見の一致があるようにみえても，そう決め込むことはできない
(2) ある意見や感情の有無について，いくつかの推論があるかもしれないが，個人の感情の強さは，測定したり決めたりはできない
(3) 実証的データをもとにしたフォーカス・グループの知見は，一般化はできない．もっとも，理論的一般化は可能かもしれない

　Krueger(1994)は，研究者が1人ひとりと時間や場所について約束することはたやすいが，ある時間と場所に，グループを集めることには大変な困難を経験すると述べている．逐語録の作成は，人々の声がさまざまなので，かなり難しい．そして，彼らの座った位置とマイクとの距離によっては，その人が討論へどのように参加したかが判別しにくくなるかもしれない．グループ効果やグループメンバーによる支配という危険をはらんでいるので，グループレベルと参加者個人レベルの両方でインタビューを分析することが有用である．研究者は，データをグループ構成の文脈のなかで考えていることを忘れてはならない(Carey & Smith, 1994)．フィールド記録は，討論後すぐに作成しなければならない．

## 看護におけるフォーカス・グループインタビューの批評的論評

　看護領域におけるフォーカス・グループの使用については，いくつかの批判がある．研究者たちはこのようなインタビューがより大きな対象にアクセスできる，新しく簡単な方法と感じられるために使われることがあるといわねばならない．フォーカス・グループを準備し，進行することは複雑であるのだが，これはしばしば忘れられてしまう．WebbとKevern(2001)は，CINAHL(The Cumulative Index of Nursing and Allied Health Literature)*による検索を行い，1990年から1999年のフォーカス・グループ研究はあまり洗練されておらず，無批判的に使用されていることを見いだした．実証的な研究を含んだ文献はほとんどなく，さらに考察は表面的であり分析的ではないものもあった．その著者は，研究者が自分の研究のなかで，理論的，方法論的な前提を論じ，方法論の使用にはより厳密になることを提案している．WebbとKevernは，ほかの領域，特に社会科学からの意見は，看護の知識を促進し，発達させると主張している．

*看護やヘルスケア専門職のための情報源として，英文を中心とした各種専門誌のデータベース．

## 要約

フォーカス・グループは，共通の経験あるいは関心領域をもつ少数の人々から構成される．

- 1つの研究には，少人数で構成された複数のフォーカス・グループがつくられる
- インタビューは，慎重に計画され，面接者は，柔軟かつ非判断的でなければならない
- グループの状況のダイナミクスによって，参加者の考えが刺激され，研究の焦点に関する感情が引き出されるようになる
- グループメンバーが，考えや感情を共有することに，心地よさを感じるような自由な雰囲気であることが重要である
- データは，研究者がその特定のアプローチの原理を守りさえすれば，いかなる質的分析方法によってでも分析されることができる

〔文献〕

Asbury, J. (1995) Overview of focus group research. *Qualitative Health Research*, **5** (4) 414–20.

Burrows, D. (1998) Using focus groups in nursing research: a personal reflection. *Social Sciences in Health*, **4**, 3–14.

Carey, M.A. (1994) The group effect in focus groups: planning, implementing and interpreting focus group research. In *Critical Issues in Qualitative Research Method* (ed. J.M. Morse), pp. 225–41. Thousand Oaks, Sage.

Carey, M.A. & Smith, M.W. (1994) Capturing the group effect in focus groups. *Qualitative Health Research*, **4** (1) 123–7.

Greenbaum, T.L. (1998) *The Handbook for Focus Group Research*, 2nd edn. Lexington, Lexington Books/DC Heath and Co.

Hart, G. & Rotem, A. (1990) Using focus groups to identify clinical learning opportunities for registered nurses. *Australian Journal of Advanced Nursing*, **8** (1) 16–21.

Kennedy, M.G., Rosenbaum, J., Doucette-Gate, A., Flynn, N., Miller, J. & Shepard, M. (1996) *Focus groups theme that will shape participating social marketing interventions in five cities*. Abstract 11, International Conference on AIDS, Vancouver.

Kingry, J.M., Tiedje, L.B. & Friedman, L.L. (1990) Focus groups: A research technique for nursing. *Nursing Research*, **39** (2) 124.

Kitzinger, J. (1994) The methodology of focus groups: the importance of interaction between research participants. *Sociology of Health & Illness*, **16** (1) 102–21.

Kitzinger, J. & Barbour, R.S. (1999) Introduction: the challenge and promise of focus groups. In *Developing Focus Groups Research: Politics, Theory and Practice* (eds R.S. Barbour & J. Kitzinger), pp. 1–20. London, Sage.

Krueger, R.A. (ed.) (1994) *Focus Groups: A Practical Guide for Applied Research*, 2nd edn. Thousand Oaks, Sage.

Krueger, R.A. (1998) Analysing and reporting focus groups. Vol. 6 of *The Focus Group Kit* (eds D.L. Morgan & R.A. Krueger). Thousand Oaks, Sage.

McNally, N.J., Phillips, D.R. & Williams, H.C. (1998) Focus groups in dermatology. *Clinical and Experimental Dermatology*, **23**, 195–200.

Merton, R.K., Fiske, M. & Kendall, P.L. (1956) *The Focused Interview*. New York, Columbia University Press.

Merton, R.K. & Kendall, P.L. (1946) The focused interview. *American Journal of Sociology*, **51**, 541–57.

Merton, R.K. & King, R. (1990) *The Focused Interview: A Manual of Problems and Procedures*. New York, Free Press.

Morgan, D.L. (1997) *Focus Groups as Qualitative Research*. Thousand Oaks, Sage.

Morgan, D.L. (1998a) The focus group guidebook. Vol. 1 of *The Focus Group Kit* (eds D.L. Morgan & R.A. Krueger). Thousand Oaks, Sage.

Morgan, D.L. (1998b) Planning focus groups. Vol. 2 of *The Focus Group Kit* (eds D.L. Morgan & R.A. Krueger). Thousand Oaks, Sage.

Morgan, D.L. & Krueger, R.A. (1993) When to use focus groups and why. In *Successful Focus Groups: Advancing the State of the Art* (ed. D.L. Morgan), pp. 3–19. Newbury Park, Sage.

Morgan, D.L. & Spanish, M.T. (1985) Social interaction and the cognitive organisation of health-relevant knowledge. *Sociology of Health and Illness*, **7** (3) 401–22.

Morgan, D.L. & Krueger, R.A. (eds) (1998) *The Focus Group Kit*. Thousand Oaks, Sage.

Ratcliffe, B. (1994) *Post-Operative Nurse–Patient Interaction During Patient Controlled Analgesia*. Unpublished MSc dissertation, Surrey University, Guildford.

Reed, J. & Payton, V.R. (1997) Focus groups: issues of analysis and interpretation. *Journal of Advanced Nursing*, **26**, 765–71.

Robinson, N. (1999) The use of focus group methodology – with selected examples from sexual health research. *Journal of Advanced Nursing*, **2**, 905–13.

Sim, J. (1998) Collecting and analysing qualitative data: issues raised by focus groups. *Journal of Advanced Nursing*, **28**, 345–52.

Stewart, D.W. & Shamdasani P.N. (1990) *Focus Groups: Theory and Practice*. Newbury Park, Sage.

Webb, C. & Kevern, J. (2001) Focus groups as a research method: a critique of some aspects of their use in nursing research. *Journal of Advanced Nursing*, **33** (6) 798–805.

# 第8章
# 対象選択

## 意図的(目的的)対象選択

*sampling
量的研究では標本抽出と訳す．質的研究では文脈に応じて対象選択と訳す．

*sample
量的研究では標本,被験者などと訳す．質的研究では,文脈に応じてデータ源,研究対象などと訳す．

*purposive sample
用語解説参照．

*purposeful sample
用語解説参照．

*criterion-based sample
用語解説参照．

*Informant
用語解説参照．

　Patton(1990)は，豊富で深い知識を手に入れる基本的原則は質的研究を行う者の対象選択*の手立てにあると述べている．参加者，場または時間の単位をどう選ぶかは，基準に基づかなければならない．つまり，確かな基準を使用し，それに応じて研究対象*が選ばれるのである．対象選択の単位は研究者が決定した特定の目的に応じて選択する．したがって「意図的」対象選択*，または「目的的」対象選択*という用語が使われる．LeCompteとPreissle(1997)は，このタイプの対象選択は「基準に基づいた*」という用語のほうが「目的的」というより適切であると主張する．なぜなら，ほとんどの対象選択の方法は無作為抽出でさえも，その研究の目的に応じているからである．しかし，「目的的」という用語は，ほとんどの質的研究で使われる用語となっている．

　研究者たちは，「何を対象にするのか」「どのようにして対象とするのか」という2つの疑問をもつだろう．一般的には，対象選択の主な単位は人である．有用な情報提供者*は研究者によって選ばれるか，あるいは自分で名乗り出ることもあるだろう．研究者は，ある研究テーマについて特別な知識をもっている個人あるいはグループを容易にみつけることができる．また，特定の状況に対する見識をもっている情報提供者，あるいはある領域の知識を熟知している情報提供者を求めて広告を出したりたずねていったりすることもある．Morse(1991b：132)は，「よい情報提供者とは，体験とその状況に対する自分の反応を批判的に見直すことを喜んでできる人である．また，面接者とその体験を快く共有できる人である」と述べている．対象として選択されるのは，特別な現象について情報提供できる人である．特別な現象とは，病気や治療(カウンセリングなど)，ある種のケア，専門的な意思決定などである．情報提供者は，治療下の患者をケアしている看護師や，日帰り手術を受ける患者，あるいは臨床実習で診療する助産課程の学生などであろう．集団を特定することによって，対象となる人とならない人との境界線がみえてくる．対象となる人はある特性をともに有している．研究対象は，研究する現象について，もっている個人的な知識を基準に選ばれる．

有用な情報提供者は，研究者が得たい情報について体験したことがある人々であろう．たとえば，糖尿病である人々は，その体験と自分にとっての意味を看護研究者と共有するだろう．

特別な知識や体験をもつ情報提供者には，その場に新しく来た人や，すでにその場にいながら状況が変化しつつある人々も含まれる．自分の体験と認識を快く話してくれる人々は，しばしば自分の成し遂げたことについて特別な取り組み方法をもつ人々であることが多い．対象には，権力や地位のある人もいれば，幼稚であったり欲求不満であったり敵意があったり，あるいは自分に注目を向けてほしかったりする人もいる．このような情報提供者は，いつも最高の情報提供者というわけではないということを研究者は自覚していなければならない．話をする組織や団体に対してかなり否定的な認識をもつ可能性があるためである．対象者が自分の活動とイデオロギーを打ち明けたことによって危険にさらされることがないということは，倫理的に重要なことである．

## 対象選択のタイプ

対象選択にはさまざまな種類がある．最もよく使われていて重要なタイプについてのみ，論議しようと思う．対象選択には多くのタイプがあり，それらは重複することもある．詳しくはPatton(1990)とKuzel(1999)が明らかにしている．最も一般的な方法は以下のようである．
- 同質対象選択
- 異質対象選択
- 全数対象選択
- いもづる式対象選択
- 便宜的対象選択あるいは日和見的対象選択
- 理論的対象選択

### 同質対象選択

これは同じ下位文化に属しているか，似たような特徴をもつ人々を選択することを意味している．看護職者はある特定のグループ，たとえば，専門看護師を観察あるいは面接したいときに，同質研究対象*の単位を使うことが多い．ある助産師が，地域の助産師の役割について地域の助産師自身の認識を調べたいと思ったとする．このケースでは，同質のグループが研究されている．ある変数*にだけ注意を向けた場合，等質な対象となる．その変数とは，たとえば仕事，経験の長さ，経験のタイプ，年齢，性などである．その重要な変数は対象選択を始める前に決定する．

*homogeneous sampling

*variable

### 異質対象選択

異質研究対象*は，主な特徴が互いに異なる人々，あるいはそのような人々のグループから成り立っている．たとえば，看護師がHIV患者のケアをする看護師，ソーシャルワーカーや医師たちの認知を調査したいと思ったとする．

*heterogeneous sampling

これら3つのグループは，異質研究対象である．異質対象選択は，「最大限の変動幅を有する対象の選択」ともよばれる(Patton, 1990；Kuzel, 1999)．なぜなら，その対象選択では場における多様性を調査したり，かなり異なる経験をした人々の調査をすることになるからである．

> **例**
>
> TarasukとEakin(1995)が行った記述民族学的研究は，異質な研究対象選択のよい例である．この研究者たちは，労働に関連した背部の外傷と他者がそのことからどのような教訓を得たかという関連を調査した．この研究で異質研究対象とは，幅広い年齢層からなる男女で，異なる職業につき，さまざまに異なる背景をもった人であった．この対象選択は参加者が最大限に異なるようにした．

May(1991)は，研究初期の対象は自然なグループから成り立っていること，そしてその後の対象選択は初期のグループから得られた結果に基づいて行うので，研究に先立って対象選択を決定することはできないという．たとえば，助産師が第1子を出産したばかりの女性を調べたとする．その後，高齢の初産婦と若年の初産婦では子どもの誕生について異なる考えをもっていることがわかったので，この両者を選択しようとするだろう．ときには対象として，夫婦あるいは同居カップルを選ぶことがある．またときには，対象が自助グループ\*，あるいは類似の状態や経験をしている人々のようなフォーカス・グループ\*から成り立つこともあるだろう．

\*self-help group
同じ問題に直面した人々が集まり，癒し支え合うことを目的としたグループ．

\*focus group
用語解説および第7章参照．

\*total population sampling

### 全数対象選択

Morse(1991a)は，選ばれた参加者のすべてが特定のグループであるとき，それを「全数研究対象\*」とよんでいる．研究者が，たとえば，カウンセリングのような専門的な知識や技術に研究の焦点をあてるが，この技術をもった人がほとんどいない場合，この技術をもった看護職者全員に面接しようとするだろう．研究者は1つの産科病棟に勤務するすべての助産師に面接してもよい．なぜなら重要なのは働く場が特殊であること，あるいはもっている技術が特殊であることだからである．

### いもづる式対象選択

\*chain referral sampling
\*snowball sampling
\*nominated sampling

意図的な対象選択の変型が，「いもづる式対象選択\*」，あるいは「雪だるま式対象選択\*」である(Biernacki & Waldorf, 1981)．Morse(1991a)はこのタイプを「指名式対象選択\*」とよんでいる．あらかじめ選ばれた情報提供者は，その領域または研究課題について知識をもった人を紹介するよう依頼される．その紹介された人は，その調査に参加しほかの人を指名するというように，順番にほかの人を指名していくのである．有用な情報提供者を得られない場合や情報提供者に容易にみつからない場合，あるいは麻薬中毒や飲酒習慣についての研究のように匿名が望ましい場合には，雪だるま式対象選択を使う．

> 例
> 米国の研究者 Kearney と同僚 2 人(1994)は，クラック*を使用している女性たちに性と生殖の問題について面接を行った．その際，これらの女性たちに直接依頼するのではなく，いもづる式対象選択をとった．

*crack
コカインからつくる麻薬．

### 便宜的対象選択あるいは日和見的対象選択

*convenience sampling
*opportunistic sampling

便宜的対象選択*，あるいは日和見的対象選択*という用語は，その名のとおりである．研究者はその研究に有用と思われる人々を求めて，いろいろな機会を利用する．もちろんある程度まで，ほとんどの対象選択は日和見的に研究者に合わせて調整される．特に研究対象となる人々を集めるのが難しいとき，このような選択方法になることがある．研究者は研究の目的を達成するのに役立つような考えや体験をもった人を選んでいる．

> 例
> 1 人の学生は，運動機能の低下した高齢者を研究対象とするためにデイサービスセンターにポスターを貼った．もう 1 人の学生は，食堂で学生たちに宣伝した．ときには，問題をもっているかもしれないが，対象選択をある団体から選ぶこともある．

### 理論的対象選択

*theoretical sampling
用語解説参照．

Glaser と Strauss(1967)は，データ収集のプロセスの「理論的対象選択*」が重要であると主張している．理論的対象選択は研究の進行に伴って発展するので，前もって計画しておくことができない．研究者は，その研究のなかで生じてくる概念と理論的論題に基づいて自分の研究対象を選ぶ．理論的考えによってデータ収集が統制される．したがって研究者は，特定の対象選択単位を研究対象とする理由を説明しなければならない．

*saturation
用語解説参照．

データ飽和*のポイントは，発展的な理論を価値づける新しい見解が現れなくなるときであり，対象選択はそこで終わる(詳細は第 10 章の「理論的対象選択」参照)．Coyne(1997)は，質的研究の対象選択について徹底的に論じ，意図的対象選択と理論的対象選択を区別している(第 10 章参照)．しかし，理論的対象選択は「分析に導かれた目的的対象選択*」とよばれると信じている．Sandelowski(1995)も質的研究における対象選択のすべては意図的であり，それは特別な目的を成し遂げることを意味していると述べている．彼女は理論的対象選択は意図的対象選択の変法にすぎないと強調している．

*analysis driven purposeful sampling

### ほかの方法

LeCompte と Preissle(1997)は，意図的対象選択あるいは基準に基づいた対象選択のなかのほかの方法について示している．

- 極端なケースの選択
- 典型的なケースの選択
- 独特なケースの選択

　極端なケースの選択では，研究者が場あるいは集団についてある特徴を決める．これらの特徴の両極を明らかにして連続線上に並べる．この連続線上の両極に位置するケースが極端なケースとなる．たとえば，とても大きい病棟あるいはとても小さい病棟を対象とするかもしれない．両者は標準的な大きさの病棟のケースと比較される．

　典型的なケースの選択では，研究者が平均的なケースの特徴について輪郭を描き，これに該当するケースをみつける．この方法ではたとえば，非常に若い人や高齢の人，ほぼ健康な人や心身ともに状態が不安定な人を除く．つまり，連続線上の両極にある参加者を除外するのである．

　独特なケースの選択では，研究者は1つの特徴あるいは次元において他者とは異なる人を研究する．たとえば宗派あるいは民族的なグループのように，1つの特定の条件をもっていることでは共通項があるが，一般的でない集団に所属する人々である．

　Kuzel(1992)は，質的研究における対象選択で重要となる5つの特徴をあげている．

(1) 柔軟に対象選択が行われ，研究を進めるなかで次第に発展していく
(2) 対象選択の1つのやり方のなかで連続して選択されていく
(3) 次第に理論の焦点が明確になり発展することで対象選択が導かれていく
(4) 関係のある新たなデータが現れなくなるまで対象選択を続けていく
(5) これまでの理論を否定するケースや逸脱したケースを探索していく

## 対象選択の決定

　研究プロジェクトの初期には，研究者は研究課題と研究の焦点に応じて対象選択をしなければならない．質的研究方法では，量的研究で使われる無作為抽出や確率論的対象選択*とは異なる対象選択の方法を必要とする．しかし，質的研究においても系統的で，理にかなった基準で対象選択を決定することは重要である．質的研究における研究対象は，人，時間または場という対象の単位から構成される．看護研究者は，すべてを調査できるとは限らないので，人あるいはグループ(誰を研究対象として調査するのか)，時間と背景*(何を研究対象にして調査するのか)，場所(どこを調査するのか)を選択しなければならない．人と場所については，利用しやすく依頼しやすいことが選択の条件となる．

　採用する対象選択の方略は，研究の全プロセスに影響を与える．研究が始まる前に標本抽出枠を厳しく規定する量的研究に比べて，質的研究における対象選択の規則はそれほど厳密ではない．しかし，研究者がどのように対象に依頼するかが重要である．MorseとField(1996)は，対象選択は適切かつ十分でなければならないと述べている．適切とは，対象選択の方法がその研究の目的に

*probabilistic sampling

*context

合っているということであって，それは研究課題の理解を助けるものである．適切で，関連した情報と十分な質的データが生み出されるのならば，その対象選択の方法は適切なのである．

　対象選択は，研究の焦点が定まった後に行われる．質的研究者はこの段階で参加者を選び始めるが，さらにより多くの参加者が必要になるならば，その研究を行っている間，いつでも参加者を選択し追加することができる．これは，研究が発展するにつれて研究の焦点が変更されていったり，考えが行き詰まったりするからであり，特にグラウンデッド・セオリー*や記述民族学*ではそうである．すべての研究対象を特定しておく必要はなく，研究開始時からの情報提供者の正確な数を示す必要もない．しかし，研究の初期段階での研究対象者数ははっきり示すべきである．このような対象選択の方法は，すべての回答者を研究の開始前から選んでいる量的研究とは異なっている．質的研究の研究計画では，たとえば，研究当初の研究対象はX人の情報提供者である，というように記述しておく．グラウンデッド・セオリーと記述民族学ではこのタイプの対象選択を好む．一方，現象学者は1人の対象を選び，後にそれを一般化しない．倫理委員会はいつも理論的対象選択の考えを採択するわけではなく，対象者の正確な数や明確な記述を知ろうとする．

*grounded theory
用語解説および第10章参照．
*ethnography
用語解説および第9章参照．

## 対象選択基準

　調査者は，研究の参加者を決定するばかりでなく，研究の時間や場所についても決定しなければならない．どんな研究対象であれ，選択基準を明確にしなければならない．いくつかの例を**表8-1**に示す．

　HammersleyとAtkinson(1995)は，対象選択を行う主な要素は人や状況，時間であるという．研究の対象となる人は，研究中の現象に関するその人の体験と知識によって選ばれる．

　HammersleyとAtkinsonも，特定の文脈は特別な種類の行動や相互作用に関係するので，研究中に起こる現象についてある範囲の文脈を調査しなければならないと主張する．ケアのプロセスにおいて，その日，その年，その段階というさまざまなときも，研究の重要な要因となる．

表8-1　選択基準の例（Miles & Huberman, 1994）

| 対象の選択基準 | 例 |
| --- | --- |
| 人 | トリアージナース*<br>病棟管理者 |
| 出来事と過程 | 入院<br>看護師と患者の相互作用 |
| 活動 | 注射をすること<br>血圧を測ること |
| 時間 | ペインクリニックを訪れる前後6カ月<br>午前と午後 |

*triage nurse
災害時などに治療の優先順位に基づき，患者の状態によって適切な治療に導く専門看護師．

> **例1　選択基準：場**
> 　ある助産師の教員は，助産師の臨床指導者の役割を調査することにした．彼女は研究の場としてイギリスの南部にある3カ所の異なる病院を選んだ．

> **例2　選択基準：時間**
> 　ある研究者は，患者が午前中の特定の時間に落ち着きがないということを発見した．そこで，彼女は，患者がそのときと同じように振る舞うかどうかを調べるために，午後の特定の時刻に研究の焦点をあてようとした．

## 対象数

　研究の対象は，研究者の人数だけでなく，研究での問いのタイプと物質的・時間的な資源次第で小さくもなり大きくもなる．一般に，質的研究の対象選択は小さい対象選択単位から成り立ち，深く研究される．Patton(1990)は，質的研究において研究対象の対象数を決定するためのガイドラインは存在せず，研究対象の数は質的研究ごとにかなり異なると主張している．たとえばBenner(1984)は，看護師とケアリングに対する看護師自身の考えに関する研究のなかで，非常に規模の大きい異質対象選択を行っている(参加者は109人である．しかし，全員に個別面接をしているわけではない)．

　厳格な規則はないが，研究の参考書には，等質な研究対象の場合には6〜8人のデータ単位が必要で，異質な研究対象では12〜20人が必要と書かれていることが多い(Kuzel, 1999)．参加者が200人もいる研究もあるが，情報提供者数が4〜40人というものが最も多い．対象数の多い質的研究も存在する．しかし対象数がその研究の重要性やデータの質を左右するとは限らない．

> **例**
> 　Field(1983)の研究対象は4人の情報提供者であり，一方，Melia(1987)の研究では，40人に面接していた．Strong(1979)の研究では，1,000人もの情報提供者がいた．研究の多くは小規模の対象である．

　質的研究では，対象数が多いことがよいという正当な理由は見あたらない．学生，あるいは経験のある研究者は，主に研究対象数の多い研究を扱う研究助成団体や，質的研究についてあまり知らない研究委員会の提示している条件を満たすために，研究対象数を多くすることもある．Wolcott(1994)は，対象数が多ければ多いほどよしとする考え方は量的研究に根ざしており，それは一般化することが必要であるという考え方からきていると述べている．彼は，質的研究では研究対象数が多いことは，少ない対象数で研究するときに比べて記述の深さや豊富さに欠けるので，本来は害のあるものであるという．Banisterら

(1994)は，対象数が多すぎる場合には，その参加者の特定の反応とそれらの意味が失われたり，重要視されなかったりするかもしれないと述べている．対象が多すぎる場合には，独自性を失い研究の意味がない．

## 研究の対象となる人を何とよぶか

研究者にとっては，面接し観察する相手に対してどんな用語を使うかを明言することはたやすいことではない．どのようによぶかによって，研究者の立場や研究される人と研究者との関係がはっきりするため，特に難しいのである．私たちは参加者\*あるいは情報提供者\*という用語がよいと考えている．調査研究の場合，構造化面接でも記入式質問票による調査でも最も頻繁に用いられる用語は，回答者\*であった．そして実に多くの質的研究者と研究の参考書がいまだに回答者という用語を使っている（たとえば Miles & Huberman, 1994）．しかし，現在，看護研究の参考書や報告においては，回答者という用語が使われる頻度は減少しているように思う．

*participant
*informant
*respondent

Morse(1991b)は，「回答者」という表現が研究者の質問という刺激に対する受け身の応答を意味しているという．それは機械的な響きをもっている．実験研究者は被験者\*という語を用いているが，これも研究対象を受け身とみている表現である（第3章参照）．Seidman(1998)は，この回答者という用語が客体としての人と，主体としての人を区別し，かつ肯定的に受け取られるということもあろうが，同時に研究する人と研究される人が対等ではないことも示していると指摘している．質的研究において回答者という用語は適切ではない．「被面接者\*」という言葉にはぎこちなさを感じ，うんざりする．

*subject

*interviewee

文化人類学者は情報提供者という用語を用いる．これらは，ある文化やグループの一員であり，自分の世界について自発的に研究者に「情報をもたらし」，研究において積極的な役割をとっていく人々のことを指す．Morse は通常，情報提供者という用語を使っている．しかし彼女は雑誌の編集者から，警察によって使われる「情報提供者」という言葉と関連があるという印象を与えるかもしれないと指摘を受けたという．Fetterman(1998)は，植民地時代に民族学者が使った言葉を連想するので「情報提供者」という用語を好まない．しかし，民族学者の多くは今でもその用語を用いており，それが否定的な意味合いをもつとは思っていない．ほとんどの質的研究者は「参加者」という用語を好んで使う．これは研究者と研究される人の共同の作業(DePoy & Gitlin, 1998)や，両者の対等な関係を表現しているからである．しかし，この用語では，研究者も参加者であると誤って判断されるかも知れない．

結局，看護職者は自分の研究にどの用語がふさわしいかを自分で選ばなければならない．Morse は「被験者，回答者，情報提供者，参加者という用語があるが，自分なりの用語を選びなさい．ただし適切な用語を選びなさい」(1991b: 406)という．私たちは学生に「情報提供者」，またはより適したものとして「参加者」を使うように勧めて，決して「被験者」としてはいけないといっている．

## 要約

対象選択に重要なことを以下に示す．

- 対象選択は目的的であり，研究のために，特別に，基準に基づいて選ぶ
- 質的研究では，対象数は一般的に少ない
- 対象選択の単位は，人，時間，場所，過程あるいは概念である（概念によるものは理論的対象選択という）
- 対象選択はその研究に先立って決定されるとは限らず，研究過程を通して行われていく
- 研究対象となる人は，通常，回答者というよりも参加者あるいは情報提供者とよばれている（質的研究では決して被験者とはいわない）

〔文献〕

Banister, P., Burman, E., Parker, I., Taylor, M. & Tindall, C. (1994) *Qualitative Methods in Psychology: A Research Guide*. Buckingham, Open University Press.

1) Benner, P. (1984) *From Novice to Expert*. Menlo Park, Addison-Wesley Publishing.

Biernacki, P. & Waldorf, D. (1981) Snowball sampling: problems and techniques of chain referral sampling. *Sociological Methods and Research*, **10** (2) 141–63.

Coyne, I.T. (1997) Sampling in qualitative research: purposeful and theoretical sampling: merging or clear boundaries? *Journal of Advanced Nursing*, **26**, 623–30.

DePoy, E. & Gitlin, L.N. (1998) *Introduction to Research: Multiple Strategies for Health and Human Services*. St. Louis, CV Mosby.

Fetterman, D.M. (1998) *Ethnography: Step by Step*, 2nd edn. Thousand Oaks, Sage.

Field, P.A. (1983) An ethnography: four public health nurses' perspectives on nursing. *Journal of Advanced Nursing*, **8**, 3–12.

2) Glaser, B. & Strauss, A. (1967) *The Discovery of Grounded Theory*. Chicago, Aldine.

Hammersley, M. & Atkinson, P.A. (1995) *Ethnography: Principles in Practice*. 2nd edn. London, Tavistock.

Kearney, M.H., Murphy, S. & Rosenbaum, M. (1994) Learning by losing: sex and fertility on crack cocaine. *Qualitative Health Research*, **4** (2) 142–85.

Kuzel, A.J. (1999) Sampling in qualitative inquiry. In *Doing Qualitative Research* (eds B.F. Crabtree & W.L. Miller), 2nd edn, pp. 33–45. Thousand Oaks, Sage.

LeCompte, M.D. & Preissle, J. with Tesch, R. (1997) *Ethnography and Qualitative Design in Educational Research*, 2nd edn. Chicago, Academic Press.

May, K.A. (1991) Interview techniques in qualitative research: concerns and challenges. In *Qualitative Nursing Research: A Contemporary Dialogue* (ed. J. Morse), pp. 188–201. Newbury Park, Sage.

Melia, K. (1987) *Learning and Working*. London, Tavistock.

Miles, M.B. & Huberman, A.M. (1994) *Qualitative Data Analysis*, 2nd edn. Thousand Oaks, Sage.

Morse, J.M. (1991a) *Qualitative Nursing Research: A Contemporary Dialogue*, revised edn, pp. 127–45. Newbury Park, Sage.

Morse, J.M. (1991b) Subjects, respondents, informants and participants. Editorial in *Qualitative Health Research*, **1**, 403–406.

Morse, J.M. & Field, P.A. (1996) *Nursing Research: The Application of Qualitative Approaches*. Basingstoke, Macmillan.

Patton, M. (1990) *Qualitative Evaluation and Research Methods*. Newbury Park, Sage.

Sandelowski, M. (1995) Focus on qualitative methods: sample size in qualitative research. *Research in Nursing and Health*, **18**, 179–83.

Seidman, I.E. (1998) *Interviewing as Qualitative Research*. New York, Teachers College of Columbia University.

Strong, P.M. (1979) *The Ceremonial Order: Parents, Doctors and Medical Bureaucracies*. London, Routledge Kegan Paul.

Tarasuk, V. & Eakin, J.M. (1995) The problem of legitimacy in the experience of work-related back injury. *Qualitative Health Research*, 5 (2) 204–21.

Wolcott, H.F. (1994) *Transforming Qualitative Data: Description, Analysis, and Interpretation*. Thousand Oaks, Sage.


文献中，番号を付したものには下記の邦訳がある．
1) 井部俊子(監訳)：ベナー看護論・新訳版―初心者から達人へ，医学書院，2005
2) 後藤隆，大出春江，水野節夫(訳)：データ対話型理論の発見―調査からいかに理論をうみだすか，新曜社，1996

# 第3部

# 質的研究へのアプローチ

第9章
記述民族学（エスノグラフィー）——— 132

第10章
グラウンデッド・セオリー ——— 149

第11章
現象学 ——— 167

第12章
アクションリサーチ ——— 185

第13章
ナラティブリサーチ ——— 198

第14章
その他の研究方法 ——— 214

# 第9章
# 記述民族学(エスノグラフィー)

## 記述民族学とは何か？

*ethnography
民族学，民族誌学とも訳す．Ethno(民族・人々の)＋graphy(記述する学問)．

　記述民族学*という言葉の意味はあいまいである．Hammersley(1998)は，記述民族学は明確な定義が欠如しており，一般的な質的研究と同じ意味に使われることもあると述べている．しかしこの章では，この言葉の本来の意味を，文化人類学における伝統的な使い方として採用する．看護職の記述民族学者はほとんど，質的な研究方法を用いている．

*community

　記述民族学は集団，文化あるいは地域社会*の直接的な記述である．質的研究方法のなかで最も歴史が古く，古代から使われていた．たとえば，古代ギリシャ人やローマ人は旅行や戦争に行って，出会った文化について記述していた．記述民族学という言葉は，ギリシャ語に由来する語であり，人々についての記述，つまり文字どおりの「文化の記述」を意味している(Atkinson, 1992)．記述民族学者は「解釈のためのレンズ」として文化を使う．それゆえ文化を構成する人々*や文化のなかでみられる現象や問題に焦点をあてる(LeCompte & Schensul, 1999a)．記述民族学におけるデータ収集は，主に観察や面接，記録物の調査を通して行われる．

*cultural members

　記述民族学者は文化的な習慣や規範，慣習を理解するためには，文化という文脈のなかで人間の行動を研究することが重要であると述べている．Agar(1990)は，記述民族学には2つの意味があるという．つまり，プロセスである研究の方法と方略についてと，研究の結果として書き上げられたストーリーについてである．記述民族学を「行う」ということはつまり，その文化を学び，文化的構成員の行動を観察し，彼らの話すことをよく聞くことである．また，記述民族学は文章を書いて表現することでもある．

*contextualisation
用語解説参照．

　記述民族学の研究方法を用いるということ，特に観察することは，健康専門職者がクライエントあるいは同職者の行動や信念，感情を文脈化*するのに役立つ．記述民族学的研究方法を通して，看護職者は文化的な感覚が鋭くなり，研究対象である個人や集団にみられる文化的影響を明らかにすることができる．しかし，記述民族学的看護学研究者の目指すところは，人類学や社会学のような学問領域の研究者が目指すところとは異なっている．Hammersleyと

# 第9章 記述民族学（エスノグラフィー）

Atkinson(1995)は次のように主張している．記述民族学の研究者は専門的実践の改善を目指すというよりも，知識を引き出すことを目的としている．たとえば教育における記述民族学研究の多くは実践を改善することを意図している．これと同じように，健康専門職者も研究の最初の段階では知識だけを生み出すが，次にはこれをもとに臨床実践を改善することを模索する．

## 記述民族学の起源

現代の記述民族学は，文化人類学*に始まったもので，特に1920年代，1930年代に確立した．その当時 Malinowski*(1922)，Boas*(1928)，Mead*(1935)のような著名な文化人類学者が非西洋文化における文化的パターン，習慣を調査し，そこに住む人々の生活スタイルを探求した．第一次，第二次世界大戦後の，いわゆる部族が消えつつある時期で，研究者は彼らと一緒に生活し，彼らについて書くことによって，消えつつある文化の様相を保存したいと考えたのである．

当初，このような文化人類学者は「原始的」文化*のみを調査していた（「原始的」という用語には，初期の人類学者たちの保護する姿勢が表れている）．やがて文化と文化の結びつきが強くなり，もはやほかの文化が混じっていない孤立した異国の文化をみつけることができなくなったとき，西洋の文化人類学者は「文化的異邦人*」として行動する方向へと変わり，自分自身の文化を調査するようになった．これは自文化を外からみようという試みである．つまり，すべてを外部の人*の目でみつめるということである．経験を積んだ記述民族学者や社会学者が自分自身の社会を研究することで，すでになじんでいるものに対して新しい見方をする．なじんできた文化にこのようにアプローチすれば，記述民族学者が自分自身の社会あるいは文化集団についてもつ前提を当然のこととして見逃すことはなくなるだろう．

社会学におけるシカゴ学派もまた，都市のスラム，ゲットー*，都市のギャングのような，周辺的な文化や「社会的異邦人*」としての下位文化*を調査し，後の記述民族学的方法に影響を与えた．そのよい例として，Whyte(1943)による研究がある．彼は米国のある都市におけるギャングの下位文化を調査した．そして，その成果の『ストリート・コーナー・ソサエティ』(Street Corner Society)*は古典となり，社会学者たちは自分の研究を書き上げる際にモデルとして用いるようになった．

## 文化の探求

文化人類学は文化に関係がある．また記述民族学は，文化を強調するということがほかの研究方法とは異なる点である．文化とは，ある集団の生活の仕方であり，社会的に構成され，伝承され，学習された行動である，と定義することができる．ある文化集団の構成員の生活経験は，彼らが共有するコミュニケーションシステムから成り立っている．コミュニケーションシステムは文化的加

---

*cultural anthropology
文化人類学は主にアメリカで用いられている用語．イギリスでは社会人類学，日本では民族学ともよばれてきた．

*Malinowski B.K.
マリノフスキー B.K.
第6章参照．

*Boas F.
ボアズ F.
（1858～1942）
アメリカ人類学の父と呼ばれる．

*Mead M.
ミード M.
第6章参照．

*primitive cultures
（日本語版の初版では「未開民族の」と訳していた）

*cultural strangers
*outsider
アウトサイダー．

*ゲットーとはユダヤ人強制居住区域．少数民族の住むスラム街．

*socially strange
*subculture
ある集団に特有の価値基準によって形成された文化で，その社会の支配的文化のなかに飛び地のように存在するもの．青年文化，特定の階層，さまざまなエスニックグループのもつ固有の文化に対しても使用される．

*Street Corner Society
Whyte がイタリア系スラムに入り参加観察を通して若者たちの生活，集団形成などをいきいきと描き出したコミュニティ研究の古典（1943年発行）．

*sign
記号とも訳す.

工品だけでなく，身振り手振り，言語のようなサイン*——その文化の構成員が認識し，意味を理解しているすべてのメッセージ——から成り立っている．ある文化や下位文化のなかにいる個人は，集団の構成員から学ぶことによって共通の価値観や考えを獲得する．LeCompteとPreissle(1997)は，下位文化あるいは文化を研究する研究者は，その文化に独特で特徴的なプロセスを記述する責任があると強調している．文化人類学者は文化の生活様式を観察し，研究することを目的としている．彼らは記述民族学的方法を使って，集団やその習慣的行動を分析し，比較し，検証する．その集団と個人の関係や個人同士の関係も調査する．特に変化を研究することは，記述民族学者が文化や下位文化を理解するのに役立つ．集団の間の摩擦が重要とみなされれば，2つの文化が交わる場所での集団の間の摩擦に焦点があてられるだろう．このことはたとえば，医師とほかの健康専門職者の相互作用の研究などにみられる．

ときには看護職者自身がよく知っている下位文化や状況について研究することもある．

> **例**
> 　ある救命救急部門(A&E)の看護師は，地元の病院におけるA&Eという場の文化を研究したいと思うかもしれない．看護師たちはこのA&Eのシステムを改善するために，その場における出来事や重大なインシデント，患者や医療者の行動をよく観察しようとするだろう．
> 　ある助産師はその土地の産科病棟の仕事を研究する．状況を観察し，仲間の助産師が行っているルーチンの行為について質問する．そして，助産師たちのルーチンのやり方で問題が起こっている数人の患者を観察し，患者に彼らの感情や認識について質問する．

## 記述民族学的な方法

Sarantakos(1998)とThomas(1993)は，記述民族学の方法について以下の2つのタイプを区別して述べている．

*descriptive ethnography
*conventional ethnography
*critical ethnography
*macro-social factor
*agenda
参加する人々の議論の範囲と文脈を枠づける事項のこと．
*empowerment
個人が自己の生活を自分自身でコントロール，決定する能力を開発していくプロセスを意味する用語．

- 描写的な記述民族学*あるいは伝統的な記述民族学*
- 批判的な記述民族学*

描写的な記述民族学もしくは伝統的な記述民族学は，文化や集団の記述に焦点をあてるもので，分析を通してパターン，類型，カテゴリーを取り出す．批判的な記述民族学は，支配力のようなマクロ社会的因子*の研究を行い，常識的な前提や隠された申し合わせ事項*を調査する．それゆえ，より政治的である．Thomas(1993：4)はこの2つの違いを「伝統的な記述民族学は文化を記述するために研究し，批判的な記述民族学は文化を変化させるために研究する」と述べた．どちらの記述民族学も，同じ分析方法を用いるため，この章では分けずに述べる．批判記述民族学は人々のエンパワメント*に関係するので看護職者にとって重要となるだろう．

# 看護学における記述民族学

*Leininger M.M.
レイニンガー M.M.
記述民族学の手法によりケアを探求し，独自の看護論（文化的ケアの多様性と普遍性）を著した．
*ethnonursing

　看護学で最初に記述民族学的方法が用いられたのは，米国である．記述民族学の看護研究者としては Leininger*（1978, 1985）と Morse（1991, 1994）が最もよく知られており，有名な著書をいくつか著している．Leininger（1985）は看護学に記述民族学の方法を活用し，「エスノナーシング*」という用語を用いて表した．これは記述民族学を改良，拡大して開発したものである．エスノナーシングは，ほかの記述民族学的研究方法のように文化を研究するものであるが，特に看護ケアを扱っており，ゆえに看護学の知識を生み出すものとなっている．つまり，「主として看護現象を詳細に記録し，記述し，説明することに焦点をあてた特有な研究方法である」．Muecke（1994）は，一般的な文化人類学研究と看護学における記述民族学の研究には違いがあると述べている．彼女は，記述民族学的看護研究の目指すところは単なる看護文化あるいは患者文化の理解にとどまらないと考えており，臨床実践の進歩をもたらすはずだという．記述民族学的看護研究者がほかの文化人類学者と違うのは，仕事のある日だけは情報提供者と生活し，プライベートな生活については研究を行う場から離れて過ごすという点である．また研究者は看護職者として，研究の場となる看護の現場で使われている言葉に精通している．一方，文化人類学者の方は，初期には研究開始時からその文化の言語を知っていることはめったになかったし，近年になっても，研究を行う場や独特な言葉や人々にいつも精通しているとは限らない．

　ヘルスケア領域で記述民族学は研究に応用されている．Chambers（2000）は患者の権利と意思決定の領域において，意思決定に関連する研究方法論のなかで記述民族学という用語を使用している．看護の領域において，記述民族学的な方法は一般的にケアや臨床実践を改善するために臨床場面での行動や認識を研究する方法として用いられている．

*socialisation
人間が社会的存在となる過程をさす．人間は社会によって生み出され，それと同時にその人間が社会を生み出す．この双方向的な過程のこと．
一次：ほかのすべての人々のようになる普遍化．
二次：ほかの特定の人々のようになる集団化．
三次：ほかの誰のようでもない人になる個人化．
の3つの次元がある．

> **例**
> 　Preston（1997）は，冠動脈疾患患者の家族の研究を行った．冠動脈バイパス手術のための準備を受け，手術から回復するまでの間の患者の家族のヘルスプロモーションについて調べた．それぞれの家族は小規模グループとしてみなされ，観察と面接が行われた．この観察と面接には心疾患の予防と管理について構成されたプログラムが含まれていた．

　ヘルスケア領域における記述民族学はヘルスケアのプロセスや状況，システムの研究を含む．ヘルスケア領域における記述民族学は病棟の観察，患者の認識あるいはある健康状態や病気を経験してきた人々が構成員である特殊な集団の調査によって類型化される．社会化*の研究もまた，専門的な実践領域では重要である．社会化の研究では臨床実践や教室のような場において下位文化での連携や相互作用を研究することが多い．

Schensulら(1999)は看護職者に利用されそうな役に立つアドバイスを提示している．それらはいくつかの段階となっている．
- 研究しているグループの問題を記述する
- 問題の記述を通して，問題の原因を理解する．そして問題を予防できるかもしれない
- 文化的構成員を明確にしたり，彼らのニーズを報告することに役に立つ
- 臨床的な実践や専門的な実践において変化をもたらす情報を提供する

　記述民族学的看護研究者は，いつも自分と同じ文化をもつ構成員を調査しているわけではない．近年，英国の看護職者はいろいろな民族グループ出身の患者のケアをしており，彼らの文化についてよく知っておく必要がある．看護職者も患者もそれぞれの文化の産物であるので，文化は看護のすべての場面にかかわることになる．DeSantis(1994)は看護師が異なる価値や信念システムをもつ患者に出会ったときには，看護師独自の価値や信念システムを一時的に保留するよう勧めている．彼女は，少なくとも3つの文化が患者との相互作用に含まれているという．すなわち看護の専門文化，患者の文化，相互関係が起きている文脈という文化である．

## 記述民族学の主な特色

　記述民族学の主な特色は次に示すようなものである．
- 観察と面接からのデータ収集
- 「濃密な記述」の使用
- 重要な情報提供者と場の選び方
- イーミック，あるいはエティックな特徴

### 観察と面接からのデータ収集

　研究者は主に観察と面接という一般的な方法によってデータを収集するが，手紙や日記，ある特定グループの人々やその関連の人々の歴史を録音した口述記録などの記録物もデータになる．Wolcott(1994)はこれらの方略を「経験」(参加観察)，「質問」(面接)，「検証」(記録研究)と称した．

　記述民族学においても，ほかの質的研究アプローチと同様に，研究者が主な研究用具である．直接参加観察することは，研究中の文化からデータを収集する主要な方法であるから，参加者はその文化に参加するように努める．そして自分が見たり聞いたりしたすべてを記録し，さらに解釈を得るために文化的構成員に面接するのである．

　健康に関する研究者は，一般に臨床あるいは教育の場での行動を観察する．LeCompteとPreissle(1997)は，複雑そのものである文化の社会的現実を記述することは難しいからこそ，初心者は，細部に惑わされてはいけないとアドバイスしている．データのどれを取り入れ，どれを除外するかの決定は，研究の

主題，得られたデータ，研究者の経験に左右される．研究参加者がお互いに相互作用する方法と同様に研究参加者とその行動が観察される．特別な出来事，危機，場面そのもの，および空間と時間の使い方もまた調査されるだろう．観察者は，文化あるいは下位文化の習慣やその場で時間とともに生じる変化を調査する．Richardson（1990）は，結果は面接やフィールド記録のなかにはないと警告している．すなわち参加者の記述は，ストーリー，つまりデータから導かれる文章にしなければならない．

*in-depth interview

　徹底的な面接*を行うためには，観察することがまず重要である．研究者は自分が見ていることが何を意味しているのかわからず，その集団あるいは文化の構成員に説明してほしいと依頼することもある．研究参加者は出来事や習慣，役割について自分の解釈を面接者に伝える．形式的で構造化された面接*もあるが，しばしば研究者は即座に質問し，構成員と形式ばらない会話を行う．Deutscher（1970）やもっと近代になってからはLeCompteとSchensul（1999a）が論じたように，言葉と行為のギャップ，つまり行っていることと言っていることとの不一致の問題がある．これに研究者が気づくことも多い．だが，言葉と行動が一致しているかもしれない．Germain（1993）はこの一致あるいは不一致を評価し，説明すべきであるとアドバイスしている．

*structured interview
第5章参照．

　記述民族学的看護研究者は人々の生活に参加し，情報提供者の話を聞き，彼らの行為についての解釈に耳を傾ける．これは，本質的には調査者と情報提供者とのパートナーシップがあって成り立つものである．

## 「濃密な記述」の使用

*thick description
用語解説参照．

*Geertz C.
ギアツ C.
（1926～　）
アメリカの代表的文化人類学者の1人．濃密な記述（thick description）について論じた．著作『文化の解釈学Ⅰ・Ⅱ』『文化の読み方／書き方』．

*Ryle G.
ライル G.
（1900～1976）
イギリスの哲学者．日常言語学派の総帥といわれる．著作『心の概念』．

*thin description

　記述民族学の主な特徴の1つは，濃密な記述*である．これは文化人類学者Geertz*（1973）によって用いられた用語であり，哲学者Ryle*の言葉を引用したものである．濃密な記述とは，文化的関係や社会的関係についてパターンを詳しく述べることであり，文脈におけるパターンを扱っている．記述民族学の解釈は，時間，場所，出来事と切り離すことができない．解釈のよりどころとなるのは，文化的な文脈のなかで，文化の構成員にとって，その活動や出来事がどのような意味をもっているのかという点である．記述と分析は現実に根ざしていなければならない．そのため研究者は社会的な出来事や振る舞いについてよく考え抜くのである．ある文化における抽象的で一般的なパターンや社会生活における特徴について研究者自身が関心をもっているとき，濃密な記述は理論的かつ分析的に行われる必要がある．Denzin（1989）は，濃密な記述を行う目的は，研究参加者の感情，考え，認識を読み手に実感してもらうことだと主張している．濃密な記述は文化のなかで人々が抱いている意味や解釈を扱っている．

　濃密な記述は希薄な記述*と対照をなす．希薄な記述は表面的で，文化の構成員が潜在的にもっている意味を探求することのない研究であり，真の記述民族学的な研究とはいえない．

## 重要な情報提供者と場の選び方

ほかの質的研究方法と同様に，記述民族学的看護研究者は，確率論的標本抽出*ではなく，ある基準に基づく意図的な対象選択*を行う(LeCompte & Preissle, 1997)．これはある基準——たとえばある病棟，専門看護師のグループ，あるいは特定の状態の患者——をもって，研究するグループや場を選ぶことをいう．私たちの学生は回復しつつあるアルコール中毒，心筋梗塞の患者，喘息の患児などさまざまな集団から対象者を得てきた．対象者を選ぶ基準は，明確で系統的でなければならない(Hammersley & Atkinson, 1995)．研究者が重要な情報提供者*を選ぶときには，研究する集団を代表すると確信できるように，注意深く，慎重に選ぶことが必要である．たいていの場合，主要行為者*は，その集団の文化的な振る舞いや習慣について形式ばらずに話してくれるだろう．彼らは受動的な「回答者*」というより，むしろ研究への積極的な「協力者*」になる．

対象は特定の文化あるいは下位文化の集団から選択する．記述民族学者はある文化を身につけ，その文化について詳しい情報を提供できる個人を探さなければならない．重要な情報提供者は，その集団の歴史や下位文化，あるいは集団のなかでの相互作用のプロセス，文化的な習慣，儀式，言語について専門的な知識をもっている．このような主要行為者は，研究者がその文化や下位文化に順応するのを助ける．研究者は，研究の最後に，重要な情報提供者に再び会い，研究者の記述や解釈をチェックしてもらい，研究者の考えあるいは認識が適切かどうかを確認する(参加者チェック*)．

*probabilistic sampling 第8章参照．
*purposive sampling 第8章参照．

*key informants
*key actor

*respondents
*collaborators

*member check 用語解説および第16章参照．

> **例**
> 学生の1人が，高齢者のケアをしている家族の考えや認識を調査した．彼女は重要な情報提供者として，非公式な家族介護者グループに参加している人々を選んだ．彼らはミーティングに学生が参加することを許可してくれ，彼らの考えや思いを聞かせ，ケアという下位文化やほかの介護者の話を学生に教えてくれた．興味をもったり，当惑するようなものをみつけると，学生はそれについての情報を求めて，また最終的に自分の解釈が妥当であるか確認するためにグループの主要構成員のところへ行った(学部学生)．

研究者と重要な情報提供者が一緒に過ごすことで，彼らの間のつながりは強くなる．重要な情報提供者は研究者が時間的にも場所的にも研究を依頼することのできない領域に入り込んでいるので，研究者はざっくばらんな会話を通して，その集団の習慣や振る舞いについて学ぶことができる．たとえば，助産師は戦争中の助産についての情報を得ようとしたり，看護師は海外の看護の問題点を明らかにしようとするかもしれないが，過去には戻れないし，海外に行くこともたやすくはない．このようなとき研究者は，専門的な知識をもっている情報提供者を活用する．上記の例では，戦争中に助産実践をしていた助産師，

あるいは海外の広い地域で働いたことのある看護師である．重要な情報提供者は健康専門職者かもしれないし，患者かもしれない．DeSantis(1994)は，記述民族学的看護研究における主な文化的情報提供者は患者であるとしている．患者は看護師に，自分の文化あるいは下位文化について，そして期待や健康の信念について部分的に話す．Spradley(1979)は記述民族学者に文化の構成員の「暗黙の了解\*」，すなわち彼らが無意識のうちにもっている概念や前提を引き出すように勧めている．

\*tacit knowledge

　Fetterman(1998)は，重要な情報提供者が最初からもっている前提に用心するよう警告している．彼らが物知りであればあるほど，研究者に自分の考えを押しつけるかもしれないので，観察した現実と重要な情報提供者の話とを比較してみなければならない．また主要行為者は，研究者が聞きたいと思っていることのみを話すという危険性もある．この危険性はヘルスシステムにおいて行われる研究において，特に強いといえる．患者はいったんレッテルが貼られたら簡単にはそれを取り去ることはできないということに気づき，しばしば自分をケアしてくれる人に気に入られようとするか，あるいは健康専門職として自分に接してほしいと望む．しかし，このような状況で，面接者と情報提供者が長く接触を続けることや「研究参加の約束期間を延長すること」は，上記の危険性を克服する助けとなる．

## イーミック，あるいはエティックな特徴

\*construct
用語解説参照．

\*emic perspectives /
etic perspectives
用語解説および第1章参照．
\*insider
\*native

　記述民族学者は，情報提供者が用いた構成概念\*を用い，さらに研究者による系統立った概念枠組みを適用する．いわゆるイーミックな見方とエティック\*な見方である(Harris, 1976)．はじめに，研究者はイーミックな見方——内部の人\*の——もしくはその土着の人\*のとらえ方を理解する必要がある．「現実」についての内部の人の説明は，彼らがどうしてそのように行動するのかという理由を見いだすことに役立つ．イーミックな見方を用いた研究者は，その文化の構成員の視点に立って出来事を解釈する．特に研究の最初の段階で，このイーミックな見方を研究の基本とすることが重要である．これは研究者自身の文化的な価値観や信念を研究しようとしているほかの文化へもち込まないようにするためである．外部の人，つまりエティックな視点は，ヘルスケアや健康調査において非常に長い間，一般に用いられてきた．健康専門職者あるいは専門研究者のような外部の人は，患者自身の考えを聞くよりむしろ，患者の問題を見いだし，記述するのが常だった．現在病気を経験している人は，自分の状態だけでなく，その人自身の感情，認識も熟知しているので，自分自身についての話をすることができる．Harris(1976：36)は次のように述べている．「人々の頭のなかに入り込む方法というのは，彼らと話すことであり，彼らが何を考え，何を感じているかを質問することである」．

　イーミックな見方は，情報提供者の現実や説明に一致する．文化あるいは下位文化を調査している研究者は，その構成員から，現存している習慣やパターンについての知識を得る．つまり，イーミックな見方は，このような文化的特

殊性である．看護職者が自分たちの文化や患者の文化を探求する場合，研究者自身がすでにその文化のなかに密接に入り込んでいるために「その場ならでは」の視点を得やすい．むしろ逆に，研究を始める以前からその文化になじんでいるということは，危険な考えへと結びつくことがある．というのは，健康専門職者は，自分が調査している文化の一部分であることから，研究者としての役割を忘れ，必ずしも現実に基盤をもたない仮説を正しいと信じ込むことがあるからである．それゆえ研究を始める前の仮説については，よく考えぬくことが重要である．

> **例**
> 　私たちの仲間の1人が入院患者の情緒的な経験についての研究を行っていた．彼女は入院という体験のなかで恐れが最も重要な情緒的経験の側面となるだろうと仮定した．しかし多くの高齢患者は，気恥ずかしいという感情を強くもっていることがわかった．これは重要な発見であった．なぜならば気恥ずかしいという感情を生じさせないある種の対応やケアが必要であることを示唆しているからである．

もちろん，エティックな視点もまた重要である．エティックな意味は，記述民族学者自身の考え，すなわちその文化の場からいったん離れて理解しようとする抽象的・理論的視点を強調する．Harris(1976)は，エティックな視点は研究者による科学的説明であり，直接観察可能であることに根拠をおいていると述べている．つまり研究者は，枠組みのなかに個々人の考えを位置づけ，そこに社会科学的見方を用いることによってその枠組みを解釈していく．イーミックとエティックな視点は，研究者と研究に参加する者たちとの間にパートナーシップを与える．ときどき，研究者は部外者として情報提供者自身が気づいていない文化的なパターンや考えに気づく(Katz, 1997)．

*first-order concept
*second-order concept

これらの考えはDenzin(1989)の提唱した第1概念*，第2概念*という考えと一致している．第1概念は，毎日の生活の常識的な見方のなかで用いられているものであり，一方，第2概念はもっと抽象的で，研究者が適用したものである．たとえば，「仕事を覚える」という用語がよく使われるが，これは，毎日の生活のなかで人々に認められている第1概念ということができる．社会科学者は同じ概念を「職業的な社会化」と第2概念でよぶだろう．この2つの用語は素人の言葉と学問的な言葉の違いである．しかし，心にとどめておかなくてはならないのは，イーミックな視点がエティックな視点に簡単に移行できない点である．参加者が意味している内容は科学的な解釈とは異なっている．研究者は情報提供者の現実と科学的解釈の間を行ったりきたりするが，研究している文化のなかへ入り込むことと，科学的に思考してその文化にみられる信念や実践の知識をもつこととのバランスをとらなければならない．このことは「くり返し*」と表現されており，研究者が考えを修正し，それ以前の段階の上に積み重ねるものである(Fetterman, 1998)．

*iteration
終了条件に達するまで一定の処理方法を行うこと．反復法とも訳す．

## フィールドワーク

*field work
用語解説参照.

*first-hand experience

フィールドワーク*という用語は，記述民族学者をはじめ質的研究者が，研究室の外でデータ収集を行う意味で用いられている．記述民族学の主な特徴はグループまたは地域社会のなかでの「直接得た体験*」を基盤としていることである．「直接得た体験」は参加者の観察と面接だけではないが，これらを含んでいる (Atkinson et al., 2001)．記述民族学者は主に観察と面接というフィールドワークを通して，ほとんどのデータを得る．彼らは，調査しようと考える地域社会あるいは集団となじみになる．質的研究におけるフィールドワークは，情報提供者が自然に振る舞う場のなかで彼らを観察し，長期間にわたって話をしながら研究を行うことであるから，研究者に慣れて，装うことなく自然に振る舞ってもらうために彼らとなじみになることが必要である．そして多様な文脈からみた観察が重要である．Spradley (1980：78) は，研究者がある状況を観察するときの手引きを作成した．これらのガイドラインは完璧ではないが参考になるだろう (第6章参照).

フィールドにおける最初の段階は，探求のための時間である．看護職者は研究する地域について学び，親しむようになる．看護職者は地域社会に参加しており，患者と専門職者の文化をよく知っているので，このことは難しいことではない．健康専門職者はこれらの文化にすでに参加しているので，あえて仲間入りする必要性はないが，異文化における人類学者は最初からその集団のあり方を学んで，受け入れてもらわなければならない．フィールドワークの目的は，地域社会のなかで生活している人々が認識しているその文化のパターンと規則性を明らかにすることである．Germain (1993) はフィールドワークにおける3つの段階を明らかにした．第1段階では，研究者は，研究中の文化を大まかにとらえ，観察記録を書く．第2段階では，研究者は特定の論点に焦点をあてていく．研究者は，最初の観察について情報提供者に質問をする．第3段階では，研究者は，飽和*が起きたことに気づき，離脱のプロセス*を開始する．

*saturation
用語解説参照.

*process of disengagement
その文化と距離をおいて理解するプロセス.

*participant observation
第6章参照.

記述民族学的研究において最もよいデータ収集方法は参加観察*であり，最も望ましいのは文化に完全に入り込むことである．たとえば，病棟の仕事を探求しようと考えれば，看護師はこの部署のメンバーになるか，その場に参加してそこにいる個々人の実践や反応を観察するのかどちらかであろう．

### ミクロ記述民族学とマクロ記述民族学

ミクロ記述民族学は，単一の病棟，専門看護師グループのような下位文化，あるいは場に焦点をあてる．Fetterman (1998) によれば，ミクロの研究は，小さな単位，あるいは小さな社会的状況における活動に焦点をあてた研究で成り立っている．記述民族学者は，ペインクリニック，手術室，産科病棟，開業医の診療所のような場を選ぶ．たとえば，私たちの学生2人が男女混合病棟で調査を行った．ほとんどの学生は，マクロ記述民族学に比べて時間のかからないミ

クロ記述民族学の研究を選ぶ．ミクロ記述民族学の研究のほうが看護の世界にふさわしいようである．

大規模な研究と小規模な研究，すなわちマクロ記述民族学とミクロ記述民族学は厳密に分けることはできない．マクロ記述民族学は，制度，地域社会，価値体系をもつ大きな文化を調査する．看護学においては，病院，あるいは看護の文化にあたるだろう．大規模研究は，長期間その場で研究することも意味し，何人かの研究者が携わることもよくある．両方のタイプの記述民族学とも，データ収集や分析のために似たような方略が必要になるだけでなく，研究中の地域社会を詳細に描写する必要がある．どちらの研究のタイプを選ぶかは，もちろん調査の焦点や研究者自身の興味によって決まる．

記述民族学の研究は，文化が変化しているときに非常に有益なものになるだろう．ヘルスケアシステムの変化について，健康専門職者は病院あるいは地域社会のような大きな場だけでなく，病棟や手術室のような小さな世界においても，ヘルスケアシステムがどのように展開しているのかを研究している．変化すなわちある段階やあるイデオロギーから次なるものへの推移は，看護学の研究にとって有益な焦点を提供するだろう．英国において，たとえば，出産の変化 (changing childbirth：DoH[Department of Health]，1993) という記録は，助産実践に重大なインパクトを与えたといってよい．地域の産婦人科で，実際に実践が変化したかどうかを観察研究によって効果的に評価することもできるだろう．小さな社会単位は，健康専門職者による記述民族学の最も適切な場となる (Boyle, 1994)．

---

**例**

Holland(1993)は，看護実践における慣習にとても興味をもっていた．彼女は慣習的な行動が行われているかどうかを調べるために，外科病棟の場における看護師の集団，つまり文化的集団を観察した．彼女は慣習と文化的な規則が存在することを証明した．それらは，グループ構成員に共通する価値観の産物であり，彼女たちのつながりを深めるのに役立っているとともに，患者に不利な影響を与えることはなかった．

---

## 記述民族学記録：フィールド記録と分析記録

研究者は，主に観察と面接という一般的な方法を通してデータを収集するが，研究する文化のなかにいる人々の手紙や日記，口述記録のような文書も使う．研究を開始した時点から，記述民族学的看護研究者は，「そのフィールド」——研究している場と状況——で何が続いているのかを記録する．これは，文脈のなかでの出来事や行動を正確かつ詳細に記述するだけでなく，すぐに忘れてしまう印象を書きとめることも含んでいる．ノートをつけ，その状況で何が起きているのかを記述するとき，記述民族学者は内省的になり分析的になる．

Spradley(1979)は記述民族学におけるフィールド記録について，次の4つの

異なるタイプに分けた．
- 要約した記述
- 詳述した記述
- フィールドワーク日誌
- 分析・解釈記録

　要約した記述は，データ収集の間，フィールドで書かれた短い記述であり，詳述した記述は，短い記述をのばして，詳細に記録するものである．記述民族学者は，データ収集中に記録をすることができないのならば，観察や面接をした後，できるだけ早く短い記述を詳細に記述する．フィールドワーク日誌は，フィールドワークのなかの記述民族学者自身のバイアス*，反応，問題を記述する．研究者はこのほかに，録音テープや映像フィルム，写真，フローチャートや図表のような方法も使って出来事や行動を記録する．

*bias
用語解説参照．

　フィールドワークは段階を経て進行する．最初に研究者はその集団や場の大まかな像を描く．研究者は行動を観察し，研究する地域社会で使われている言語に耳を傾ける．臨床の場にいる看護職者にとって，これは難しいことではない．なぜなら，患者や看護職者，ほかの健康専門職者は，研究者が正確かつ誠実に記録すると信用してくれているからである．最初の観察の後に，研究者は重要と思われる特定の論点に焦点をあてる．最後に論文を書き上げることで，研究中の文化についての詳細な分析や解釈を行うことになる．

## 記述民族学研究を行うことと書くこと

　記述民族学は「経験し」，「尋ね」，「吟味する」ことによって始まる（Wolcott, 1992）．これらの最初の手順についてはすでに述べた．研究報告書を書き上げるとき，研究者はこれらすべてを考慮に入れながら，記述民族学の研究をつくり上げる．Wolcottが述べるように，記述民族学は記述，分析，解釈から成り立っている．記述民族学者は，その文化を研究している間に，見たことや聞いたことを記述するのである．つまり，その主な特徴を明らかにし，分析を通して，それらの関係を明らかにする．つまり，データの意味を問い，データから推論して調査結果を解釈していく．Stewart（1998）によると，記述民族学は研究者が研究している集団の詳細な描写をつくり上げる感覚という点において全体論的である．これはまた研究者が，研究が行われている場の社会的文脈の説明をも行っていることを意味する．

### 記述

　「記述——日常の感覚での——は質的研究の本質である」とWolcott（1994：55）は述べている．しかし，これは見た目ほど単純ではない．研究者はその研究に役立たない出来事や相互作用は無視し，逆に適切で重要であると受け止めた特定の論点に焦点をあてて，観察する特別な状況を選びとっている．その研

究にすぐに関連するものでなければ，観察したり，聞いたりしたことをすべて記述するのではない．これは少なくともある程度の分析と解釈がなされているということでもある．

研究者の記述は，文化的集団のなかの行為や相互作用，出来事の報告となるストーリーを書くことである．読み手はその場の雰囲気をつかみ，感情を知り，「そこで何が起きているのか」を理解するであろう．記述は重大な出来事，慣習，役割を詳細に説明することで重要性が高まる．Wolcottによれば，記述の間，書き手は説明のための枠組みを与えるような分析的な構造をたどっている．

## 分析

*coding
用語解説および第15章参照．

*raw data
未加工のデータ．生のデータとも訳す．

分析はデータを用いた作業となる．コード化*を行ってそれらを処理した後に，パターンとテーマを認識し，考えと考えのつながりを見いだすことによって，素データ*を変換する．分析は解釈なしには進展できない．しかし，より科学的に，系統的に行われなければならない．それは無秩序なデータに秩序をもたらす．研究者はどのようにしてそれらを構造化し，関係づけたかの道筋を示さなければならない．この段階で，明らかになったテーマに関連した他人の研究と自分の研究を比較したり，統合することが分析プロセスの一部になる．分析がデータを正確に反映していることが重要である．分析者は分析で得られたものがすべて分析カテゴリーやテーマと合っているかどうかをみるために，データに戻って関係を明らかにしなければならない．

## 分析のステップ

ほかの質的研究と同様に，データ分析は観察と面接の開始当初から行われる．焦点は次第に明らかになってくる．データ分析において，研究者は目的と最初の研究の問いに立ち戻る．分析はデータ収集よりも長い時間がかかる．Fielding（1993）は，分析において行動や出来事の記述だけでは不十分であり，記述民族学の目標は集団または文化の記述以上のものを書くことであるという．分析のプロセスにはいくつかの段階がある．
(1)集めた資料を秩序づけ，整理する
(2)データを読み直す
(3)資料を処理しやすい切片に分ける
(4)カテゴリーをつくり上げ，比較し，対比する
(5)カテゴリー間の関係の探索とカテゴリー同士のグループ化を行う
(6)パターン，テーマ，類型を見いだし，記述する
(7)意味を解釈し，探索する

Spradley（1979：92）は分析とは「その部分部分を確定するもの，部分間の関係，部分と全体の関係を系統立てて検証すること」であると主張している．Agar（1980）は，分析のプロセスは直線的には進まないものであると強調して

いる．つまり研究者は，文化について学ぶことを通してデータを収集し，見聞きしたことの意味を了解しようと試み，そして分析し，解釈したことをもとに，新しいデータを集めるのである．

　研究のごく初期から入念にデータを調べ，編成していく．もし，データに隔たりや不足があれば，さらにデータを集めるか，あるいは研究の最初の目的に再び焦点をあてることによってデータを満たす．この作業を進める一方で，研究者は特定の側面に焦点をあて，もっと厳密に調査する．

　データを読み直すなかでも，考えと観察したことは記録されており，規則性を見いだす探求を始めることができる．最初の面接記録——あるいは最初の観察の詳細な記述——を入念に調べ，区分し，それにコードをつける．ついで，第2，第3の面接の記録をコード化し，最初のものと比較する．共通，類似のコードに分類し，グループ化する．これはそれぞれの面接（あるいは観察）ごとに行う．テーマ的に類似するものは1つにまとめておく．研究者はカテゴリーを結びつける考えをみつけようと試み，記述し，要約する．この段階以降はつながりやパターンを視覚的に示すために図が有益である．MilesとHuberman（1994）のテキストは質的研究における図の使用について典型的な例を示している．

　規則性と導き出されたテーマはカテゴリーにグループ化される．それは研究者が比較し，主要な構成概念に縮小したものである．考えや行動についてはっきりしたパターンが現れる．パターンと規則性は，実際の観察と面接に基盤をもつ．つまり，研究者の個人的な経験と文献から導かれたカテゴリーとテーマとが関連づけられる．LeCompteとPreissle（1997）は規則性を見いだす有効な手段として，必要に応じて要約を書くように勧めている（第15章参照）．

## 解釈

　研究者は最後の段階に入る．つまり，現象について推論し，意味を考え，説明を与えるという，分析中あるいは分析後に行う解釈の段階である．記述し，分析しながら，研究者は見いだしたことを解釈する．つまり，研究者は見いだしたことを洞察し，意味を与える．解釈は直接データに基づいてはいるが，ある種の推測や理論化，説明を含んでいる．解釈はほかの研究と自分自身の研究を比較，対比しながら，分析から導き出された考えを確立された理論へ関連づけることである．

　結局，ストーリーとは記述，分析，解釈がまとまったものである．LeCompteとPreissle（1997）はこれをジグゾーパズルの組み立てになぞらえて，早期から枠のアウトラインをはっきりさせ，小さなピースを集め，枠組みのなかにおくことだとした．違いは，ジグゾーパズルの場合，人々は出来上がりの絵を知っており，作業を進める手立てをもっているが，質的研究においては描き出される絵は単にそのアウトラインを想像するのみで，組み立てのプロセスによって変化するかもしれないということである．

## 陥りやすい問題

　看護の文化のなかで記述民族学の研究を行うには，多くの問題がある．第1に，自分自身が所属する集団を調査することが難しく，また習慣と規範が自分のものとなっているような熟知した文化については「文化的異邦人」として仮定を問いかけることも難しい．自戒と外部からのアドバイスがとても重要である．第2に，健康専門職者はしばしば自然科学をバックグラウンドにもっており，臨床研究に系統立ったアプローチを適用するように教育されているので，あいまいさを経験することに困難を感じることがあるかもしれない．しかし，研究においては，裏づけのない主張をするよりも，不確かであると認めるほうがよい．これは看護診断に似ている．つまり徴候や症状についてはそれが示す意味を調べていくが，決して1度だけの解釈で終わるべきではない．結果は，その後の段階でも熟考し，あるいは新しい証拠に照らして再度解釈するものである．

　学生は，似たような状況の全範囲に適用できるかのような書き方で研究報告を書き上げることがある．質的研究に共通したことだが，記述的民族学は単純に一般化することができない．1つの下位文化あるいは場から見いだされたことがほかの場に自動的に適用されることはない．しかし，Wolcott(1994)はいつも一般化される可能性はあり，読み手が飛躍させて考えることがしばしばあるという．研究者は，研究されたそのケースに似た特定の状況と比較して，典型的なものにまで到達することができる．

　研究の初学者は記述しすぎることがよくある．分析や解釈なしに素データを示してしまうのである．研究における引用文でさえも素データではなく，分析のプロセスを通したものであるべきである．しかし，研究の初心者には叙述的な詳しい記述を勧める価値がある．明確な分析をし，解釈を慎重に行うためである．経験を重ねるにつれ，記述と分析のバランスは変化するかもしれない．研究が進んだ段階でその作業に再度取りかかると，多くの研究者がデータの再解釈を始めることは興味深い．

## 要約

研究方法としての記述民族学の主な特徴は以下の通りである．

- 記述民族学者は研究する文化，あるいは下位文化のなかにひたり，その文化の構成員の視点でその世界をみようとする
- データは記録物，研究している場での参加観察，および重要な情報提供者との面接を通して集められる
- 研究者は，その文化における規則と慣習を観察し，情報提供者が研究者に伝えることの意味と解釈を理解しようとする
- 研究者は自分自身のエティックな視点と比較して，2つの違いを探求する
- フィールド記録はその場における出来事や行動についてフィールドワーク

- の期間を通して書かれる
- 記述民族学者はその文化やその構成員の地域的な見方，イーミックな見方を記述し，分析し，解釈する
- 研究の評価基準として重要なものは，文化の構成員が経験しているようにその文化を表しているかどうかである

**〔文献〕**

Agar, M. (1980) *The Professional Stranger: An Informal Introduction to Ethnography*. Newbury Park, Sage.

Agar, M. (1990) Exploring the excluded middle. *Journal of Contemporary Ethnography*, **19** (1) April; Special Issue: The Presentation of Ethnographic Research, 73–88.

Atkinson, P. (1992) *Understanding Ethnographic Texts*. Newbury Park, Sage.

Atkinson, P., Coffey, A., Delamont, S., Lofland, J. & Lofland, L. (eds) (2001) Introduction to part one. In *Handbook of Ethnography*, pp. 9–10. London, Sage.

Boas, F. (1928) *Anthropology and Modern Life*. New York, Norton.

Boyle, J.S. (1994) Styles of ethnography. In *Critical Issues in Qualitative Research*, pp. 159–85. Thousand Oaks, Sage.

Chambers, E. (2000) Applied ethnography. In *Handbook of Qualitative Research* (eds N.K. Denzin & Y.S. Lincoln), 2nd edn, pp. 851–69. Thousand Oaks, Sage.

1) Denzin, N.K. (1989) *Interpretive Interactionism*. Newbury Park, Sage.

Department of Health (1993) *Report of the Expert Maternity Group (Changing Childbirth)*. London, HMSO.

DeSantis, L. (1994) Making anthropology clinically relevant to nursing care. *Journal of Advanced Nursing*, **20**, 707–15.

Deutscher, I. (1970) Words and deeds: social science and social policy. In *Qualitative Methodology: Firsthand Involvement with the Social World* (ed. W.J. Filstead), pp. 27–51. Chicago, Markham Publishing.

2) Emerson, R.M., Fretz, R.I. & Shaw, L.L. (2000) Participant observation and fieldnotes. In *Handbook of Ethnography* (eds P. Atkinson, A. Coffey, S. Delamont, J. Lofland & L. Lofland), pp. 352–367. London, Sage.

Fetterman, D.M. (1998) *Ethnography: Step by Step*, 2nd edn. Thousand Oaks, Sage.

Fielding, N. (1993) Ethnography. In *Researching Social Life* (ed. N. Gilbert), pp. 154–71. Newbury Park, Sage.

3) Geertz, C. (1973) *The Interpretation of Cultures*. New York, Basic Books.

Germain, C.P. (1993) Ethnography: the method. In *Nursing Research: A Qualitative Perspective* (eds P.L. Munhall & C. Oiler Boyd), 2nd edn, pp. 237–67. New York, National League for Nursing Press.

Goetz, J.P. & LeCompte, M.D. (1984) *Ethnography and Qualitative Design in Educational Research*. Orlando, Academic Press.

Hammersley, M. (1998) *Reading Ethnographic Research*, 2nd edn. London, Longman.

Hammersley, M. & Atkinson, P. (1995) *Ethnography: Principles in Practice*, 2nd edn. London, Tavistock.

Harris, M. (1976) History and significance of the emic/etic distinction. *Annual Review of Anthropology*, **5**, 329–50.

Holland, C.K. (1993) An ethnographic study of nursing culture as an exploration for determining the existence of a system of ritual. *Journal of Advanced Nursing*, **18**, 1461–70.

Katz, J. (1997) Ethnography's warrant. *Sociological Methods and Research*, **31**, 391–423.

LeCompte, M.D. & Schensul, J.J. (1999a) *Designing and Conducting Ethnographic Research*. Walnut Creek, CA, Altamira Press.

LeCompte, M.D. & Schensul, J.J. (1999b) *Analyzing & Interpreting Ethnographic Data*. Walnut Creek, CA, Altamira Press.

LeCompte, M.D. & Preissle, J. with Tesch, R. (1997) *Ethnography and Qualitative Design in Educational Research*, 2nd edn. Chicago, Academic Press.

Leininger, M. (1978) *Transcultural Nursing: Concepts, Theories and Practices*. New York, John Wiley & Sons.

4) Leininger, M. (ed) (1985) *Qualitative Research Methods in Nursing*. Philadelphia, WB Saunders Co.

Leininger, M. (1994) Evaluation criteria and critique of qualitative research studies. In *Critical Issues in Qualitative Research Methods* (ed. J.M. Morse), pp. 95–115. Thousand Oaks, Sage.

Malinowski, B. (1922) *Argonauts of the Western Pacific: An Account of Native Enterprise and Adventure in the Archipelagoes of Melanesian New Guinea*. New York, Dutton.

Mead, M. (1935) *Sex and Temperament in Three Primitive Societies*. New York, Morrow.

Miles, M.B. & Huberman, A.M. (1994) *Qualitative Data Analysis*, 2nd edn. Thousand Oaks, Sage.

Morse, J.M. (ed.) (1991) *Qualitative Nursing Research: A Contemporary Dialogue*, Rev. edn. Newbury Park, Sage.

Morse, J.M. (ed.) (1994) *Critical Issues in Qualitative Research Methods*. Thousand Oaks, Sage.

Muecke, M. (1994) On the evaluation of ethnographies. In *Critical Issues in Qualitative Research Method* (ed. J.M. Morse), pp. 187–209. Thousand Oaks, Sage.

Preston, R.M. (1997) Ethnography: studying the fate of health promotion in coronary families. *Journal of Advanced Nursing*, **25**, 554–61.

Richardson, L. (1990) Narrative and sociology. *Journal of Contemporary Ethnography*, **19** (1) 116–35.

Sarantakos, S. (1998) *Social Research*, 2nd edn. Basingstoke, The Macmillan Press.

Schensul, S.L., Schensul, J.J. & LeCompte, M.D. (1999) *Essential Ethnographic Methods: Observations, Interviews and Questionnaires*. Walnut Creek CA, Altamira Press.

Spradley, J.P. (1979) *The Ethnographic Interview*. Fort Worth, Harcourt Brace Johanovich College Publishers.

Spradley, J.P. (1980) *Participant Observation*. Fort Worth, Harcourt Brace Johanovich College Publishers.

Stewart, A. (1998) *The Ethnographer's Method*. Thousand Oaks, Sage.

Thomas, J. (1993) *Doing Critical Ethnography*. Newbury Park, Sage.

Warren, J., Holloway, I., Smith, P. (2000) Fitting in: maintaining a sense of self during hospitalisation. *International Journal of Nursing Studies*, **37**, 229–35.

5) Whyte, W.F. (1943) *Street Corner Society: The Social Structure of an Italian Slum*. Chicago, University of Chicago Press.

Wolcott, H. (1992) Posturing in Qualitative Enquiry. In *Handbook of Qualitative Research in Education* (eds M. LeCompte, W.L. Millroy & J. Preissle), pp. 121–52. San Diego, Academic Press.

Wolcott, H.F. (1994) *Transforming Qualitative Data: Description, Analysis, and Interpretation*. Thousand Oaks, Sage.

文献中，番号を付したものには下記の邦訳がある．
1) 片桐雅隆，ほか(訳)：エピファニーの社会学—解釈的相互作用論の核心，マグロウヒル出版，1992(絶版)
2) 佐藤郁哉，ほか(訳)：方法としてのフィールドノート—現地取材から物語作成まで，新曜社，1998
3) 吉田禎吾，ほか(訳)：文化の社会学<1><2>，岩波現代選書，岩波書店，1987
4) 近藤潤子，伊藤和弘(監訳)：看護における質的研究，医学書院，1997．
5) 奥田道大，ほか(訳)：ストリート・コーナー・ソサエティ，有斐閣，2000

# 第10章
# グラウンデッド・セオリー

## グラウンデッド・セオリーの使用

*grounded theory

グラウンデッド・セオリー*は，1960年代にGlaserとStraussによってはじめて用いられた，データ収集と分析のための研究方法である．グラウンデッド・セオリーの起源は，社会学，特にシンボリック相互作用論にある．しかし，グラウンデッド・セオリーは特定領域の学問や，データ収集に限定されるわけではない．これらのデータ分析の方法（継続比較）は，看護学，保健学，心理学，社会学などの学問領域や，面接の記録や観察，記録物といった資料に用いられる．グラウンデッド・セオリーでは，データ収集と分析を組織的，構造的な方法で行うため，看護領域では好んで用いられる手法である．Wuest(1995)は，グラウンデッド・セオリーは，研究者が情報提供者の経験の基盤を明らかにしたうえで，発見したことや行動に注目するので，看護学には特にふさわしい方法だと述べている．特定分野の事柄や問題についてほとんど明らかになっていない状況や，慣れた場でも新しく挑戦的な見通しが必要な場合，グラウンデッド・セオリーが用いられることがある(Stern, 1980)．

*邦訳：木下康仁：死のアウエアネス理論と看護―死の認識と終末期ケア．医学書院，1988．

*邦訳：後藤隆ほか訳：データ対話型理論の発見．新曜社，1996．

*邦訳：南裕子監訳：質的研究の基礎―グラウンデッド・セオリーの技法と手順．医学書院，1999．

*邦訳：操華子，森岡崇訳：質的研究の基礎―グラウンデッド・セオリー開発の技法と手順　第2版．医学書院，2004．

### 歴史と起源

グラウンデッド・セオリーは，1960年代にはじめてBarney GlaserとAnselm Straussが用いた．この2人の社会学者は，保健専門職者と死にゆく患者との相互作用についての共同研究を行った．これがグラウンデッド・セオリーの模範となった2冊の本(Glaser & Strauss, 1965*, 1968)になった．そして研究と講義内容をもとに，テキストとして名高いThe Discovery of Grounded Theory*(Glaser & Strauss, 1967)が執筆された．これに続いて，Field Research : Strategies for a Natural Sociology(Schatzman & Strauss, 1973), Theoretical Sensitivity(Glaser, 1978), Qualitative Analysis for Social Scientists(Strauss, 1987), Basics of Qualitative Research(Strauss & Corbin, 1990*, 1998*)の4冊が出版された．最後に提示した本は，Strauss(1996年死去)と看護研究者の共著である．これは，時間をかけて検討し明らかにしてきたア

*邦訳：樋口康子ほか監訳：グラウンデッド・セオリー——看護の質的研究のために．医学書院，1992．

プローチについて述べられているので，グラウンデッド・セオリーを学ぶには最も明確で有益な本である．ChenitzとSwansonが1986年に編集した本*では，看護研究におけるグラウンデッド・セオリーについて述べている．StraussとCorbinが1997年に編集した本では，グラウンデッド・セオリーを使った研究の実例について述べている．1999年にはIan Deyが，グラウンデッド・セオリーの分析方法と，ガイドラインを示している．

看護学とヘルスケアにおいて，グラウンデッド・セオリーによる研究方法は，死にゆく患者と看護師の相互作用に関するBenoliel(1973)の研究で用いられたのが始まりで，当初から広く普及した．またBenoliel(1996：419-21)は1980年から1994年に発表された，看護学におけるグラウンデッド・セオリーの研究をまとめている．米国では，Stern(1985)，Charmaz(1991, 2000)，Hutchinson(1993)が，英国では，Melia(1987)，Smith(1992)がこのアプローチを使った看護研究者としてよく知られている．

## シンボリック相互作用論

*symbolic interaction
言葉を中心とするシンボルに媒介される人間の相互作用に焦点をおき，「解釈」に基づく人間の主体的あり方を明らかにしようとする現代の社会学・社会心理学の流れ．用語解説参照．

*Mead G.H.
ミード G.H.
(1863〜1931)
アメリカのプラグマティスト．社会哲学者．

*significant others

グラウンデッド・セオリーの理論的枠組みは，シンボリック相互作用論*の洞察から導かれており，人間の行動を探求する人々と社会的役割の間の相互作用のプロセスに焦点を当てている．シンボリック相互作用論は，どのようにして個々人が自分の行為の傾向を他者に合わせ(Blumer, 1971)，お互いの行為を考慮し，行為を解釈し，そして自分自身の行動を組み直そうとするのかを説明している．Mead(1934)とBlumerは，人間は受動的に反応するというよりも，能動的に関与しているという考えを，グラウンデッド・セオリーに取り込んだ．

Mead*は，シンボリック相互作用論の主要な提案者であるが，自己を心理的現象ではなく社会的現象とみなした．社会の構成員は，お互いに期待や影響力によって社会的自己の発達に影響を及ぼす．最初のうちは，個々人は自分の生活にとって重要である人々，つまり「重要他者*」を手本として役割をとる．個々人は他者の期待に一致した行動をとるようになり，それによって自分の行動を具体化する．このような興味深い役割について観察することが，グラウンデッド・セオリーのデータ源となる．

シンボリック相互作用論における人間のモデルは，受動的というよりむしろ能動的であり，創造的である．個々人は行為を計画，考察，創造し，また修正する．人々は，自分が属する集団の構成員と，特定の状況での態度や反応を共有する．そのため，ある文化あるいは地域社会に属する人々は，仲間の言葉使い，外見，ジェスチャーを分析し，自分の解釈に従って行動する．この認識を基盤として，人々は振る舞いを正当化し，振る舞いはその文脈において理解される．そのため，グラウンデッド・セオリーでは，人々が役割を果たしている文脈が重要であると強調する．

シンボリック相互作用論は，個々人の行為や認識，考えや意図に焦点を当てる．Thomasの定義では，「もし人が状況を現実であると定義するのなら，それはその結果のなかでの現実である」(Thomas, 1928：584)ので，現実につい

ての個々人の定義により認識や行為は異なってくると主張している．参加観察や面接をすることは，この「状況を定義」するというプロセスをたどっていくことである．

　Denzin(1989)は，研究者が人間を理解するために人間の相互作用の世界に入らなければならないと述べ，自然主義的研究方法，質的研究方法をシンボリック相互作用論に結びつけている．こうすることにより研究者は，自分自身の見方からでなく，参加者の見方からその状況を理解する．質的研究方法はシンボリック相互作用論が理論的前提となる．人間は能動的で創造的であるとみなされているが，それらのことは人間の労働や他者との交渉，特に重要他者との交渉のプロセスのなかで観察されるものである．研究者は，個々人の認識とそれについての考えだけでなく，このような相互作用や行動，経験を調査するためにグラウンデッド・セオリーを使用する．この研究の意図は「集団を対象とした法則定立的研究*というよりも対象のケースを対象とした個性記述的研究*」(Alvesson & Sköldberg, 2000：13)である．

*idiographic study
用語解説参照．
*nomothetic study

## グラウンデッド・セオリーの目的と特徴

　グラウンデッド・セオリーの主な目的は，データから理論を生成することである．グラウンデッド・セオリーを通して，現在ある理論が修正されることも拡大されることもありうる．グラウンデッド・セオリーは，データから考えを発展させていく点が強調されていることからわかるように，ほかの質的研究方法よりも，よりデータに基づき発展させていく方法である．研究者は関心をもった分野について調査を始め，データを収集し，適切な考えを発展させていく．これは先行理論や確証を得た仮説をもたずに行う．GlaserとStrauss(1967)は，あらかじめ厳密に仮説を立てることは，研究の発展を妨げると警告している．枠組みをもってデータをみてしまうと，データから明らかになる重要な概念に気づくことができない恐れがある．

　研究者は現実に則して，参加者やその分野の専門家からも明確な理解が得られる範囲で，自由に自分の理論をつくり上げることができる．WienerとWysmans(1990：12)は，この研究方法における理論は次のことを意味すると述べている．すなわち，「2つまたは3つ以上の概念の関係を明らかにすること．そして何が起こっているかを説明するために，調査している現象について系統的な観点を提示すること」である．理論は，同じような状況下でさまざまに応用できなければならない．

　グラウンデッド・セオリーを使う研究者は，今までに発展してきた考えに代わるような見通しを得ることができる．そのため，研究者には柔軟で開かれた精神が必要であり，研究の質は，看護過程に影響を受ける．

> **例**
> 　Orona(1990)は，アルツハイマー病をもつ人に介護を行っている家族の経験

> を調査した．研究者は，介護者が，施設に自分の身内を入れる前に意思決定のプロセスを体験すると予想した．ところが，介護者はそのような意思決定プロセスを意識しているのではなく，身内が自己を失っていくプロセスに関心を向けていることがわかった．そこで，アルツハイマー病患者の自己の喪失が中心テーマになった．Oronaにとっての分析のやり方は，直線的でも系統的なものでも，順序立てたものでもなかった．したがって，データから直接得られる結果を考察していくことのできる柔軟性を必要とした．

*constant comparison
 用語解説参照．

グラウンデッド・セオリーの研究スタイルでは，継続比較分析\*を用いる．研究者は研究を通して，類似と相違と，関係性という観点でデータの各部分をほかのすべてのデータと比較していく．このプロセスでは，文献から見いだされたテーマとカテゴリーを含むことになる．すべてのデータがコード化\*され，カテゴリー化され，このプロセスから主要な概念や構成概念\*が形成される．研究者は，研究のストーリーライン\*を見いだすために，出現してきた考えをつなぐ主要なテーマの探索を続ける．

*coding
 用語解説参照．
*construct
 用語解説参照．
*storyline
 用語解説参照．
*induction
 用語解説参照．
*deduction
 用語解説参照．
*hunches

*provisional
 hypotheses

Strauss(1987)は，帰納\*，演繹\*，検証のプロセスがグラウンデッド・セオリーにおいて重要であると述べている．アプローチは帰納的でもあり，演繹的でもある．研究者は「直感\*」をもっているかもしれないが，グラウンデッド・セオリーは仮説を立てて始めるものではない．しかし最初のデータを集めると，概念間の関係が確認され，暫定的な仮説を描くようになる．これらの暫定的な仮説\*は，さらなるデータに照らして調べることによって証明されていく．Corbin(1986)は，グラウンデッド・セオリーのこのプロセスが看護過程によく似ており，看護職者にとって使いやすいだろうと指摘している．しかし，Glaser(1992)は，検証のプロセスについて疑問を投げかけており，詳しくは，この章の後半で述べる．

StraussとCorbin(1990)は，グラウンデッド・セオリーが，データ源やその重要性の点でほかの質的研究方法と似ていることを認めている．グラウンデッド・セオリーを使う研究者は，データの解釈を自分の役割であると考えて単にデータを報告するだけ，参加者の経験を記述するだけにはとどまらない．研究者は概念間の関係を検索する．一方，ほかの質的研究でも，主要なテーマを生成するが，パターンやカテゴリー間のつながりをいつも明らかにするとは限らず，理論を発展させるとは限らないという違いがある．

## データ収集

データは，フィールドにおける観察，参加者への面接，日記や手紙のような記録物，あるいは新聞からも集められる．研究者はほかのデータ源よりも面接や観察を用いることが多く，データを文献検討により補足する．文献はデータの一部として分析されるのである．

すべてのものが（研究者の経験でさえも）データ源となる．GlaserとStrauss

(1967)は，研究者は何も考えないまま研究に取りかかってはいけないと警告している．実際，ほとんどの研究は，仮説がないときにおいてさえ，研究者が体験したこと，振り返ったことを通して事前に生じた興味や問題に基づいている．

グラウンデッド・セオリーのプロセスは，必ずしも順序立てて進むわけではない．例えば，データ収集と分析は研究のはじめから関連し合っており，並行して進行し，相互に関係し合っている．データ収集の最初の段階が少し進んだ後に，分析が始まる．すなわち，出現してきた考えが分析を導いていく．考えや概念，新しい疑問が絶えず現れ，研究者を新しいデータ源に導くので，データ収集は研究の終わりまで完了することはない．研究者は最初の面接や観察からデータを収集し，最初に出現してきた考えから手がかりを得て，更に面接や観察を発展させる．つまり，研究のプロセスが進むにつれて，データ収集での焦点がはっきりし特定化していくのである．

面接や観察を行うと同時に，研究者はデータ収集のはじめから研究の期間を通して，フィールド記録を記載する．きわめて重要と思われるその場の出来事や参加者の考えを，データ収集の間か，すぐ後に記録していく．その作業により，研究者は出来事，作為，相互作用に気づき，思考プロセスが進行する．

Glaser(1978)によると，グラウンデッド・セオリーでは以下のことが必要である．

- 理論的感受性
- 理論的対象選択
- データ分析：コード化とカテゴリー化
- 継続比較
- データ源としての文献
- 理論への統合
- 理論メモとフィールドノート記録

## 理論的感受性

*theoretical sensitivity

研究者は，理論的に敏感でなければならない(Glaser, 1978)．理論的感受性*とは，研究者が重要なデータと重要でないデータとを識別でき，そのものの意味を見抜けることである．理論的感受性を向上させる資源にはさまざまなものがある．理論的感受性は，研究者をわかりきったことに固着させてしまうのではなく，むしろ，読書や経験をもとにしてすべての側面からデータを吟味するように導くもので，時間をかけて形成されていく．

専門的な経験は，気づきの源の1つとなりうる．また，個人的な経験も研究者の感受性を高めるのに役立つ．

例 1
　あるベテランの看護師が病院における患者の体験を詳しく調べた．彼女は自分の長い職歴から，患者は最初に病院に来たときにさまざまな感情に見舞われることを知っている．彼女は経験によってそのとき調べている患者の感情や認

識に敏感でありえた．

---

**例 2**

　ある助産師は，自分の最初の子どもを産んだとき，出産のいくつかの局面についてほとんど情報を与えられなかった．そのような個人的な体験から，彼女は出産に関して情報の不足という問題があるとわかった．彼女が出産の経験について観察したり質問したりするときには，情報の不足によって生じる感情についての質問もするであろう．

---

　記録物，調査研究，あるいは自叙伝によって，看護職者はデータのなかにある，関連性があって重要な要素に気づき始める．このように，文献は感受性を高めていくのである．

---

**例**

　ある健康専門職者は，専門誌のなかの，看護職者の役割学習についての研究を読んだ．その人は，この文献のなかで考察されている役割学習について追及するだろう．

---

　StraussとCorbin(1998)は，理論的感受性は，研究者がデータにふれ，考えるときに高まっていくものと考えている．なぜなら研究者たちは，出現してきた考えについて熟考し，さらなる問いを立て，時間をかけて検討し，データによって確かめるまでは，これらの考えを暫定的なものとみなすからである．

## 理論的対象選択

*theoretical sampling
第 8 章参照．

　グラウンデッド・セオリーにおいて対象選択は，出現してきた理論に照らし，重要性をもつ考えによって決まっていく．理論的対象選択*では，「明らかになっていく理論が，研究の過程全体をコントロールする」(Alvesson & Sköldberg, 2000：11)といわれる．この理論的対象選択とほかのタイプの対象選択との主要な違いは，時期と継続性である．あらかじめ計画する対象選択とは違い，グラウンデッド・セオリーにおける理論的対象選択は研究を通して継続して行われ，研究を始める以前に計画するのではない．Cutcliffe(2000)は，初期のデータ収集と分析によって，それに続く対象選択が導かれると述べている．

　研究開始にあたって，看護職者は最初の対象選択についての決定を下す．看護職者は場を決め，研究中の話題について情報を与えてくれるであろう特定の個人や集団を決定する．ひとたび研究を開始し最初のデータを分析・検討すると新しい概念が出てくる(データ収集と分析が影響し合うことを思い出してほしい)．そこから，課題をもっと明らかにすることができるような人々や出来事を選ぶ．

それから研究者は，異なった状況や個人，あるいは多様な場を対象としてとり始め，出現してくる理論を展開していくために新しい考えに焦点をあてる．参加者や場，出来事や記録物の選択は，理論を発展させるために重要である．理論的対象選択は飽和点\*に達するまで続ける．学生は必ずしも「飽和」という概念の意味を理解しているとは限らない．学生は，ある概念が多くの人々によってしばしば言及され，似たような方法で記述されるとき，あるいは同じ考えが何度も何度も現れるときに，飽和が起こると思い込んでいる．しかし，このことは飽和が起こったことを意味するとは限らず，飽和に達することは難しい（Backman & Kyngäs, 1999）．Morse（1995：149）は，研究者は発展してきた理論の質によっていつ飽和に達したかに気づくことができると提唱している．飽和は研究計画のどの段階で起こるかは一様でなく，予言することはできない．

\*point of saturation

グラウンデッド・セオリーのはじめから行われる理論的対象選択は，ときどき，ほかの質的研究でも用いられる（第8章参照）．

## データ分析：コード化とカテゴリー化

コード化とカテゴリー化は，研究期間中継続して行われる．研究の開始から，分析者はデータを「コード化」する．グラウンデッド・セオリーにおけるコード化とは，分析中に概念やテーマが明らかになり命名されるというプロセスである．データは「カテゴリー\*」をつくるために変換され，まとめられる．これらのカテゴリーがつくられることで理論は発展し，統合される．研究者はテーマを記述するだけでなく，概念を相互に関係づけるクラスター\*をつくる．

\*category
　用語解説参照．

\*cluster
　群．

\*open coding

このプロセスの最初の段階は，研究者がデータを得てすぐに始めるオープンコード化\*である．オープンコード化は，データを部分に分けて検討し，概念化するプロセスである．Hutchinson（1993）は，レベル1，レベル2，レベル3のコードがあると述べている．レベル1のコードは比較的単純である．たとえば，ある新人助産師が，病院での経験を「私ははじめて出産に立ち会ったとき，それまで病棟のなかで経験のしたことのないショックを受けた」と述べるとき，このコードは「最初のショック」となるだろう．

これらのコードは，現象を記述するために参加者自身が用いた言葉や言い回しを引用することもある．それらは，インヴィヴォ・コード\*とよばれる（Strauss, 1987）．ある新人看護師が面接で「私は深い淵へ投げ込まれた」と述べたとすると，このコードは「深い淵へ投げ込まれる」となるだろう．つまり，インヴィヴォ・コードは，研究に命や興味を与え，参加者の現実を反映するものである．

\*in vivo code
　参加者の用いた言葉をそのまま命名に用いるコード化の方法．用語解説参照．

グラウンデッド・セオリーにおいては，すべてのデータをコード化する．最初のコードは暫定的なものであり，分析の段階を経て修正あるいは変換される．プロジェクトや研究の初期に，分析のプロセスが長く続くかもしれないが，系統的な分析は重要である．コードが直接データに基づいているので，研究者が先入観の入った考えをもつのを避けることができる．以下は，ある看護主任との面接についてレベル1のコード化を行った例である．

> **例**
>
> | そうね，私はほとんどの人がうんざりしていると思う，終始同じことをしているから． | うんざりする |
> | 私は本当に変わりたいと感じた． | 変化を望む |
> | 規則正しい生活は，私にとって大切だと思う． | 規則正しさを望む |
> | 私は役目を果たせるレベルまで成長していなかった． | 成長不足 |

　分析者は概念をまとめて，カテゴリーに発展させる．はじめはたくさんのラベルがつけられる．最初のコード化の後，分析者は似たような特徴をもつ概念のグループにコードを要約する（あるいはまとめる）ことを試みる．これがカテゴリー化である．Hutchinson(1993)はこれらをレベル2のコード化とよんだ．これらのカテゴリーは，最初のコードよりも抽象的になる傾向にあり，一般的に研究者が考えて決めていく．以下はレベル2のコードの例である．

> **例**
>
> | 私は生き延びることができないだろうという恐怖を感じた． | 死にゆく恐怖 |
> | 誰も私を助けてくれる人はいなくて，私はまったくの1人きりだと感じた． | サポートの欠如 孤独感 |
> | 病気のとき，私たちは皆，自分のそばにいてくれる人を必要としている． | 重要他者の必要性 |

*property
*dimension

　部分に分けられたデータは，カテゴリーという新しい様式において再び相互に結びつくはずである．これらのカテゴリーについて，主な性質（特性*）や次元*が明らかになる．

*axial coding

*awareness context

　レベル3の構成概念は，主要なカテゴリーである．データから生まれ，データに基づいているとはいえ，分析によって系統立てられており，分析者の看護学や学術的な知識に根づいたものである．構成概念は発展してきた理論的な考えやテーマを含み，これらの構成概念をつくりながら，分析者はデータを新たに組み立てる．カテゴリーはサブカテゴリーと結びついている．データを新たに組み立てるこのプロセスは，軸足コード化*とよばれている．もちろん研究者は，他人が発見したカテゴリーを使うこともある．たとえば，Melia(1987)は，GlaserとStrauss(1965)の「気づきの文脈*」という用語を取り入れた．しかし，多くの場合，看護師や助産師は，自分たちに便利なカテゴリーをつくり出してきた．

*working proposition
*working hypotheses

　グラウンデッド・セオリーには最初に仮説はないが，研究を進めるうちに作業命題*や作業仮説*が現れる．この作業命題と作業仮説はデータに基づき，データによって示されるべきである．カテゴリー同士を結びつける仮説を吟味し，検証するプロセスは，Straussianのグラウンデッド・セオリーの研究の過程で行われ続ける．研究者はまた，作業命題の特徴にあてはまらない，逸脱したケースや反対のケースを探さなければならない．このようなケースがみつかっ

たら，研究者はその命題を修正するか，あるいはこの特別なケースにその命題を適用できなかった理由を探さなければならない．
　コード化やカテゴリー化のプロセスは，以下のときに終結する．
- 多様な情報源からさらに多くのデータを集める試みが行われているにもかかわらず，カテゴリーについて新しい情報が発見できない場合
- カテゴリーがもつ性質や多様性，プロセスのすべてについて述べられている場合
- カテゴリー間の関連がしっかりと確立している場合

(Strauss & Corbin, 1990)

## 中核カテゴリー

*core category
用語解説参照．

*core variable

*selective coding

　研究者は，中核カテゴリー*を発見しなければならない．グラウンデッド・セオリーにおいて，ほかのすべてのカテゴリーに結びついている主要なカテゴリーを，中核カテゴリーあるいは中核変数*とよんでいる．中核カテゴリーは糸のように研究全体に織り込まれ，研究におけるストーリーラインを提供するはずである．中核カテゴリーを取り巻くすべてのストーリーラインを結びつけることは，選択的コード化*とよばれる．これは，研究者が研究の本質を発見し，出現した理論の要素すべてを統合することを意味する．中核カテゴリーは，その研究にかかわっている基本的社会心理的過程である．基本的社会心理的過程は時間の経過に伴って起こるプロセスであり，行動における変化を説明する．そこでは参加者にとって最も重要な考えが描かれる．

> **例**
> 　糖尿病をもつ若い人々の認識についての研究で，本質的には，彼らは仲間から普通であるとみなされたいと思っていることが示された．このように「普通であること」は中核的カテゴリーになるかもしれない．一方，この研究では，これらの若い人々は糖尿病が発見された後，病気になる前のようにみなされたいと思い，多様な方法によってこれを達成しようとしていることが明らかにできるかもしれない．「普通である自己の再生」が基本的社会心理的過程として明らかにされるだろう．

Strauss(1987)は，中核カテゴリーの主な特徴を以下のように述べている．
(1) 研究の中心要素であり，ほかのカテゴリーとも関連している必要があり，それによって変化を説明することができる
(2) データの中にたびたび現れ，パターンとして発展するものである
(3) 研究者が大きな努力をするまでもなく，ほかのカテゴリーと関係があることがわかる
(4) 中核カテゴリーを明らかにし，記述し，概念化するプロセスにおいて，その研究についての理論全般がより豊かに発展する
(5) 中核カテゴリーは，多くの場合，研究の終盤に向けてようやく完全なかた

ちとなる

## 継続比較

　コード化とカテゴリー化は，継続比較をしながら行われていく．最初の面接が分析され，コードや概念が発展する．概念やサブカテゴリーの比較によって，研究者はそれらを主要なカテゴリーのグループにし，ラベルをつけることができる．研究者は後から入ってくるデータをコード化し，カテゴリー化するとすぐに，新しいカテゴリーとすでにあるカテゴリーを比較する．このように後から入ってくるデータは，カテゴリー化されたものが現存するカテゴリーに「適合」するかどうかチェックする．1つのカテゴリーのなかの内容はそれぞれ，ほかのすべてのカテゴリーのなかの内容と類似点や相違点について比較される．文献も同様に比較する．継続比較分析はカテゴリーの特性と次元の発見のために有益である．継続比較分析では，新しく後から入ってくるデータによってそれぞれの概念が照らし出されるので，分析で得られた概念を批判的に調べることができる．StraussとCorbin（1998：4）は，規定を示しているわけではないが，「推奨される分析技術のための基本的なガイドライン」を示している．研究者がグラウンデッド・セオリーアプローチの主要な特徴を完全に理解していれば，このガイドラインは有効に使えるだろう．

## データ資源としての文献

　文献はデータのための情報源となる．カテゴリーが出現したとき，研究者はこれらのカテゴリーの確認，あるいは理論的検討のために文献を探しあてていく．分析者は，ほかの研究者が発見したことや，現存している理論とつながりがあるかどうかを発見しようとする．
　StraussとCorbin（1998）は，文献の使用について10の重要な点をあげた．
(1) 文献から得た概念は，研究から得た概念と比較できる
(2) 文献によって理論的感受性が高まる．また，分析者に既存の考えがあることを気づかせる
(3) 文献から疑問や問題が生まれる
(4) 既存の理論についての知識は研究者の構えに影響を与える
(5) 研究者のデータを超えることはないが，文献もデータ源となる
(6) 文献がなぜ，研究者の考えやデータを裏づけたり，あるいは否定したりするのかを研究者はよく考える必要がある
(7) 研究を開始する前でも，初期の疑問によって概念を発展させることができる
(8) データ分析の過程で，特に研究のデータと文献から得た知見との間に相違があるときに，疑問を生み出していく
(9) 文献は，理論的対象選択を導くことがある．それは次にどこに進むのかを決めるのに役立つ．現れてきた理論がさらに発展する機会となるような考

えが現れるだろう

(10) 文献は，研究者のカテゴリーの正当性を確認するために利用できる．文献にみられる概念は，研究者の発見の確証となったり反論となったりする

また研究者は，すでに発展している自分自身の理論とを比較するために，文献を活用することもできる．

## 理論への統合

理論として信用できるものになるためには，その理論は「説明力」をもつこと，すなわちカテゴリーと特異性の間をつなげるものでなくてはならない．優れた研究では，カテゴリーは互いに関係しており，データにしっかりと結びついている．研究者はただ静止状態にある状況を述べるのではなく，それらが起こったプロセスをも考慮に入れなければならない．GlaserとStrauss(1967)は，2つのタイプの理論が生み出されると述べている．独立理論と正式理論である．

*substantive theory

独立理論*は，病棟，または心筋梗塞の患者，あるいは看護教育のような，ある1つの文脈だけの研究から生み出される．そのためこのタイプの理論は，看護職者にとって非常に有益である．このタイプの理論は特異性を有し，調査した場や状況に適用される．すなわち，限定されているということである．正式理論*は，多くの異なった状況や場から離れ，概念化されるものである．これは職業上の教育や，痛みや母になることの一般的な経験についての理論になるだろう．Layder(1993)は，独立理論と正式理論とのつながりを明らかにしている．病院における死にゆく患者がたどる「道筋」は，段階的に進むものであり，独立理論である．これが「状態の経過」という概念と結びつくと，理論は多くの状況に適応できるようになり，正式理論となる．そのうえ，このタイプの理論は一般に適応できるものである．すなわち，特定の場だけでなく，ほかの場や状況においても真実なものとなる．

*formal theory

*Parsons T.
パーソンズ T.
(1902～1979)
第二次世界大戦後30年以上社会学会をリードしてきたアメリカの社会学者．

*grand theory
大理論とも訳す．

*Merton R.
マートン R.
(1910～2003)
アメリカの代表的な社会学者の1人．著作『社会理論と社会構造』．

*middle range theory

GlaserとStrauss(1967)は，グラウンデッド・セオリーが社会学者Parsons*の「グランド・セオリー*」や，Merton*の「中範囲理論*」よりも優れていると述べている．また，これらの2つの理論は，研究活動に基づいていないので，単なる推察に過ぎないと主張している．看護研究における独立理論のよい例は，5人の研究者が病気の体験についてグラウンデッド・セオリーを展開したもので，MorseとJohnson(1991)の編集した本に書かれている．

### 例

明確な例がJohnson(1991)によって得られた．彼女は，心臓発作後の制限から回復していく人々は，健康専門職者の影響を受けながらそのプロセスを進んでいくことを明らかにした．患者は自分の能力を常に試し，コントロール感覚が再び戻ったと実感するまで体調を整えていく．

学生が行う小さな研究で，広範囲に適応できる正式理論を生み出すことは難

しい．しかし，独立理論は重要で，看護職という仕事に対して一般的な示唆を与える．たとえば，Melia(1995)は1970年代末から1980年代に，看護教育の制度でみられた看護学生の社会化を追跡する研究を行ったが，今日，異なる看護教育の制度に学ぶ学生たちに聞いたところ，学生たちは彼女の研究を読んで，自分自身が学ぶ過程を意識するようになったと述べている．

ほかにも，助産師の例として以下のことがある．

> **例**
>
> Dodd(2001)は，経腟正常分娩の特に分娩第2期を介助するときに，助産師が配慮する技術について明らかにするために研究を行った．彼女は，11人の助産師に，分娩時に行うケアの経験についての半構造的面接を行った．助産師は女性のケアをする技術を適用して陣痛経過に影響を与え，その技術は経腟正常分娩を促進するのに効果があったという理論的な考えが示された．

## 理論メモとフィールドノート記録

研究プロセスを進めていく間，研究者はフィールド記録やメモを書く．観察や面接では，調査者はデータ収集の最初からフィールド記録を書く．ある出来事や意見が重要な関心事だと思われたとき，それらをデータ収集の間や直後に記録する．そうすることで，研究者は出来事や行為，相互作用に気づき，思考プロセスのきっかけとなる．それが場の記述になることもある．

> **例**
>
> ある学生が，患者の病院での体験を調査した．患者が学生に時間が長引いたと伝えたときのことを以下のように書いた．
>
> ○月○日
> とても重要な何かが見落とされていると思う．私もまた，患者のために時間が長引いていることを知ったことで自分自身の忙しさに気づいている．Timetable(タイムテーブル)というロス(Roth)の古典的な研究を心にとどめる
> 　　　　　　　　　　　（フィールド記録から引用した私信，Warren, 1995）

StraussとCorbin(1998：10)は，メモを「理論を明確に述べるのに関連している分析の記録を書いたもの」と定義している．メモは分析の経過を記録するもので，日付を入れて詳細に書く必要がある．グラウンデッド・セオリーを使う研究者は必ずメモを書くべきである．メモは理論を発展させて明確に述べる助けになる．研究者は理論メモを使って，試みている考えや暫定的なカテゴリーを検討したり，結果を比較したり，研究中に思ったことをその場で書きとめておく．最初のうちは，研究者はメモを見て，「……を忘れない」ことや「……するつもり」ということを思い出すだろう．やがて，メモには仮のコードが書

かれ，さらには思いついた重要なカテゴリー，直感，文献からの示唆と概念が書かれるようになり，メモは多様で理論的になる．追究していく考えや，基準から逸脱したケースについての考えや関連のある論点もメモに加えられる．Strauss(1987)は，さまざまなタイプのメモがあるという．その全体のリストはStrauss(1987)の著作に記載されている．

　Strauss(1987)は，メモは研究者の内面の対話を書いたものであり，研究の間はいつでも書かれるという．メモのなかで作成した図は，分析者が研究を組み立てる手がかりとして思い出される．メモを書くことは研究の全体を通して続く．それは段階を経て進み，プロセスが進むにつれて次第に複雑になっていく．メモをとり，図を描くことにより研究は「濃厚*」になり，データの真実のなかで要約された考えへと研究者を導く．結局，メモは論文へと統合されていく．

*density

## 問題と落とし穴

　WilsonとHutchinson(1996)は，グラウンデッド・セオリーにおいてよくある間違いについて6点，述べている．
(1)研究方法のでたらめな使い方(研究方法のいい加減な取り扱い)
(2)発生の衰退
(3)時期尚早な終結
(4)過度に一般化した分析
(5)概念の取り込み
(6)方法的な間違い

　これらのいくつかの点については，ほかの研究方法論にも共通しているので，他章でふれる．

　Norton(1999)は，グラウンデッド・セオリー固有の問題について述べている．そのなかで，グラウンデッド・セオリーの結果として表現される理論よりもむしろ，記述についてふれている．実は，私たちの学生の多くは，よい概念的記述をしているが，それらは理論としての発展や理論的な考えにはつながっていない．Becker(1993)は，研究者はカテゴリーや類型からなる優れたストーリーを生み出すが，その基盤となっている社会的プロセスや抽象概念を軽視しがちであると述べている．そして，質的研究では，記述するだけでなく，説明する必要があること，そしてグラウンデッド・セオリーでは，そのことが特に重要であると強調している．このことは，記述と概念化の違いを強調したStraussとCorbin(1994)もくり返し述べている．真の「グラウンデッド(基盤となる)」セオリー(理論)に発展するためには，参加者の認識を記述するだけでは十分ではない．

　Stern(1994)は「出現してきたカテゴリー(出現してきた理論)」という用語に問題を提起しており，それらはまるで魔法がかかったかのように単純に「出現する」のではなく，データに基づき，「引き出された」ものであるはずだと

主張した．これは理論的対象選択にもかかわる問題である．研究者は，データ収集の前に決定した，選択的（あるいは目的的）対象選択の手順を用いることが多い．Coyne(1997)は，目的的対象選択と，理論的対象選択を明確に区別している．たとえ明確な基準を用いて目的的対象選択を行うとしても，この種の対象選択をグラウンデッド・セオリー研究で行うためには，その次元と場が必要で，かつ十分とはいえない．理論的対象選択は，その研究が帰納的・演繹的性質をもつため，あらかじめ基準を決めず，その過程で明らかになった概念を基準とする．Strauss と Corbin(1998)は，帰納法は出現してきた理論と関連しており，研究者が理論的対象選択によって，その理論を検討しようとすることが必要であると述べている．

　Becker(1993)は，コンピュータの利用について，グラウンデッド・セオリー研究者に警告している．質的研究用のコンピュータソフトウェアが各種あるが，Becker は，コンピュータがデータに対する感受性や意味の発見を妨げることがあるかもしれないと述べている．コンピュータは，研究者をデータから遠ざけてしまう．看護学の研究においては情緒的なかかわりや感受性が必要なので，コンピュータの使用は今後問題を含むものになるであろう．Charmaz(2000)も，研究者が対象者に深く入り込んだ研究のなかで，コンピュータで分析をすることは望ましい結果をもたらさないと述べている．

\*generalisability
研究結果を一般化できる可能性．
\*replicability
研究を繰り返して同じ結果が出る可能性．
\*general scheme

　グラウンデッド・セオリー研究の一般化可能性\*と再現可能性\*については，議論をよぶことが多い．もちろん，もともとの状況と背景とに合致させることは困難である．それぞれの研究者は，対象者に個別にアプローチし関係をもっているので，厳密には状況を再現することはできない．しかし，看護職者が同じルールや手順に従うことで同じ一般的体系\*を見いだすことができる．Strauss と Corbin(1998)は，もし，研究が系統的で，特別な状況や矛盾に関して理論的対象選択や調査を行うのなら，グラウンデッド・セオリー研究の結果がより一般化されうると主張している．多様な情報源に由来する，似たような理論的概念を蓄積すべきである．

## Glaser の批判

　Stern(1994)は，グラウンデッド・セオリーには，大きな 2 つの学派があり，いくつかの共通の要素を有してはいるが，重要な相違もあると主張した．Strauss と Glaser の考えは，最近 10 年間で分かれてきたように思われる．1992 年に Glaser は，Strauss と Corbin(1990)の著書に応えて本を書き，著者たちがグラウンデッド・セオリーの手順と意味をゆがめていると批判している．Glaser は，その著書には本来のグラウンデッド・セオリーが述べられていないと主張し，「概念のこじつけを行っている(p.5)」と著者を非難した．そして研究者は自分の研究課題を押しつけるのではなく，先入観をもたずに情報提供者の問題を知るために，興味や関心をもって開始するべきであると，強く勧告している．このように，研究者は研究の問いをもって開始するのではなく，あ

る研究への関心をもって始めるのである．

　Glaserは，StraussとCorbinが研究方法を記述していると認めているが，その本質は1967年の本に書かれているものとほとんど変わりがないと述べている．彼によれば，新しい方法は，行動の変化を説明する概念の出現や，概念同士のつながりの編成というよりは，概念の記述で終わってしまっているという．StraussとCorbinの著作における考え方と，著書から発展した考え方との違いは，概念が生み出され，それらの関係を説明する方法にある．Glaserは，グラウンデッド・セオリーは，実証的ではなく，帰納的なものであり，帰納的，演繹的な考え方をくり返すものではないと明言している（1967年の本では，実証的なものだと述べられているが）．演繹法は，概念を導くものとして用いられることもあるが，ほとんど用いられない．それは，研究の過程で研究者が作業命題や暫定的な仮説を試みることを勧めるという実証的な立場を含有するStraussとCorbinの考え方とは異なっている．

　Glaserは，参加観察することが，グラウンデッド・セオリーの正式な手法にふさわしくないとも批判している．参加者の意味を説明する面接は，常に必要である（このことはさまざまなケースで多くの研究者が，参加観察にとって面接は不可欠であると議論してきたことを示している）．ほかにも，立場には2つの違いがある．Annels（1997a）は，StraussとCorbinは，研究者と対象者が構造をともにつくっていく理論とみなし，Glaserは実際のデータから現れてくる理論だと述べている．おもしろいことに，調査研究員として仕事に就いたGlaserは，柔軟で反構造的な立場をとるようになり，Straussはより規定された研究方法を発展させた．

　Glaser（1992）は，最初のいかなる文献検討もデータを汚染するだろうと信じており，不適切な考えを研究者にもたらすかもしれないという理由から研究初期の文献検討の必要性を否定する．彼は初期の本（1978）でもこのことを述べていた．しかし，彼は，文献検討によって概念を発展させることができると述べている．研究者がデータから発展させた概念と，文献からのデータの矛盾が見いだされ，その理由が調べられるかもしれない．理論的感受性は，考えや理論を生み出すことを助ける．

　Chaimaz（2000）は，グラウンデッド・セオリーの初期の考えを批判し，研究者の視点から肯定的な姿勢で柔軟に考えて，発展させればよいと主張している．そして研究者の視点に基づいて多くの異なった方法が発展すればよいと述べている．彼女はそれを発展形とみなし，建設的なグラウンデッド・セオリーの動きだと歓迎している．

　グラウンデッド・セオリーを進めるときにどのような方法を採用するかは，研究者自身が，その知識を駆使して決めることである．いずれにせよ，多くの研究者は研究のプロセスを通じて方法を改善していく．グラウンデッド・セオリーとよばれる研究をするためには，グラウンデッド・セオリーの主な特徴を用いることである．そして大切なことは，理論や理論的な考えを生み出していくことである（Annels, 1997b）．

## 要約

グラウンデッド・セオリーはデータ収集と分析が相互に作用する分析の方法である．

- グラウンデッド・セオリーの目的は，理論を生み出し，修正していくことである
- データは，非標準化面接*や観察を通じて収集される
- 研究者は，ときには参加者の用いた言葉を使い，あるときには研究者ラベルや自身が解釈し要約したラベルをつけることによって，収集したデータの記録をコード化，カテゴリー化していく
- カテゴリー間の関係性をみつけ，作業仮説を生み出し，最終的には新しい理論を確立する．その過程を通してストーリーラインが明らかになる
- 文献や記録物にある関連した考えは，データの一部になりうる
- 分析の過程を通して，継続比較分析や理論的対象選択が行われる
- 理論的な記録であるメモは，理論的な考えを発展させるのを助ける
- 出現した考えは，データに基づいている

*non-standardised interview

### 〔文献〕

Alvesson, M. & Sköldberg, K. (2000) *Reflexive Methodology: New Vistas for Qualitative Research*. London, Sage.

Annels, M. (1997a) Grounded theory method, part 1: within the five moments of qualitative research. *Nursing Inquiry*, **4**, 120–29.

Annels, M. (1997b) Grounded theory method, part 2: options for users of the method. *Nursing Inquiry*, **4**, 176–80.

Backman, K. & Kyngäs, H.A. (1999) Challenges of the grounded theory approach to a novice researcher. *Nursing and Health Sciences*, **1**, 147–53.

Becker, P.H. (1993) Common pitfalls in grounded theory research. *Qualitative Health Research*, **3** (2) 254–60.

1) Benoliel, J.Q. (1973) *The Nurse and the Dying Patient*. New York, Macmillan.

Benoniel, J.Q. (1996) Grounded theory and nursing knowledge. *Qualitative Health Research*, **6** (3) 406–28.

Blumer, H. (1971) Sociological implications of the thoughts of G.H. Mead. In *School and Society* (eds B.R. Cosin *et al.*), pp. 11–17. Milton Keynes, Open University Press.

Charmaz, K. (1991) *Good Days, Bad Days: The Self in Chronic Illness and Time*. Berkeley, University of California Press.

Charmaz, K. (2000) Grounded theory: objectivist and constructivist methods. In *Handbook of Qualitative Research* (eds N.K. Denzin & Y.S. Lincoln), 2nd edn, pp. 509–535. Thousand Oaks, Sage.

2) Chenitz, W.C. & Swanson, J.M. (eds) (1986) *From Practice to Grounded Theory: Qualitative Research in Nursing*. Menlo Park, Addison-Wesley.

3) Corbin, J. (1986) Qualitative data analysis for grounded theory. In *From Practice to Grounded Theory: Qualitative Research in Nursing* (eds W.C. Chenitz & J.M. Swanson), pp. 91–101. Menlo Park, Addison-Wesley.

Coyne, I.T. (1997) Sampling in qualitative research: purposeful and theoretical sampling: merging or clear boundaries? *Journal of Advanced Nursing*, **26**, 623–30.

Cutcliffe, J.R. (2000) Methodological issues in grounded theory. *Journal of Advanced Nursing*, **31**, 1486–4.

Denzin, N.K. (1989) *The Research Act: A Theoretical Introduction to Sociological Methods*, 3rd edn. Englewood Cliffs NJ, Prentice Hall.

Dey, I. (1999) *Grounding Grounded Theory: Guidelines for Qualitative Inquiry*. San Diego, Academic Press.

Dodd, P. (2001) *Facilitating normal birth for women with epidurals*. Unfinished MPhil study, Bournemouth University, Bournemouth.

Glaser, B.G. (1978) *Theoretical Sensitivity*. Mill Valley, CA, Sociology Press.

Glaser, B.G. (1992) *Basics of Grounded Theory Analysis*. Mill Valley CA, Sociology Press.

4) Glaser, B.G. & Strauss, A.L. (1965) *Awareness of Dying*. Chicago, Aldine.

5) Glaser, B.G. & Strauss, A.L. (1967) *The Discovery of Grounded Theory*. Chicago, Aldine.

Glaser, B.G. & Strauss, A.L. (1968) *Time for Dying*. Chicago, Aldine.

Hutchinson, S.A. (1993) Grounded theory: the method. In *Nursing Research: A Qualitative Perspective* (eds P.L. Munhall & C. Oiler Boyd), pp. 180–212. New York, National League for Nursing Press.

Johnson, J.L. (1991) Learning to live again: the process of adjustment following a heart attack. In *The Illness Experience* (eds J.M. Morse & J.L. Johnson), pp. 13–88. Newbury Park, Sage.

Layder, D. (1993) *New Strategies in Social Research: An Introduction and Guide*. Cambridge, Polity Press.

6) Mead, M. (1934) *Mind, Self and Society*. Chicago, University of Chicago Press.

Melia, K. (1987) *Learning and Working*. London, Tavistock.

Melia, K. (1995) Presentation at a Conference on Qualitative Health and Social Care, Bournemouth University, September 28–29.

Morse, J.M. (ed.) (1991) *Qualitative Nursing Research: A Contemporary Dialogue* (Rev. edn). Newbury Park, Sage.

Morse, J.M. (1995) Editorial: The significance of saturation. *Qualitative Health Research*, **5** (2) 147–9.

Morse, J.M. & Johnson, J.L. (eds) (1991) *The Illness Experience*. Newbury Park, Sage.

Norton, E. (1999) The philosophical bases of grounded theory and their implications for research practice. *Nurse Researcher*, **7** (1) 31–43.

Orona, C.J. (1990) Temporality and identity loss due to Alzheimer's disease. *Social Science & Medicine*, **30** (11) 1247–56.

7) Schatzman, L. & Strauss, A.L. (1973) *Field Research: Strategies for a Natural Sociology*. Englewood Cliffs NJ, Prentice Hall.

8) Smith, P. (1992) *The Emotional Labour of Nursing*. London, Macmillan.

Stern, P.N. (1980) Grounded theory methodology: its uses and processes. *Image*, **12** (1) 20–23.

9) Stern, P.N. (1985) Using grounded theory in nursing research. In *Qualitative Research Methods in Nursing* (ed. M. Leininger), pp. 149–60. Philadelphia, WB Saunders.

Stern, P.N. (1994) Eroding grounded theory. In *Critical Issues in Qualitative Research Methods* (ed. J.M. Morse), pp. 212–23. Thousand Oaks, Sage.

Strauss, A.L. (1987) *Qualitative Analysis for Social Scientists*. New York, Cambridge University Press.

10) Strauss, A. and Corbin, J. (1990) *Basics of Qualitative Research: Grounded Theory Procedures and Techniques*. Newbury Park, Sage.

Strauss, A. & Corbin, J. (1994) Grounded theory methodology: an overview. In *The Handbook of Qualitative Research* (eds N.K. Denzin & Y.S. Lincoln), pp. 173–285. Thousand Oaks, Sage.

Strauss, A.L. & Corbin, J. (eds) (1997) *Grounded Theory in Practice*. Thousand Oaks, Sage.

Strauss, A. & Corbin, J. (1998) *Basics of Qualitative Research: Techniques and Procedures for Developing Grounded Theory*, 2nd edn. Thousand Oaks, Sage.

Strauss, A., Fagerhaugh, S., Suczek, B. and Wiener, C. (1985) *The Social Organization of Medical Work*. Chicago, University of Chicago Press.

Thomas, W.I. (1928) *The Child in America*. New York, Alfred Knopf.
Warren, J. (1995) Fieldnotes. Personal communication.
Wiener, C.L. & Wysmans, W.M. (eds) (1990) *Grounded Theory in Medical Research*. Amsterdam, Swets and Zeitlinger.
Wilson, H.S. & Hutchinson, S.A. (1996) Methodologic mistakes in grounded theory. *Nursing Research*, 45 (2) 122–4.
Wuest, J. (1995) Feminist grounded theory: an exploration of the congruency and tensions between two traditions in knowledge discovery. *Qualitative Health Research*, 5 (1) 125–37.


文献中，番号を付したものには下記の邦訳がある．
1) 武山満智子(訳)：看護婦と患者の死，医学書院，1968
2) 樋口康子，稲岡文昭(監訳)：グラウンデッド・セオリー――看護の質的研究のために，医学書院，1992
3) 村瀬智子(訳)：グラウンデッド・セオリーのための質的なデータ分析，樋口康子，稲岡文昭(監訳)『グラウンデッド・セオリー――看護の質的研究のために』p.105-117，医学書院，1992
4) 木下康仁(訳)：「死のアウェアネス理論」と看護――死の認識と終末期ケア，医学書院，1988
5) 後藤隆，大出春江，水野節夫(訳)：データ対話型理論の発見――調査からいかに理論をうみだすか，新曜社，1996
6) 稲葉三千男，ほか(訳)：精神・自我・社会，青木書店，1973
7) 川合隆男(訳)：フィールドリサーチ――現地調査の方法と調査者の戦略，慶応義塾大学出版会，1999
8) 武井麻子，前田泰樹(訳)：感情労働としての看護，ゆみる出版，2000
9) 黒田裕子(訳)：看護研究におけるグラウンデッド・セオリーの方法の使用，近藤潤子，伊藤和弘(監訳)『看護における質的研究』，p.193-208，医学書院，1997
10) 操華子，森岡崇(訳)：質的研究の基礎――グラウンデッド・セオリー開発の技法と手順，第2版，医学書院，2004

# 第11章
# 現象学

## 現象学とは何か？

*Husserl E.
フッサール E.
(1859〜1938)
ドイツの哲学者．著書『論理学研究』『純粋現象学と現象学的哲学の理念』．

*transcendental phenomenology

*Heidegger M.
ハイデッガー M.
(1889〜1976)
ドイツの哲学者．著書『存在と時間』．

*hermeneutic phenomenology

*Merleau-Ponty
メルロ＝ポンティ M.
(1908〜1961)
フランス．著書『知覚の現象学』『意味と無意味』．

*Sartre J.P.
サルトル J.P.
(1905〜1980)
フランス．第二次世界大戦後の実存主義思想の旗手．著書『嘔吐』．

*existentialist phenomenology
*lived experience

*Kant I.
カント I.
(1724〜1804)
ドイツ哲学者．『純粋理性批判』．

現象学は哲学へのアプローチの1つであるが，研究方法としてはしばしば誤解されてきた．実際，Caelli (2001:275-6) は以下のように述べている．「現象学はまず何よりも哲学であるので，ある特定の研究を行うための現象学的アプローチは，その問いに内在する哲学的含意から発しなければならない」．そこでこの問題に取り組むため，私たちは現象学の哲学と，看護における質的研究アプローチとして現象学を応用することについて，少々複雑な歴史をたどってみる．研究方法として，現象学は，学部レベルでは頻繁に用いられていないが，大学院レベルでは普及している．研究者はまず，現象学の「実践」についてはさまざまな方法があることを知らなければならない．しかし，方法はさまざまだが，それらのすべてで目的は似通っており，分析手順も重複する．McLeod (2001) は，記述的な現象学の研究アプローチの主な目的は，日常の経験の現象の本質的な構造を理解するために，そうした現象を網羅的に記述することである．これに対して，解釈学的方法は記述よりも理解することに重点をおいており，それは解釈に基づいている．

現象学には基本的に3つの主な流れがある．フッサール*(1859〜1938)の「超越論的現象学*」とハイデッガー*(1889〜1976)の「解釈学的現象学*」，そしてメルロ＝ポンティ*(1908〜1961)とサルトル*(1905〜1980)の「実存主義的現象学*」である．これら3つの流れの異なる部分と重複部分に関する哲学的論争は現在進行中であるが，この章で述べるこれらの3つの違いについては，一般的には論争はないといえる．

研究者のなかには，フッサールとその弟子が主張した記述的な現象学を取り入れるものもいれば，ハイデッガーらの解釈的な現象学を用いる者もいる．どちらも間違いではない．これら2つの現象学は，生きられた経験*についての研究として，手法が異なるだけである (Streubert & Carpenter, 1999)．

「現象学」という用語は，「出現」を意味するギリシャ語の"phainomenon"が語源である (Spiegelbergによると，現象学という用語を最初に用いたのは哲学者カント*である)．現象学的哲学は，1つには，知識の理論に関する認識論的

問い，すなわち，「私たちはどのようにして知るか」という問いを，つまり，認識する人と認識されるものとの関係についての問いを扱う（McLeod, 2001）．それはまた，存在論的問い，すなわち「存在（being）とは何か」という問いとも関連している．この存在論的問いは，「物事の実際の姿はどうなっているか」，つまり実在の本性とそれに関する人間の知識を問題とする．

哲学一般にいえることだが，現象学の研究も，理解はそうスイスイと進むものではない．しかしまず言葉に注目することが欠かせない．言葉は意味を表現する主要な道具だからである．看護師には，すでに多くの分野の専門用語に取り組んできた長い経験がある．たとえば医学は難解な用語を用いることで知られており，社会科学や行動科学も同様である．看護師は，患者やクライエントが理解しやすいように，難解な医学用語を嚙みくだき，疾患や検査，治療法を，専門用語を使わずに説明しなければならない．

一般に，新しい理論や概念枠組，思想の学派をより深く理解するには，その起源をたどるのが有効である．以下の節では，いわゆる「大陸哲学*」に始まる現象学の背景，ブレンターノ*からフッサールへと続く思想，そしてその後の現象学運動と現象学の諸学派の発展を概観する．

*continental philosophy

*Brentano F.
ブレンターノ F.
（1838～1917）
オーストリアの哲学者，心理学者．論理学の心理的基礎づけを問題とするドイツ＝オーストリア学派の祖．著書『経験的立場からの心理学』．

## 志向性と現象学の初期段階

*Sokrates
ソクラテス
古代ギリシアの哲学者．「無知の知」「主知主義」．

*Aristoteles
アリストテレス
ギリシア哲学の巨人．「万学の祖」と称される．

*Thomas Aquinas
トマス・アクィナス
イタリアの盛期スコラ学最大の哲学者，神学者．『神学大全』．

*Habermas J.
ハバーマス J.
（1929～　）
西ドイツの哲学者，社会学者．著書『コミュニケーション的行為の理論』．

*intentionality
意識の本質的特性を言い表す，フッサール現象学の基本的な用語．

TeichmanとEvans（1991）は，哲学の研究での2つの異なるアプローチについて説明している．すなわち，分析的アプローチと大陸的アプローチである．分析哲学は，その言葉が示すように，概念を分析し定義しようとするもので，この概念はふつう，抽象概念であるこの分析的流派は，英国と英語圏の国々で最も多く用いられているアプローチである．その起源は，古代の哲学者ソクラテス*やアリストテレス*，中世のトマス・アクィナス*にある．一方，大陸哲学は，その名のとおり主に欧州大陸の大学で行われているが，南米や米国の一部でも行われている．大陸哲学はよりまとまりのあるもので，ドイツの哲学者ハイデッガーやハバーマス*らの名前につながりをもっている．

現象学は，現代の運動の1つである現象学の発展の中核的人物であったフッサールに始まる．しかし，現象学の初期の歴史を，フッサールの業績にブレンターノ（1838～1917）が与えた影響にまでさかのぼってみることが重要である．ブレンターノはこの現象学運動の準備段階の一部をなしているのである（Cohen et al., 2000）．

ブレンターノの哲学の中心テーマは志向性*という概念である．志向性とは，意識において心がどのようにその思考をある対象に向けるかを記述する1つの方法である．Priestは志向性の概念を次のように説明している．

「（志向性とは）……何かあるもの『の』あるいは『に関しての』ものである（being "of" or "about" something）という，心的なものの性質ないし特性である．たとえば，『知覚しているが，それは何らかのものについての知覚

ではない』ということは，意味をなさない(たとえ，その覚が幻覚や妄想であっても)．『何らかのものについて考えることなく考える』というのは，あまり意味をなさない(たとえ考えていることが想像上のことであっても)」

(Priest, 1991：194)

Priestはブレンターノの志向性の概念におけるこのような特徴を，明晰，論理的に説明している．しかし彼が，このような見方を批判する議論もあげていることは重要である．この章の目的からして，この論争に立ち入ることはできない．フッサールがブレンターノの学徒であり，志向性の学説の影響を受けたことを認めるのは，確かに大切なことである．しかしフッサールの考え方はブレンターノとは異なっていた．フッサールは，心的現象は志向的対象をもつと述べることで，心的現象と志向的対象の間の関係は確立される，と主張したのである．この関係について問いを立てることが必要である．すると次の3つのものが浮かび上がるだろう．心的作用，志向的対象，そしてこの両者間の関係である．フッサールは，人が1度に2つのものを意識しているという見方を受け入れることができなかった．

「たとえば，あなたは今，ある色を見ているとしよう．あなたが意識しているのは色である．色とその色についてのあなたの意識の両方を認識しているのではない．あなたの意識に現前しているのは2つのものではなく，ただ1つのものだけである」

(Priest, 1991：206)

ブレンターノの志向性の概念を批判したこの言葉からわかるのは，意識的思考の作用の定義はどうやってみても複雑だということである．いわゆる心-身体問題に関しては多くの難問がある．哲学者や心理学者，また医師や精神科医を含む自然科学者の意見は一致せず，また，意識とは正確にいって何であるか，あるいは心と身体の実際の関係はどういうものかもしっかりとは解決できていない．この章に示す考え方では，この心-身体問題を解決することはできない．しかし，要するに現象学とは，その解決を試みる1つのアプローチであることを心にとどめておくとよい．Priestは現象学を，以下のような考え方から生じる心-身体理論の1つだとしている．

- 心と身体とを切り離すデカルト*の二元論*
- いわゆる論理行動主義：これは，すべてのものごとは行動にかかわるものであり，心とは実は観察可能な行動であるという考え方
- 観念論の考え方：存在するすべてのものごとは，心に関する言葉で説明できる
- 唯物論：宇宙のすべてのものごとは，物質に関する言葉で説明できる
- 機能主義：すべてのものごとは一種の原因と結果である．心は，刺激が与えられると，身体的あるいは行動的に反応する
- いわゆる「二重側面説」：身体的で心的なものは，実は，そのどちらでもな

*Descartes R.
デカルト R.
(1596〜1650)
フランスの哲学者．数学者でもあり近代哲学の祖でもある．

*二元論は，二つの対立原理によって説明する思想．デカルトによれば，精神と物体(身体)は互いに独立する実態として実存的に区別されるとした．

い何ものかの2つの側面にすぎない．その何ものかは1つの実在であって，心的なものと物理的なもののどちらの概念もあてはまらない
- 現象学的な見方：生きられた経験を，その客観的な実在性をあらかじめ仮定しないで，記述する試み

これらの考え方は理論として示されているが，Priestは，現象学とは，実際には実践でもあると指摘している．看護，保健医療，福祉が興味を抱くのは，この実践である．なぜなら，それによって，「経験の内容の本質的な特徴をとらえるために，意識に現れてくるとおりに，経験の内容を記述する」ことが可能になるからである(Priest, 1991：183)．

## 現象学運動の段階と歴史

*Spiegelberg H.
スピーゲルバーグ H.
(1904～1990)
ユダヤ系ドイツ人．アメリカに亡命し，現象学的哲学全般をアメリカに紹介し根づかせた．
*邦訳：現象学運動(上・下)，立松弘孝監訳，世界書院，2000

すでに述べたように，現象学の起源は哲学にある．1960年に，Spiegelberg*の現象学運動の歴史に関する概説書*の初版が出版された．彼は，彼のいう現象学運動の3つの段階をそれぞれ準備期，ドイツ期，フランス期と名づけている．Cohen(1987)はこれらを論文にまとめ，現象学運動の歴史と，看護にとっての現象学的研究の重要性について説明している．いわゆる準備期におけるブレンターノの影響については先に説明した(p.168)．

### ドイツ期

ドイツ期にかかわるのは，まずフッサール，そして後にハイデッガーである．現象学運動にフッサールが寄与したこととしてCohenら(2000)が強調しているのは，現象学に彼が果たした中心的役割，厳格さの追求，実証主義批判(実証主義：すべての知識は感覚に由来し，観察と実験の科学的探求と結びついているという考え方)，そして彼の直観*(現象学的直観)の概念および現象学的還元の概念である．直観では，想像力と密接に関連した特異な種類の経験が現れてくる．経験といえば，出来事のような何か実在するものと関係があると思うものだが，直観は想像や記憶においても生じうる．現象学的還元*は，意識に現前しているものを適切に調べるために，もろもろの態度，信念，仮定を一時停止するプロセスである．フッサールは現象学的還元のこの部分をエポケー*(「信念の一時停止」を意味するギリシャ語から)と名づけた．カッコ入れ*(数学用語)は，信念を一時停止するプロセス，またある現象に関する前もっての仮定を一時停止するこのプロセスに，フッサールが与えた名称である．その意味は，研究者が自らの態度や信念，先入観を調べて文字どおりこれをカッコに入れて保留すること，ある意味で，これらが研究に影響を及ぼさないよう取り除いておくことである．カッコ入れと現象学的還元はフッサール現象学の方法の重要な特徴であり，つまりフッサール現象学を現実に「実行すること(doing)」なのである(これらの特徴はこの章で後述する)．さまざまな形態の現象学の複雑なアプローチ，およびフッサールとハイデッガーの著作にみられるカッコ入

*Anschauung
(アンシャウウング)
ドイツ語．その対象をそれ自身記号やシンボルなど何事も媒介しないで直接に把握する認識．
*phenomenological reduction
現象学的還元．意識態度一般を根本的に変更し，それらが与えられる場そのものを主題化すること．超越論的還元とよばれる狭義の現象学的還元．広義では形相的還元を含める．
*epoch
*bracketing
用語解説参照．

れの考え方は，現象学を看護師のために説明している数多くの書物や論文で議論されてきている．たとえばJasper(1994)，Crotty(1996)，Paley(1997)らの仕事がそうである．

最近では，Koch(1995)が，いわゆる解釈学的研究におけるフッサールとハイデッガーの影響について解説している．彼女は，フッサールの哲学では，実際にはデカルトの二元論が維持されていたと論じている．Kochによれば，フッサールの主な功績は次の3つの特徴に集約される．志向性，本質，そして現象学的還元(カッコ入れ)である．

Cohenら(2000)によれば，フッサールの同僚と学徒たちは，現象学の2つの重要な要素を発展させた．それらは「間主観性(intersubjectivity)*」の概念と「生活世界*(Lebenswelt)」の考え方である．間主観性とは，主観性が複数存在しながら，それらがある1つの共同体，つまり1つの共通の世界を共有する複数の個人によって共有されているという考え方である．この間主観的世界は，人が他者に対して感情移入をもつがゆえに，近づくことができる．経験を理解する方法は本質的に間主観的である(Schwandt, 2001)．

*intersubjectivity

*Lebenswelt
ドイツ語．後期フッサールの中心的概念．

生活世界の概念は，現代の現象学の中心をなす生きられた経験に関するものである．人間はありふれているもの，日常的なものには頓着しないことが多く，実際ほとんど気づきもしない．現象学的探求は，普通はあたり前のものと思われている生きられた経験を吟味し，認識するための助けとして必要なアプローチなのである．

ドイツ期現象学の次の段階にかかわってくるのがハイデッガーである．彼はある時期，フッサールの助手をつとめていた．近年，看護学の研究に現象学的枠組みを用いることへの関心が(特に北米で)高まってきたことから，ハイデッガーについての調査研究がCohenとOmery(1994)，Leonard(1994)，Ray(1994)，Taylor(1994)，Koch(1995)の著作において行われている．Benner*(1984)の現象学的研究は，臨床看護実践における卓越性と力の秘密を明らかにしたが，彼女が特に参照しているのはハイデッガーである．後にBenner(1994)はハイデッガー哲学を研究し論評している．Taylor(1994)の指摘によれば，ハイデッガーのフッサール現象学からの離脱は，主にハイデッガーが現存在(Dasein*)の概念を展開してゆく過程で起きた．現存在の概念は，ハイデッガーの1927年の著作『存在と時間*』で全貌が説明されており，1962年に英訳版が出ている．ハイデッガーの関心は存在の本性と時間性(存在は時間的である)についての問いを問うことだった．この意味において，彼は存在論的な考え方に関心をもっていた．ハイデッガーの現存在の概念は，存在と実存の本性の説明であるが，それ自体は，人間性*の概念である．Leonard(1994)は，ハイデッガー現象学の人間観を，次の5つの要点にまとめている．

*Benner P.
ベナー P.
アメリカの看護理論家．

*Dasein
ドイツ語．

*Sein und Zeit
細谷忠雄等の訳により，理想社より出版(1963～1964)．そのほか文庫本にもなっている．

*personhood
人格性とも訳す．

*reflect

*context

(1) 人間は世界をもっている．その世界は文化，歴史，言語に由来する．しばしば，この世界はあまりにも包括的であるため，私たちがそれについて反省*し分析するまで，見すごされあたり前のものとみなされている

(2) 人間は，そのうちにおいて事物が価値と意義をもつ存在である．この意味で，人間はその人の生活の文脈*を研究しない限り理解できない

(3) 人間は自分を解釈している．人間は知識を解釈する能力をもっている．そうして得られた理解は自己の一部となる

(4) 人間は身体化されている．これは，人間は身体を所有すると説くデカルト学説とは異なる見解である．身体性*とは，私たちは身体によって世界内での自分の行為を潜在的に経験できる，ということである

(5) 人間は時間のうちに「ある」．これは以下に解説するように，もう少し詳細な説明を要する

*embodiment

ある伝統的な時間の概念によれば，時間は「今」という意識を伴って直線的に流れていると知覚されるものであるが，ハイデッガーはこれとは異なった時間の概念をもっていた．Leonard(1994)によれば，ハイデッガーは現在(now)，既在(no longer)，将来(not yet)を包括して時間を知覚する新しい方法を表すために「時間性*」という言葉を用いた．

*temporality

これらの思想のほか，ハイデッガーは現象学を解釈的哲学へと展開した．これは，解釈学的*研究法の基礎となった(古代ギリシャ神話のヘルメスは神々から人間へのメッセージの伝達者であった)．この伝達にはしばしば，受け手の理解を助けるためにメッセージを解釈する必要があった．解釈学は異なる言語で書かれた文献を翻訳した結果として，あるいは，聖書のように権威あるテキスト*に直接接することが困難であったところで発展した．解釈学は解釈の理論になり，意味の解釈の理論として現在のかたちに発展したのである．テキストは言語を意味する．Gadamer(1975)は，世界についての人間の経験は言語と結びついていることを示唆している．

*hermeneutical
ディルタイにより確立された「理解」の学．「解釈学の成立」(1900)．

*texts

解釈学の考え方と現象学を関連させて，Koch(1995：831)は次のように述べている．

「ハイデッガー(1962)はこう宣言する．『その人の背景の理解と無関係には，何にも出会うことはできない．そしてすべての出会いは，その人の背景に基づいて，つまり"歴史性*"において解釈することを必然的に伴う．私たちが用いる解釈の枠組みは，私たちがあらかじめそのなかで何かをつかんでいる先行的把握である』」

*historicality

ハイデッガーの目的は，単なる記述を超えて解釈に進むことである(Cohen & Omery, 1994)．

Draucker(1999)は，特にハイデッガーの解釈的現象学は看護で多用される研究アプローチであると述べている．彼女は，この研究形式によって，世界内に人間として存在することの意味を探求できると強調している．研究者は，仮定をそのままにとどめておくのではなく，それを精査し，明晰化するのである．

## フランス期

Cohen(1987)は，現象学運動へのハイデッガーの主な寄与は，フランス哲学

への影響にあるとしている．彼女はこの時期の主要なフランスの哲学者として，マルセル*(1889〜1973)，サルトル(1905〜1980)，メルロ＝ポンティ(1908〜1961)をあげている．マルセルは自ら現象学者とは名乗らなかったが，現象学を存在の概念を分析するための手引きと考えていた．

*Marcel G.
マルセル G.
(1889〜1973)
フランスの哲学者．

サルトルは現象学運動において，最も影響力をもった人物だった．しかし彼も現象学者というレッテルを好まなかった．むしろサルトルは実存主義者*とよばれた．現象学の概念や用語は把握しがたく，出発点をみつけるのが難しいこともよくあるが，この出発点探しに有用なのは辞書である．チェンバーズの辞書(Chambers Dictionary, 1993)による「実存主義*」の定義を次に記す．

*existentialist

*existentialism

「以下のような考え方をもつ，互いに関係のあるいくつかの哲学説を指す用語．客観的，普遍的価値を否定し，人間は道徳的に自由な主体として，行為を通じて自らもろもろの価値を創造しなければならず，無意味にみえる宇宙においてそれらの行為に対する究極の責任を負わなければならない，と考える」．

もちろん，用語の理解は一般から具体へとさらに高めていくことができる．たとえば『コリンズ哲学辞典』(Collins Dictionary of Philosophy)はさらに具体的に解説し，実存主義と現象学を以下のように結びつけている．

「実存主義は，その考え方がありのままの経験に強く依存している限りにおいて，現象学の仕事を利用してきた．というのは，現象学は観察者があらかじめもっているどんな理論的見方も押しつけたりせずに，経験をとらえる試みだからである．純粋に形式的な意味においては，実存主義は何かがあるということを，何かがどのようにあるかということよりも強調しようとする．つまり，何かがもつ特徴を記述するよりも，むしろ何かが存在するという事実を強調しようとしている．このことは，実存は本質に先立つ，という決まり文句によって表現されてきた．実存(ラテン語のex(s)istere[そこに出て立つ]に由来する)は，私たちが世界内に立つものとしてもつものである．本質(ラテン語のessentia[あれこれの種類の存在]に由来する)は，概念を用いて記述されるべきものである」．

(Vessey & Foulkes, 1990：109)

*existence
*essence

実存*と本質*という考え方はサルトルに由来するものである．彼の有名な，そしてしばしば引用される言葉は，「実存は本質に先立つ」である．これは，人の現実の意識と行動(実存)は性格(本質)に先行するというサルトルの考え方である(Cohen, 1987)．この意味において，研究は想像された，または理想化された性質や本質より先に，まず現実の具体的な思考と行動に焦点をあてることになろう．志向性の概念はサルトルの仕事においても重要な役割を果たしている．

メルロ＝ポンティの現象学に関する関心は，知覚および人間存在についての

科学の創造に向けられていた（この章の目的からして，これ以上詳しく述べる必要はない）．

フランス現象学における主要な人物をもう1人あげるなら，リクール*である．Spiegelberg(1984)によれば，リクールの現象学は本来記述的であり，本質的構造へのフッサール流の形相的*関心に基づいている．Gadamer*と同じく，リクールは間主観性や，言語とコミュニケーションにかかわる問題に焦点をあてている．

このように現象学にもいろいろなアプローチがある．Schwandt(2001：191)は，現象学は「単一の，統一された哲学的見地ではない」と強調している．この章の次の段階では，CohenとOmery(1994)の概観にそって，現象学の諸学派をみてみよう．

*Ricoeur P.
リクール P.
(1913～2005)
フランスの哲学者．

*eidetic

*Gadamer H.
ガダマー H.
(1900～2002)
ドイツの哲学者．ディルタイやハイデッガーの思想を継承しつつ，哲学的解釈学を創始した．

## 現象学の諸学派

以上，現象学が大陸哲学に属するアプローチであることを示してきた．しかし現象学が質的研究の目的のために，広くグラウンデッド・セオリーや記述民族学を含むいわゆる解釈的流派内でも1つの枠組みとしても応用され使用されてきたことは，Lowenberg(1993)が指摘する通りである．彼女は，「これらすべてのアプローチにとって基本となるのは，すべての社会生活には解釈的で構成的な認知の過程が内在しているという認識である」と述べるとともに，「用語に関する困惑」が多くあって，それが看護研究や教育研究の文献，またときには社会調査でもみられる，誤った解釈の原因になっていることを明らかにしている．彼女は，現象学には1つの問題があるという．それは，理論（たとえばフッサールとハイデッガーの）の背後にある仮定と，実際の方法，つまり現象学を「行うこと」との違いである．この章の目的の1つは，これらの難問を解くことを試みることである．

CohenとOmery(1994)による現象学的哲学の概説は，研究の手引きとして，またさまざまなアプローチをもつ諸学派の発展の説明として有益である．しかし彼女たちは，それぞれの学派における大きな目標は同一であると，つまり現象についての知識を得ることであると強調している．

大別して3つの学派があるが，相互に重なり合う部分や関連し合う部分がある．第1はフッサールの形相的構造の思想に導かれた「ドゥケーン*」学派である（ドゥケーン学派とよばれるのは，その学徒たちが一時ドゥケーン大学で仕事をしていたため）．第2の学派は，現象の「解釈*」を行う（ハイデッガーの解釈学*）．この両者を組み合せたのが「オランダ」現象学派である．

ドゥケーン学派は主に記述の概念に焦点をあてる．Giorgi(1992)は，社会科学者は，現れてくるもの（現象）を，それに何かを付け加えたり引き去ったりすることなく，記述するのだ，としている．彼は，「明証性(evidence)を承認せよ，所与(data)を超えて進んではならない」と忠告している．しかし彼は，「記述は決して完全ではない」ことも認めている．「現象の解釈」アプローチは，あたり

*Duquesne

*interpretation

*hermeneutics

前のことと思われている実践と自明と思われている意味に，注意を集中する．また，オランダ学派は記述と解釈を結びつけることを目指している．

StreubertとCarpenter(1999)は，現象学とは実のところ，哲学的，社会学的，心理学的視野を必要とする統合的な研究アプローチであると論じている．このアプローチをもっと多く頻繁に用いてきたのは，心理療法と臨床心理学における現象学的心理学者であった．これらの著者はまた，現象学は，看護*にとって重要な現象を調べるのに役立つ方法であるが，それはまだ比較的に新しい方法であることを説いている．Lawler(1998)は，哲学的アプローチを実践の学問分野に適用する際，その問題が起きるとしている．つまり，新しい研究者は，現象学的研究方法を使おうとしても，どのように進めてよいか確信がもてないことがしばしばあるということである．看護研究の哲学的基盤として，異なった現象学的アプローチは互いに補い合うものであるとの考えを発展させたうえで，TodresとWheeler(2001：2)は，人間の経験へのアプローチにおいては，実践的研究の際に必要ないくつかの哲学的区別について論じている．彼らは，基礎づけ*，反省*，人間化*の3つの分野について論じ，現象学，解釈学，実存主義が，看護研究に寄与するものであることを示している．

*原文では看護と助産を区分しているため，この後に「人によってはこれに助産分野を加えるだろう」という一文が入っている．日本では看護という場合，助産師や保健師，訪問看護師などの活動も含むため，あえて区別しないで訳している．

*grounding
*reflexivity
*humanisation

## 基礎づけ

基礎づけとは，生活世界を出発点とすることである．それは，ありふれた経験の日常世界を含む．生活世界はそれについて語られうることよりも複雑で，緊張を内包している．フッサールにとって，生きられた経験が探求の基礎(ground)である．また研究の必要(need)もある．あたり前とみなされている平凡なものごとも問題にされれば1つの現象となる．生活世界を理解するには，記述によって意味と関係が明晰化するように先行する想定をカッコで囲む*ような，偏見のない開かれた態度が必要である．

*bracketing
用語解説参照．

## 反省と位置知識

解釈学は現象学的研究にいくつかの次元を加えた．Gadamer(1975)は，人間存在に不可欠なものとしての解釈についてのハイデッガーの考え方を発展させた．人間は時間的・歴史的文脈と世界内での自分の位置のうちでの日常生活と人間関係に基盤をもつ自己反省的な人格である．先行理解と予備的知識はいつも，経験と反省に照らして変更されるものである．研究者あるいは反省的な人格は，世界や他者と自らとの関係に巻き込まれているので，テキストは常に複数の解釈に対して開かれている．

## 人間化と経験の言語

人間は世界内での諸関係から切り離すことができない．ハイデッガーの「現存在(Dasein)」の概念，つまり世界内存在は，人間であることと世界内にある

こととの間の関係を内含している．研究者は，世界を開示する経験を明らかにする人間存在の基礎的で一般的カテゴリーを探求する．ハイデッガー(Todres & Wheeler, 2001：5)は，世界内存在の本質を特徴づける基礎的構造について，以下のように述べる．

- 身体の現れ方
- 時間的な構造についての共同構成が現れる方法
- 場所や事物について意味のある言葉が現れる方法
- 人間相互間の関係の性質が現れる方法

　ハイデッガーはこのように，身体，時間，空間は，量的測定の概念であるというより，むしろ人間の現前(presence)の性質を反映することを示した．

　このような考えから，Todres と Wheeler(2001)は，現象学は研究を基礎づける(ground)ものであって，理論的抽象からは距離をおくものであると結論している．彼らはまた解釈学は反省(reflexivity)の概念を加え，その概念が研究者に，文化や時間や歴史にかかわる文脈において有意義で重要性をもつ問いを立てさせていると主張している．彼らは最後に，研究は，存在論的・実存論的次元によって人間化(humanise)され，それゆえ単に技術的，功利主義的なものでなくなると述べている．

## 現象学的研究のプロセス

　Van Manen(1990：5)は，現象学的研究の目印となる重要なポイントを概説している．Oiler Boyd(1993：126-8)はそれを以下のように要約している．

- 現象学研究は，生きられた経験の研究である
- 現象学研究は，現象が意識に対して自らを示すとおりに現象を解明することである
- 現象学研究は，本質あるいは意味の研究である(特定のアプローチによって)
- 現象学研究は，私たちが生きる経験的意味を私たちがそれを生きるとおりに記述することである
- 現象学研究は，現象の人間科学的研究である
- 現象学研究は，思索するということを注意深く実践することである．Oiler Boyd(1993：127)はこれを説明して，「研究を行うための原動力は，研究者が，たとえば看護師としての意識において，日頃からもっている実践的関心である」と述べている
- 現象学研究は，人間であるとは何を意味するのかについての研究である
- 現象学研究は，詩的に表現する活動である．
  Oiler Boyd(1993：128)はこれを要約して，「そういうわけで現象学的記述は，反省しながらものを書くことを通じて得られる，インスピレーションに支えられた洞察が特徴である．このように，研究と書くことは密接に関係している」という

現象学探求の手順を始めるにあたっては，研究者には関心をもっている領域や困惑や心配がある分野，あるいは，ある現象について一般的または具体的な知識が不足しているという状況が当然あるはずである．

　Giorgi(2000b)のいう「科学を実践する」ことは，「哲学を行う」ことと明確に異なる．実際，Giorgi は，Crotty(1996)や Paley(1997)のような研究者は，この2つを区別せずに看護研究について書いていると批判している．Giorgi は看護師が現象学的研究を用いることに価値を見いだしているが，それは哲学を行うことよりも科学的な仕事を意味するとしている．Crotty と Paley の考え方に関する Giorgi の取り組みは重要だが，この場では詳述できない．

　すべての研究アプローチにおいて研究者は，自分が用いるタイプの理論的枠組み(たとえばシンボリック相互作用論，現象学など)の正当性を示し，また，データ分析へのアプローチ(たとえば前者ではグラウンデッド・セオリー，後者では Colaizzi[1978]やほかのアプローチ)を具体的にあげ略述する責任がある．Baker, Wuest, Stern(1992)は，「方法をないがしろにすること」を避けるために，方法論を明確に定義する必要があると論じている現象学では基調となっている哲学が独特であるため，これは特に重要である．

　現象学的探求のためのデータ分析では，研究者は生きられた経験を明らかにし，その記述を生み出そうと努める．この目標を達成するための手順は，先に概説した主要な3つのタイプの現象学それぞれの立場から，研究者がとるアプローチによって変わってくる．Ray(1994)は，形相的現象学ないし記述的現象学のデータ分析では，研究者がカッコ入れを十分に行うことが必要だと注意している(カッコ入れとは，研究者の過去の経験，知識，あるいは現象を予測することを一時的に停止することである)．直観と反省はデータ分析のプロセスにおいて重要であって，「談話，テキストいずれのかたちの経験でも，その意味」を明らかにするのに役立つ(Ray, 1994：129)．さまざまな研究者が，カッコ入れ，直観，反省という要件に従ったデータ分析へのアプローチを開発してきた．そのうちの1人である Colaizzi(1978)は，7段階からなる分析プロセスについて概説している．このような先駆的な業績への批判はあるが(Hycner, 1985)，現象学の形相的アプローチのためのこの特定の分析プロセスは論理的で信頼すべきものである．しかし，Hycner(1985：279)は次のように述べている．「現象学者の側に，研究方法で一定の手順にこだわりすぎることへの無理からぬためらいがある．それは，それらの方法が自然科学の場合のように検証されることになるのではないかと恐れてのことである」．しかし，どの現象学派を選ぶかによってデータ分析のプロセスについての解釈は分かれる．たとえば，Streubert と Carpenter(1999：50)の概説する分析手順は，Van Kaam(1959)，Paterson と Zderad(1976)，Colaizzi(1978)，Van Manen(1984)，Giorgi(1985)といったほかの著者たちが説く分析手順とは異なっている．

## データ分析のための手順

　Beck(1994)が文献検討した現象学的研究はドゥケーン学派に導かれたよう

に思われるが，以下の著者のうちいずれかのアプローチを用いている．それは，Colaizzi(1978)，Giorgi(1985)，Van Kaam(1966)である．そのため，Beckは，彼らが開発したデータ分析のそれぞれ異なる手順を概説している．これによると，Colaizziは7段階，Giorgiは4段階，Van Kaamは6段階を主張しているが，これらの段階の多くは類似しているか重なり合うものである．

　ある現象学の学派を選ぶとき，研究者は，そのアプローチによって，データ分析に最も適した手順へと導かれるであろう．この章の目的にそって，私たちはGiorgi(1985；2000b)とColaizzi(1978)が開発した手順を概説し，検討することにする．とはいえ，調査する現象に最も適したアプローチを選択し，研究の方法論と分析の手引きとしてふさわしい文献を利用することは，学生と指導者(初心の研究者であれ専門の研究者であれ)の決断にかかっている．

　Giorgi(1985；2000b)とColaizzi(1978)は両者とも，記述的なアプローチに賛成し，たとえば研究の参加者との面接の録音テープを書き起こした逐語録をもとにして，データ分析の一手法を示している．以下は質的データ分析の若干の例にすぎない．

　Giorgiの分析手順は以下のとおりである．

(1) 陳述全体の感触をとらえるため，記述全体を読む

(2) 形態*がつかめたら，意味群を区別し，研究対象となっている現象に集中する

(3) 意味群が明らかになったら，それらに含まれる洞察を言語的に表現する

(4) こうして変形された意味群を統合して，参加者の経験についての一貫性のある陳述とする．これを経験の「構造*」とよぶ

*Gestalt
ゲシュタルト
ドイツ語．諸要素の単なる総和ではなく，還元できない独自の法則によって諸要素を規定する構造化された全体を指す．

*structure

　Colaizziの7段階の手法もデータ分析のアプローチである．この7段階の分析手法は次のとおりである．

(1) 対象者の記述(一般に，「プロトコル」という用語があてられている)全部を読み，それに対して何らかの印象をもち，そこから何らかの意味をとる

(2) 個々の記述に戻り，研究する現象に直接関係する語句や文を抜き出す．このプロセスは「有意な陳述の抽出*」として知られている

(3) 個々の有意な陳述の意味を詳しく説明するよう努める．これは「定式化された意味*」として知られる

(4) 個々の記述についてこのプロセスをくり返し，定式化された意味の集合体を「テーマ群*」に体系化する

　(a) これらのテーマ群が「妥当であることを確認する*」ために，テーマ群を，元のプロトコル(記述)と照らし合わせる

　(b) この段階では，テーマ群間に矛盾がみつかるかもしれない．あるテーマはそのほかのテーマと真っ向から矛盾したり，まったく無関係にみえたりするかもしれない(Colaizziは研究者に，納得のいかないデータやテーマを無視したくなる誘惑をはねのけるよう忠告している)．

(5) こうして得られたすべての結果を，研究しているテーマの「総括的な記述*」に統合する

*extracting significant statements

*formulated meanings

*clusters of themes

*validate

*exhaustive description

(6) この総括的な記述を，できる限り明確に，「基本構造\*を特定した」陳述に定式化するよう努力する．これはしばしば現象の本質的構造とよばれる

(7) 妥当性を確認する最後の段階では，研究者は対象者のところへ戻り，1回あるいは一連の面接を行い，そこまでの研究結果について質問してみる

\*fundamental structure

以上が，Colaizzi(1978：59-61)の手順の説明である．

Colaizzi は研究者に，これらの手順にあまりこだわらないように勧めており，私たちもこの助言は有益だと思ってきた．たとえば，私たちは学生に，対象者に対して最終の「本質的構造\*」を戻して確認してもらうより，むしろ「総括的な記述」を戻して確認してもらうよう勧めてきた．なぜならば，そのほうが対象者にとって理解しやすく，コメントしやすいと思われるからである．このようにして，厳密さ\*が保証されるのである．

\*essential structure

\*rigour

看護師で研究者の Diekelman ら(1989)は，自らが採用した7つの段階を含む以下の手順を説明している．

(1) 全体的な\*印象を得るためにインタビューを読む
(2) 解釈的な要約を書き，潜在的テーマを探る
(3) 解釈チームがチームの仕事として口述録を分析する
(4) ある論点を明らかにするため，テキストあるいは参加者に戻る
(5) 共通の意味と共有されている実践を特定するためにテキストを比較する
(6) テーマを関連づけているパターンを特定する
(7) 解釈チームとほかの同僚に，最終草稿について意見を聞く

\*holistic

このような段階の多くは，現象学的研究のいろいろな著者の分析プロセスにおいて重複していることがわかる．すべての研究はこれらの形式的段階からさらに進んでいかなければならない．Todres(2000：43)は，現象学的研究についての特色ある事例を論じているが，そこで機械的な段階より進んだいくつかの道しるべをあげている．これらはほかの研究者にとっても道しるべとなりうる．

彼の発見を記すと以下のようになる．

- それは定義あるいは一連の陳述を超えるもので，一貫性のあるナラティブ\*を表している
- それは私たちに普遍的な人間の特質と結びつく何かを語るので，読者はそのテーマについて個人的に心を通わせ理解することができる
- それは読者が想像のうちで感情移入できる物語を語る
- それは新しい理解に寄与する
- それは話題を明確にし，光をあてるので，読者がその話題のすべてをもたなくともその意味を理解する助けとなる

\*narrative
用語解説および第13章参照

これらの道しるべは現象学的研究にとって有意義である．これらの道しるべは，定義された文脈における現象の本質と意味の追求は，単に技法あるいは一連の機械的段階ではなく，意味の探求であることを示している．

# 看護学における現象学的研究

　　StreubertとCarpenter(1999)は，職業としての看護の全人的ケアに対する取り組み方が現象学的研究を行うかどうかを決める背景になっているとしている．私たちは，「全人的ケアには，健康の身体的，情緒的，霊的な面にかかわる，健康（および病気）の多次元的理解が欠かせない」といっていた(Wheeler, 1995：50)．この全人的見方は，生きられた経験の研究と結びつくことによって，現象学的研究のための基礎を与えてくれる．StreubertとCarpenterは，研究者は自分が意図している研究テーマについて，いくつかの問いを立ててみるよう助言する．たとえば，ある現象に関して明晰さが欠けてはいないか，その主題に関連した文献が出ていないか，またさらに研究する必要があるのか，と．もしさらなる研究の必要があるとしたら，看護師である研究者は，生きられた経験に関する研究が，データ収集に最も適したアプローチかどうかを問うてみるべきである．

　　現象を経験する人たちの説明が一次的データであるから，研究者はこの説明が豊富でしかも記述的なデータをもたらすと考えることが必要である．StreubertとCarpenterは，研究者は自分の研究スタイルと好みを吟味し，またこの研究方法を用いる能力を吟味してみるべきだと述べている．研究プロセスに関してさらに考えるべきことは，研究の仕上げと関係方面の聴衆に向けての発表についてである．

## 現象学的アプローチのためのテーマ

　　現象学的研究に適した領域には，楽しさ，恐れ，不安，あるいは看護師であることの意味，地域の助産師であることの意味など，生活経験にとって重要なテーマが含まれる．このほか，心筋梗塞や急病，慢性疼痛の経験など，健康と病気に関したテーマもある．

　　Beck(1994)によると，現象学的研究の出版は1970年代にはほとんどなかったが，1980年代後半になって急増し，この状況は1990年代に入っても続き，最近では健康専門職の間で現象学的研究は増加の一途をたどっている．Beckは，これらの研究は広い範囲の研究領域に及んでいるとしている．たとえば，看護実践におけるケアリング，看護学生と身体ないし精神に障害をもつ小児の間のケアリング，高齢者にとって意味ある生活体験，進行した乳がんをもつ女性患者，不妊の夫婦，産後のうつ状態，エイズ(AIDS)によるパートナーの喪失，慢性疾患，ヘルスケア，依存症，暴力，セラピューティック・タッチにおける対人関係である．現象学的アプローチは看護教育にも用いることができる．たとえば，Diekelman(1993)は，看護教育で現象学的研究を行い，学生と看護教師の生きられた経験について研究している．

　　次にあげる例は現象学的研究のそのほかの例である．

> **看護における記述的現象学的研究の例**
>
> 　Karen Halliwellは，振り返りのプロセスを通して学ぶことについての3年次の看護学生の生きられた経験を調べ提示するために，現象学的アプローチを用いている．データは3年次の看護学生への1対1のインタビューから得ている．これらのインタビューで得られた記述的データの分析には，Giorgi(2001)が提案した手順を用いている．
>
> 　　　　　　　　　　　　　　　　　　　　　　　　　　　　(Halliwell, 2001)

> **看護における解釈学的研究の例**
>
> 　スウェーデンで，Sundinら(2001)は，脳卒中になり失語症を発症した患者をケアする看護師の経験を調べるため，解釈学的研究を行った．研究者は，マルセル，リクールらの哲学的思想を，その実証的研究の基礎とした．ナラティブのテキストの解釈を通して生きられた経験を明らかにし，その経験の意味を把握しようとした．分析は3つの段階，すなわち，テキスト(面接記録)の素朴な(かつ全体的な)読み込み，ナラティブの意味の構造分析，包括的理解を通して進めた．

> **看護における実存主義的研究の例**
>
> 　SadalaとMendes(2000)は，臓器提供のために生かされている脳死患者のケアに関する生きられた経験を，集中治療室で働く看護師へのインタビューを通して調べた．この研究で彼らは，このタイプのケアのもつ矛盾，葛藤，あいまいさを実証した．メルロ＝ポンティの思想が研究者の重要なコンセプトのもとになった．データを解釈することで，研究者は調べた現象の一般的な構造を認識することができた(著者はこの研究プロセスをもう少し詳細に記述している)．

　これらの例は，現象学的研究の幅の広さと，この研究方法の潜在的可能性を示すものである．ClarkeとWheeler(1992)は看護実践におけるケアリングの現象を論じた．1994年，Lodiは多発性硬化症の生きられた経験について検討するため，慢性患者6人にインタビューし，現象学的研究を行った．Caelli(2001)は，看護師の健康に関する理解とその理解の看護実践への転換を調べようとして，健康を中心とした患者ケアの経験について記述した．これらの研究では，研究参加者はボランティアであり，通常の倫理的問題が注意深く考慮された．研究プロセスのこうした側面に関して，現象学的研究はほかの質的研究と同じ手順を踏む．

　看護職者にとって，現象学的研究は得るところの大きな仕事である．しかしこれは簡単な方法ではない．なぜなら研究者は，研究に着手し，どのタイプの現象学的アプローチを用いるべきかを決定する前に，基礎となっている哲学を

理解しなければならないからである．

## 要約

現象学はそもそも哲学であるが，研究アプローチとして適用されることがある．

- 現象学的哲学的運動は大きく分けて3期からなる．準備期，ドイツ期，フランス期である．その3期には思想の重複もあれば相互作用もある
- 概念による定式化は人によりさまざまであり，（ごく大まかにいえば）記述的（フッサール），解釈的（ハイデッガー），存在論的・実存主義的（サルトル）となる．これらは研究者によって研究方法として応用されてきた
- 現象学のさまざまな学派の研究者は，データ分析に関していろいろな方法を考案してきた
- 現象学的アプローチは機械的であってはならず，洞察力を働かせ，研究対象である現象に光をあて，その本質をつかまなければならない

〔文献〕

Baker, C., Wuest, J. & Stern, P.N. (1992) Method slurring: the grounded theory/phenomenology example. *Journal of Advanced Nursing*, **17**, 1355–60.

Beck, C.T. (1994) Phenomenology: Its use in nursing research. *International Journal of Nursing Studies*, **31** (6) 449–510.

1) Benner, P. (1984) *From Novice to Expert: Excellence and Power in Clinical Nursing Practice*. Menlo Park, Addison Wesley.

Benner, P. (ed.) (1994) *Interpretive Phenomenology: Embodiment, Caring and Ethics in Health and Illness*. Thousand Oaks, Sage.

Caelli, K. (2001) Engaging with phenomenology: Is it more of a challenge than it needs to be? *Qualitative Health Research*, **11** (2) 273–81.

*Chambers Dictionary* (1993) Edinburgh, Chambers Harrap.

Clarke, J.B. & Wheeler, S.J. (1992) A view of the phenomenon of caring in nursing practice. *Journal of Advanced Nursing*, **17**, 1283–90.

Cohen, M.Z. (1987) A historical overview of the phenomenologic movement. *Image: Journal of Nursing Scholarship*, **19** (1) 31–4.

Cohen, M.Z. & Omery, A. (1994) Schools of phenomenology: implications for research. In *Critical Issues in Qualitative Research Methods* (ed. J.M. Morse), pp.136–56. Thousand Oaks, Sage.

2) Cohen, M.Z., Kahn, D.L. & Steeves, R.H. (2000) *Hermeneutic Phenomenological Research: A Practical Guide for Nurse Researchers*. Thousand Oaks, Sage.

Colaizzi, P. (1978) Psychological research as a phenomenologist views it. In *Existential Phenomenological Alternatives for Psychology* (eds R. Vallé & M. King), pp.48–71. New York, Oxford University Press.

Crotty, M. (1996) *Phenomenology and Nursing Research*. Melbourne, Churchill Livingstone.

Diekelman, N.L. (1993) Behavioural pedagogy: a Heideggerian hermeneutical analysis of the lived experiences of students and teachers in baccalaureate nursing education. *Journal of Nursing Education*, **32** (6) 245–50.

Diekelman, N.L., Allen, D. & Tanner, C. (1989) *The NLN Criteria of Appraisal of Baccalaureate Programs: A Critical Hermeneutic Analysis*. New York, National League for Nursing Press.

Draucker, C.B. (1999) The critique of Heideggerian hermeneutical nursing research. *Journal of Advanced Nursing*, **30** (2) 360–73.

3) Gadamer, H. (1975) *Truth and Method*. (Originally published in 1960. Translated by G. Barden & J. Cumming; 2nd edn. 1989.) New York, Seabury Press.

Giorgi, A. (ed.) (1985) *Phenomenology and Psychological Research*. Pittsburgh, Duquesne University Press.

Giorgi, A. (1992) Description versus interpretation: Competing strategies for qualitative research. *Journal of Phenomenological Psychology*, **23** (2) 119–35.

Giorgi, A. (2000a) The status of Husserlian phenomenology in caring research. *Scandinavian Journal of Caring Science*, **14**, 3–10.

Giorgi, A. (2000b) Concerning the application of phenomenology to caring research. *Scandinavian Journal of Caring Science*, **14**, 11–15.

Halliwell, K. (2001) *Learning through the utilisation of reflective processes: a phenomenological study to explore the lived experience of final year nursing students*. Unfinished PhD research; Bournemouth University, Bournemouth.

4) Heidegger, M. (1962) *Being and Time*. (Translated from the original 1927 publication by J. Maquarrie and E. Robinson). New York, Harper and Row.

Hycner, R.H. (1985) Some guidelines for the phenomenological analysis of interview data. *Human Studies*, **8**, 279–303.

Jasper, M.A. (1994) Issues in phenomenology for researchers of nursing. *Journal of Advanced Nursing*, **19**, 309–14.

Koch, T. (1995) Interpretive approaches in nursing research: the influence of Husserl and Heidegger. *Journal of Advanced Nursing*, **21**, 827–36.

Lawler, J. (1998) Phenomenologies as research methods for nursing: From philosophy to researching practice. *Nursing Inquiry*, **5**, 111–19.

Leonard, V.W. (1994) A Heideggerian phenomenological perspective on the concept of person. In *Interpretive Phenomenology: Embodiment, Caring and Ethics in Health and Illness* (ed. P. Benner), pp. 43–63. Thousand Oaks, Sage.

Lodi, Y. (1994) *The lived experience of multiple sclerosis: A phenomenological inquiry*. Unpublished BSc study: Bournemouth University, Bournemouth.

Lowenberg, J.S. (1993) Interpretive research methodology: Broadening the dialogue. *Advances in Nursing Science*, **16** (2) 57–69.

McLeod, J. (2001) *Qualitative Methods in Counselling and Psychotherapy*. London, Sage.

Oiler Boyd, C. (1993) Phenomenology: the method. In *Nursing Research: A Qualitative Perspective* (eds P.L. Munhall & C. Oiler Boyd), pp. 99–132. New York, National League for Nursing Press.

Paley, J. (1997) Husserl, phenomenology and nursing. *Journal of Advanced Nursing*, **26**, 187–93.

Paterson, J.G. & Zderad, L.T. (1976) *Humanistic Nursing*. New York, Wiley.

Priest, S. (1991) *Theories of Mind*. London, Penguin Books.

Ray, M. (1994) The richness of phenomenology: philosophic, theoretic and methodologic concerns. In *Critical Issues in Qualitative Research Methods* (ed. J.M. Morse), pp. 117–35. Thousand Oaks, Sage.

Sadala, M.L.A. & Mendes, H.W.B. (2000) Caring for organ donors: The extensive care unit nurses' view. *Qualitative Health Research*, **10** (6) 788–805.

Schwandt, T.A. (2001) *Dictionary of Qualitative Inquiry*, 2nd edn. Thousand Oaks, Sage.

5) Spiegelberg, H. (1984) *The Phenomenological Movement: A Historical Introduction*, 3rd edn (1st edn 1960). The Hague, Martinus Nijhoff.

Streubert, H.J. & Carpenter, D.R. (1999) *Qualitative Research in Nursing: Advancing the Human Imperative*, 2nd edn. Philadelphia, J.B. Lippincott.

Sundin, K., Norberg, A. & Jansson, L. (2001) The meaning of skilled care with stroke and aphasia patients. *Qualitative Health Research*, **11** (3) 308–21.

Taylor, B.J. (1994) *Being Human: Ordinariness in Nursing*. Melbourne, Churchill

Livingstone.
Teichman, J. & Evans, K.C. (1991) *Philosophy, A Beginner's Guide*. Oxford, Blackwell.
Todres, L. (2000) Writing phenomenological psychological descriptions: An illustration to balance texture and structure. *Auto/Biography*, **8** (1/2) 41–8.
Todres, L. & Wheeler, S. (2001) The complementarity of phenomenology, hermeneutics and existentialism as a philosophical perspective for nursing research. *International Journal of Nursing Studies*, **38**, 1–8.
Van Kaam, A. (1959) A phenomenological analysis exemplified by the feeling of being understood. *Individual Psychology*, **15**, 66–72.
Van Kaam, A. (1966) *Existential Foundations of Psychology*. Pittsburgh, Dusquesne University Press.
Van Manen, M. (1990) *Researching Lived Experience: Human Science for an Action Sensitive Pedagogy*. New York, State University of New York Press.
Van Manen, M. (1998) *Researching Lived Experience: Human Science for an Action Sensitive Pedagogy*, 2nd edn. New York, State University of New York Press.
Vessey, G. & Foulkes, P. (1990) *Collins Dictionary of Philosophy*. Glasgow, Collins.
Wheeler, S.J. (1995) Child abuse: the health perspective. In *Family Violence and the Caring Professions* (eds P. Kingstone & B. Penhale), pp. 50–76. Basingstoke, Macmillan.

文献中，番号を付したものには下記の邦訳がある．
1) 井部俊子(監訳)：ベナー看護論・新訳版―初心者から達人へ，医学書院，2005
2) 大久保功子(訳)：解釈学的現象学による看護研究―インタビュー事例を用いた実践ガイド，看護における質的研究，日本看護協会出版会，2005
3) 轡田収，ほか(訳)：真理と方法 1，哲学的解釈学の要綱(1)，叢書・ウニベルシタス，法政大学出版局，1996
4) 桑木務(訳)：存在と時間，上・中・下，岩波書店，1960，1961，1963
   細谷貞雄(訳)：存在と時間，上・下，筑摩書房，1994
5) 立松弘孝(訳)：現象学運動＜上＞＜下＞，世界書院，2000

# 第12章
# アクションリサーチ

## アクションリサーチとは？

*action research
社会生活の具体的な事態を改善するための社会工学的研究であり，実践的研究．レビンが最初に用いた用語．

*community development

*experimental research
経験主義は，認識・知識の根拠を経験に求める哲学的立場や傾向であり，研究では観察や実験に基づく科学的態度が重視される．

*action（アクション）は文意に応じ，活動・実行・行動などと訳す．

*action researcher
アクションリサーチ手法を用いて研究をする者．

*positivist
実証主義．科学的知識のみを認め，その立場から知の統一をめざす哲学的潮流．

*self-reflective

　アクションリサーチ（AR）*は，組織的・専門的な変化をもたらすために役立つアプローチであり，1990年代初期から組織的で専門的な場で使用されることが増えてきた．コミュニティ開発*はARを適用することの多い領域の1つである．ARは質的・量的どちらの方法にも関係するが，多くの研究者たちはARを「経験主義的研究*に対するアンチテーゼ」（Hart & Bond, 1995：39）であり，基本的には質的な方法として判断する．加えてARは，「純粋な」研究アプローチではなく，研究の特別なスタイルであり，研究者たちはよく知られたさまざまな方法論と手順を用いることができる．その名が示すように，ARは研究（リサーチ）と活動（アクション*）の両方を意味する．それは多くの基準を満たす必要があり，それらをこの章で論じる．

　ReasonとBradbury（2001）は，多様な哲学的・心理社会的基盤となる前提から導かれ，種々の伝統を基盤にしたアプローチの「一群」について述べている．ARは異なる研究手順を用いるが，ほかの研究のタイプと区別されるものではない．伝統的なアプローチのほとんどは，ARのさまざまな局面で実施されるだろう．一般的にAR研究者*は，質的な研究方法を用いる．そして，この質的探求は実証主義*的方法に対抗する反応としてとらえられている．

　ARの性質と特徴については多くの定義があり，それらのうちのいくつかを以下に述べる．すべてが変化（change），参加（participation）と活動（action）の概念と関係している．定義の1つに，ARは「自分自身の実践の正当性および合理性，これらの実践の理解，実践が実行されている状況などを改善する目的で，社会的な状況にかかわる参加者が行う自己反省的*調査の形式である」という主張がある（Carr & Kemmis, 1986：162）．CarrとKemmisは教育者であるが，これまでARは教育において最も使用されてきた．Banisterら（1994：110）はElliotの有用な説明（1980：110）を紹介している．すなわち，「ＡＲは社会的状況に関する研究であり，そのなかで活動（action）の質を改善する目的をもつものである．全体のプロセスは，検討，診断，計画，実施，効果のモニタリングがあり，自己評価と専門性の発展のつながりを必要とする」．ARは特

に理論と実践のギャップに取り組む．看護では，このギャップは長い間臨床の専門的な仕事にとって有害とみなされてきた．

ARは，1つの課題，1つの研究テーマ，1つの研究領域について，単に知識を生み出すというだけではなく，変化が必要なところで，実践の改善が望まれるような状況にかかわる．Badger(2000)は，ARは定義と哲学の連続体のなかにあり，単なる1つのまとまったアプローチではないと主張している．

AR研究者たちは，ARとほかの研究の違いを主に以下のように述べている．
- さまざまな目的と概念をもつ
- 研究者はその現場にいる参加者と協働するか，あるいは自らがその現場の参加者となる
- 基本的要素である活動(action)を統合する過程である
- 研究と同時に，研究状況における介入と変化を含む
- 変化が起こる状況における調査である
- 研究結果は，直ちに問題解決への示唆が得られ，評価できるという利益に直結する

ARは複雑であるために，大規模研究より小規模研究に適している．また，ほかの研究アプローチと異なった用語が使われる．ただし，それはすべての参加者によって理解されなければならず，学術用語や研究者の専門用語に満ち溢れていてはいけない．Newman(2000)は，ARを実行する「正しい」方法はないと述べているが，AR研究者は少なくとも計画，実施，評価のプロセスを詳しく検討し，自分たちのアプローチを修正すべきである．

## アクションリサーチの起源

アクションリサーチにはそれほど長い歴史はなく，1940年代に始まった．多くの学問分野のなかではまだ初期の段階であるが，教育分野ではよく用いられてきた．社会心理学者のKurt Lewin\*(1946)は，ごく最近のAR研究者とは異なった使い方ではあるが，ARを発展させた初期の研究者の1人である．それでも，変化という概念は，すでにこの研究の原型に示されており，彼は行動のなかの変化を成し遂げるためにARを用いることを好んだ．Lewinは，以下のようないくつかの段階を設定した．

\*Lewin K.
レビン K.
(1890〜1947)
ドイツ生まれ．米国に移住後，集団のなかでの人間の行動を研究した．

- ある状況や個人の行動を変える最初のステップを計画すること
- 変化を起こすこと
- 変化の結果を評価すること
- 評価に照らして活動(action)を修正すること
- もう1度すべてのプロセスを始めること

現代のAR研究者は，いまだ段階的アプローチを使う者もいるが，かなり変わってきた(よりいっそう民主的で参加型になってきた)．特に，AR研究者は今ある状況下で本来の権力関係に注目している．

\*The Tavistock Institute of Human Relation

Tavistock人間関係研究所\*は，1940年代以降から，組織的なアクションリサーチを始めている．ただ，この段階の研究のタイプはARとはよばれていな

い．多くが心理学者である Tavistock 人間関係研究所の研究員たちは，問題解決型アプローチを開発した．後に，この問題解決型アプローチは貧しいコミュニティの社会的・教育的問題を解決し，「貧困のサイクル」を改善する支援によく使われた．Tavistock 人間関係研究所の業績により，AR はマネジメント，社会学，ヘルスケアやそのほかの分野を含む，多くの学問分野で取り組まれた．それは，学際的に行われ，多職種間連携のもとに行われることが多かった．

## 批判的社会理論

*critical social theory
*critical social science
*Horkheimer M.
ホルクハイマー M.
（1895～1973）
ドイツ哲学者．社会学者．フランクフルト派の総帥．

*Adorno T.W.
アドルノ T.W.
（1903～1968）
ドイツの哲学者，社会学者，美学者．

*Marcuse H.
マルクーゼ H.
（1898～1979）
ドイツ生まれ．アメリカで活躍した哲学者，社会理論家．

*Habermas J.
ハバーマス J.
（1929～　）
西ドイツの哲学者．社会学者．著書『コミュニケーション的行為の理論』．

*emancipatory

*マルクスとエンゲルスの学説に基づいた諸思想，理論，実践活動．

*Freire P.
フレイレ P.
（1921～1997）
ブラジルの教育者．後にクーデターで国外追放となりアメリカで活動．識字教育に尽力し，彼の教育実践からエンパワメントという言葉が生まれた．

*conscientization
意識向上運動

現代の AR の多くの考えは，批判的社会理論*と批判的社会科学*を基盤とする．Carr と Kemmis（1986）は，批判理論と批判的社会科学の概観を示した．私たちは，ここに彼らの考えのいくつかを要約する．

批判理論とは，実証主義と解釈的研究とを足し合わせる試みである．Horkheimer*，Adorno*，Marcuse*などの 1950 年代の批判理論家は，厳格な規則に従い，批判的で創造的な思考を押さえつけた 20 世紀の実証主義社会科学の支配を批判した．しかし，社会生活についての厳密な知識を創出するという科学的な目的には同意した．それらの社会科学の要素を価値観や人間の関心に結びなおす一方で，それらはまた倫理にかなった批判的思考という新たな枠組みを統合することの試みでもあった．しかし，社会生活についての厳密な知識はなお，社会科学の必要条件であった．

Habermas*（1974）は，関心とニーズの見地から人間の行動を論じる．彼は，技術的（technical），実践的（practical），解放的（emancipatory）とよぶ 3 つの本質的な関心からなる知識を論じている．技術的関心は，人々が自然に対して技術的な支配を成し遂げるための知識を獲得するのを助ける．この手段的知識には，科学的な説明が必要である．Habermas は，この知識の形式は必要であるが，すべてが科学的な説明に帰着できるものではなく，人々が他者を理解するためには生活の社会的意味をしっかりとつかむ必要があると提言している．知識を生み出すもう 1 つの方法として解釈的方法があり，その形式で「実践的」関心は満たされるが，これはまだ十分ではない．人間は，自由と自治を成し遂げ，社会的な問題を克服し，力関係を変化させるために「解放的*」知識を必要とする．これは疎外感を減少させるであろう．Habermas の考え（1972 年と 1974 年，彼の著書で詳しく述べられている）は，ある程度，マルクス主義*に基づいている．Habermas の哲学をここで詳しく述べることはできない．この項では後の現代的 AR を考えるためのヒントを与えるにとどめる．彼もまた，理論と実践の関係を論じている．

1970 年代と 1980 年代において教育学者は AR についての考えを発展させた．批判的理論の枠組みのなかで，教育の場と社会の変化を強く求められていたためである．教育学者である Freire*（1970）によって論じられた「（無教育者や貧困者の）意識向上運動*」の概念は，批判社会科学と結びつけて考えられた．Freire は，人々が自分たちの人生に影響を与える社会的歴史的現実に気づくようになっており，それを変えるための活動（action）を起こすことができると

考えた．McTaggart と Kemmis(1982)は，アクションリサーチを計画する人のために詳しいガイドラインを開発した．教育学研究とコミュニティ開発の研究は，看護における AR に直接結びつかない．しかし，根底にある考えは，自分自身の人生をコントロールし，自分自身の状況を変化させることができるはずの患者のエンパワメント*を願う看護職者にとっても重要である．

*empowerment
第9章参照．

## 看護におけるアクションリサーチ

AR は教育と社会を改善することを焦点にしていたので，看護においても役立つとみなされた（しかし，私たちが知る限りでは，助産領域においてはそれほど使われてはいない）．Hart と Bond(1995：3)の言葉によれば，「AR は実証主義に対する対抗勢力を象徴しており，反省的実践およびこのような実践に基づく普遍的な理論を発展させることができる」のである．彼らの見解では，AR は実践者のための道具であり，看護実践を改善するためにきわめて重要な知識である．つまり，実践の場にかかわる人々だけがこの知識を十分に応用できる．AR は，一般にケアとサービス提供の標準化を支援することを意図した実践的知識を生み出す．それは現実からかけ離れた「研究」ではない．看護職者は現在，AR をよく活用しているが，いつもその基本に立ち戻っているとは限らず，開発中の理論に加えられた重要な点を検討するよりむしろ，単に実践レベルにおいて展開しているにすぎない．

AR の目的の1つは，理論と実践のすきまに橋を架けることである．Rolfe(1996)は，臨床の実践者にその現場で研究にたずさわってもらうことで，このすきまを克服し，実践における直接的な改善を生み出し，看護の知識を生み出しやすくなると主張する．何といってもこれが，看護研究を行う意義の1つであろう．健康専門職者にとって，AR は，臨床領域で現場やケアを改善するために改革を試み評価するという，役立つ方法でもある．専門家たちは AR を通じて自分たちの実践での研究に着手することができる．早々に深く染みついた前提を疑うことになる．

これは McNiff(1988)が AR にたずさわるための理由として提示したものに関連し，看護学に応用することができる．彼女はその目標は政治的で専門的で個人的であると提言している．AR を通して看護職者は臨床状況を理解し，組織を通じて課される政策と実践の影響に気づくことができる．また，より明確にヘルスサービスとケアのガイドラインと治療が，当初の患者の利益，ひいては社会の健康のためにあるべきだということを理解するであろう．

看護職者は専門家として，外部の権力にコントロールされるのではなく，理論と研究に基づいて手順を採択していくことで独自の意思決定をする．AR は専門家が患者の関心に基づいて意思決定するのを助ける(Carr & Kemmis, 1996)．専門家は，自分たちに課された不満足な決定を受け入れるよりむしろ，観察し問題を突き止める．同時に研究を通じて獲得した知識に基づいた改革を計画し実行する．専門家は，自分たちがしたことを正当であると理由づけられ

るように，自分たちの実践に対して，思慮のある，自己批判的立場を身につける必要がある．

個人的なレベルでは，AR はクライエントや患者の状況を改善するだけでなく，実践者自身を啓発するものでもある．反省とその状況での取り組みを通して実践者の活力を高める臨床の場はいきいきとしたかかわり合いや個人的な満足を産み出す機会となる．ゆえに，その人の成長をもたらす．

> **例**
>
> 看護学における AR で最も有名な例の 1 つに，Titchen と Binnie(1993)によるものがある．研究はオックスフォードの John Radcliffe 病院で行われた．研究目的は，伝統的な看護から患者中心の看護に変更するために 2 つの病棟のスタッフナースを支援することにあった．主な参加者は，理学療法士の免許をもつ研究者と経験豊かな看護師であった．この看護師は病棟の看護師たちに研究にかかわってもらい，一緒に問題点と意思決定プロセスを明らかにした．研究者と協力して自分たちの実践を振り返り，評価した病棟のスタッフたちによって，改革が実行された．

## アクションリサーチの主な特徴

AR は，関心領域についての知識を生み出したりつくり出したりするだけにとどまらず，実践の改善が必要，あるいは望ましいとされる変化がみられる状況にかかわる．研究者は調査する現場への介入を実行する．現在，質の高いAR の主な特徴は，以下のとおりである．

- AR は，一連の資料からデータと情報を導く
- AR は，循環的で動的である
- AR は，協同的で参加的である
- AR の目的は，実践上の問題解決を工夫し，理論を発展させることである
- 研究者と実践者はお互いに対して批判的で，かつ自己批判的で，反省的である

AR は，一連の資料と見方からデータを引き出す．たとえば，データ源は面接と観察，記録や日記になるであろう．AR は計画，活動(action)の実行，観察と振り返りからなる実践の循環を表すという意味で循環的である．そして，そのプロセスはくり返される．Lewin(1946)は，すでにこれらの 4 つのステージを求め，これを「らせん(スパイラル)」とよんだ．彼と現代の AR の違いは，研究が外部の組織や現場から課されることがなく，内部の人*，つまりその現場の参加者によって計画され，実行されることである．Meyer(1993)は，Lewin のステージ(1946)はいまだ AR の基本形であると指摘し，Parahoo(1997)は看護に関してこのプロセスを表している．AR の目的と特徴が異なるものの，各ステージは類似している．

*insider

- 研究者は，実践のなかの問題を特定する
- 研究者は，問題を査定するために研究を実行する
- 研究者は，変革を計画し，実施する
- 研究者は，成果を評価する
- この後，この循環をくり返す

これらのステージについては，この後の実践への示唆の項で詳しく述べる（p.192）．Waterman ら（2001）は，循環プロセスと研究のパートナーシップを AR の「基本」と考えている．

> **例**
> Webb（1993）は，看護と管理の両方のスキルを開発するプロジェクトに加わった．彼女はこれらのスキルトレーニング基地として「開発病棟」を使った．そして，看護師たちが自分たちの実践を改革し，評価するために，学んだことをほかの病棟に応用させた．研究者自身が経験豊富な看護師であり，かつ研究でも学術的なエキスパートとして，これらの看護師たちのそばで働き，助言とサポートを提供すべく援助した．変化はゆっくりと導かれ，評価，修正された．Webb はその報告書のなかで，参加を動機づけるためには，この AR プロジェクトへの管理的な選択よりむしろ自発的な参加の重要性を強調している．

*collaborative

AR は協同的*である．AR は，その現場にいる個人を，研究の計画，データ収集と分析，評価にかかわらせ，広めていく．これはエンパワメントと開放の基準にかなっている．その研究が参加者の職業生活に影響を与え，介在するように，参加者の意思決定が含まれる必要がある．

いったん問題，あるいは重要な出来事が山場を迎え，変革と改善の必要性から明らかに観察されると，参加者は共同研究者として研究の焦点を発展させる．研究は，参加者が働き学ぶ状況において，そして，特定の区域での状況において，発生する問題と出来事を中心とする．研究者はしばしば彼ら自身が研究する場の体制に巻き込まれるが，そうでないときでも，研究を実行する実践者と専門家とがともに働く．

*continuum

## 方法論的連続体*

これまでに示されたように AR のタイプにはさまざまなものがある．これらの多くは共同研究者の意図によって使われる．看護学において最も一般的なものは，Hart と Bond（1995），Holter と Schwartz-Barcott（1993）によって明らかにされたが，それらの違いは大きくはなく，むしろ重複している．Holter と Schwartz-Barcott の分類は包括的であるので，ここではそれを検討したい．

Holter と Schwartz-Barcott は以下のアプローチに分類している．

*technical
 collaborative
*mutual collaborative
*enhance

(1) 技術的協同*
(2) 相互的協同*
(3) 向上*

技術的協同アプローチでは，研究者は専門的エキスパートとして活動する．たとえば，あらかじめ研究を計画し，実践者とともに研究を実行し，実践に助言し，ファシリテータとして行動する．Whyte(1991)は，これを「エリート主義のモデル」とよび，ARの精神を反映しないとしている．それはあらかじめ明記された概念枠組みと理論があるので，質的であることは稀である．

相互的協同アプローチでは，必然的により民主的なプロセスを伴う．ファシリテータとしての研究者と実践者は，問題を特定するために協力する．彼らは介入を計画し，一緒に変革し，同等のパートナーとして働く．理論はあらかじめ決められるものではなく，むしろ発展するものである．このARの様式は技術的アプローチより柔軟である．それは直面している実践上の問題を解決するようにデザインされ，迅速な意思決定を必要とする．しかしながら，実践者にとってはファシリテータが臨床の場を去ったら続けられないという危険を伴う．

向上的アプローチの目標は，まず第1に問題を解決し，説明するための理論と実践の橋渡しをすることである．次に実践者が問題を特定し，明確にすることができるように，意識を高めることである．相互的協同アプローチは相互理解を強化する．一方，向上的アプローチは，すべての参加者の自主性を導く．Berg(2001)は，このアプローチの目的の1つは，実践志向の手段の創造である，と述べている．そしてこのタイプのARは，ファシリテータが去った後にも続くことを意味する．理論と実践の連携はエンパワメントを生み出す．それは，実践者がより深い理解を得るため，特別なときの1つの場だけでなく，異なった状況に応用できるからである．

HartとBond(1995)は，ARに忠実に1つの種類のアプローチをもって行うのではなく，類型学*的な発展が可能であると主張している．

*typology

> **例**
> Sturt(1999)は，HolterとSchwartz-Barcott(1993)によって述べられた，3つのアプローチすべてを使うことができることを示した．彼女とその協同者たちは，ヘルスケアチーム内で研究を実行し，そのメンバーのヘルスプロモーションの実践に焦点をあて，3つのアプローチすべてを応用した．

LaxとGalvin(2002)はアクションリサーチ(AR)と参加型アクションリサーチ(PAR)の違いを述べ，2つの用語はしばしば入れ替わって使われるという．彼らの研究の焦点は，「家族と幼児」のためのワーキンググループの開発であった．ARのアプローチでは，育児の発達を促進するようサポートすることが採用された．PARはしばしばコミュニティの開発に使われたが，看護の領域では使われてこなかった．KemmisとMcTaggart(2000)は，ほかのARのタイプより参加の要素が強いPARに参加することの意義を強調している．彼らは通常，3つの特徴がある重要性を述べている．

*自分がその所有者であるという気持ち．

- オーナーシップ*を分かち合う：プロジェクトは参加者全員のものである
- コミュニティを基盤にして分析する：協同者はコミュニティで生じた社会

- コミュニティ活動を志向する：研究成果は参加しているグループのなかで取り組まれる

Reason(1988)，Heron(1996)，Fals Borda(2001)といったPARの初期の開発者たちは，PARは参加者がその研究においてパワーとコントロールを獲得することができる方法であると述べている．その目的は，エンパワメント，解放，直接的に参加者に利益をもたらす知識を生み出すことである．このタイプのARを行う研究者は，パワーとコントロールの要素に，よりいっそう高い意識をもっている．

## 実践への示唆

臨床での実践あるいは教育実践でのアクションリサーチのサイクルが進行していく間，研究者と実践者が取り組む実践的ステップを述べる．

(1) 研究者と実践者は現場で起こっていることを注意深く観察する．ARを始める前に，すべての参加者はプロジェクトの参加に同意しなければならない．そして，彼らは共同して研究の問いを系統立てていく(Berg, 2001)．これは，吟味する手続きとして何回かの会議を開催することを意味する．これらの会議にはプロジェクトを進行させる許可と，すべての参加者に接触する許可を与えなければならない管理者や，政策企画者も出席する．最初に行うこととして，現行の実践に対するすべての側面，効果，質，費用対効果*の概観を批判的にアセスメントすることがあげられる

*cost-effectiveness

(2) 研究者と実践者は，改善したい課題領域を特定する．そして改革と介入を必要とするようにみえる実践について徹底的に吟味する．これらの特定した問題について，プロジェクトに関心がある人と話し合う．これには同僚たちや，クライエントが含まれ，改善のニードがある領域について考えや確証をたずねる．観察，面接，ブレインストーミング*，フォーカス・グループ*のセッションで問題を突き止める．このステージで，研究者は実践の場での改革を計画し，介入して実施する．計画には，予算の見積もり，タイムスケジュールの提示，予定された手順の詳しい内容を含む

*「批判厳禁，自由奔放，質より量，統合改善」の4原則のもとで行われる，独創的なアイデアを生み出す集団思考法．
*第7章参照．

(3) 改革や介入を実行する間，評価のプロセスが起こる．これは，すべてのステップと手順を注意深くモニタリングすることである．これは，観察と面接と同様に，その現場の第三者とのいくつかの会議を通して実行する

(4) このような注意深い評価に照らして，実践者はその介入や改革において，改善に向けて自分たちの実践を修正する

活動しプロセスをモニタリングすることは，実践者が改善レベルに満足するまで続く．すべてのプロセスの至るところで会議と討議が行われるだろう．会議の数は，プロジェクトの規模と期間による．記録の保持もまた重要である．参加者は進行記録を書き，お互いにその活動を説明する．また自分たちの管理者にも説明する．Stringer(1999)は，研究の開発のみならず，プロジェクトの

結果を分かち合うためにも，フォーカス・グループ，会議と討議の活用を提唱している．

> **例**
> 　Dowswellら(1999)は，「協同して行う脳卒中トレーニングプログラム」の開発における参加者の参加プロセスについて報告している．患者のトレーニングニーズを特定するために，看護スタッフ，理学療法士，管理者に研究参加を依頼した．研究者は実践者たちを観察し，面接した．そして，実施ニーズの根拠を得た．研究の最後の段階で，その報告は，トレーニングコースとその構造や内容を伝えるのに役立った．面接された専門家もトレーニングコースの開発，実施と評価にかかわった．

とても有益なアクションリサーチは，患者，サービス利用者，専門職ではないケア提供者とともに実行される．

Dowswellら(1999：751)は，自分たちのプロジェクトを記述する一方で，アクションリサーチの段階で研究者たちに助言している．その説明からいくつかを抜粋し，ほかの研究者が実行するときに必要なことを以下に述べる．

- 予備の段階：すべての参加者が研究依頼に同席し，プロジェクトの動機を理解すること．参加者全員が同意し，進んで参加することは重要である
- アセスメントの段階：倫理的問題が特定され，匿名が保障されること．研究の目的と限界\*が誠実に述べられる
- 計画の段階：参加者は問題を解決する革新的な方法を見いだし，同意した課題を実行し，意思決定を振り返る
- 実施の段階：能力にかかわらず，すべての参加者がその題材について心地よい感じをもって，理論と実践の両方を統合しなければならない
- 評価の段階：面接，観察，記録がプロジェクトの評価に用いられる

\*limitation
用語解説参照．

## アクションリサーチの真実性

\*validity

妥当性\*，あるいはそれと同等なものの基準は，Titchen(1995)とWaterman(1998)といった何人かの看護研究者によって討議されてきた(第16章参照)．Titchenの検討は，質的研究における真実性についてのほかの論拠と重なる．一方，Watermanは，疑問の余地なく承認されている質的研究の一般的な基準では十分ではないとし，3つの妥当性のタイプを説明している．
(1)弁証法\*的妥当性\*：対立と過程
(2)批判的妥当性\*：道徳的責任
(3)反省的妥当性\*：私たち自身の価値づけ

\*弁証法：ヘーゲルによって包括的に説かれた思考と存在を貫く運動発展の論理．自己自身のなかに自己と対立し矛盾する契機を含んでおり，この対立，矛盾を止揚することによって，より高次のものへと発展する．
\*dialectical validity
\*critical validity
\*reflexive validity

第1に，Waterman(1998)は，アクションリサーチプロジェクトに内在する対立を吟味する重要性について指摘している．それは，実践，理論，研究の間の葛藤と対立と同様に，進行中のプロセスへの気づきと詳細な記述を意味する．

第2に，彼女は，その場にいる人々の問題に気づき，注意を払わなければならないという研究者の道徳的責任を述べている．意思決定は活動(action)実施だけではなく，どんなときに活動(action)をしないのかということを知ることも含む．Watermanは，研究者は，研究の根本的な目的は「人々の生活を改善すること」であるとして，決定した理由を伝え，その根拠を示す責任を有するといい続けた．第3に，ARの反省的性質はよく認められている．ARの最終的な報告には，調査されたさまざまな観点を振り返らなければならない．1つの研究において研究者は，研究の参加者，変化の推進者，変化の評価者である．この複合的な役割には重大なジレンマがある．この立場は，自分たち自身の実践と前提について，反省的な態度を必要とする．「自分たち自身を価値づけた」研究者は，自身のバイアスと限界に気づかなければならない．ARを判断するもう1つの重要な側面は，1回以上のサイクルであることである．ARを使ったと主張する研究者のなかには，たった1度のサイクルしか実施していない者もいる．

*trustworthiness
第16章参照．

真実性*に関する基準についてはどんなものでも，研究に含まれるものすべてがこの観点に適合しなければならない．アクションリサーチに厳密に基づいているプロジェクトでは，データ収集，分析およびほかの方法論的観点，手続き的な観点について協同して振り返る必要がある．実践を振り返ることはこのアプローチに本来的に備わっている性質であるためである．Schön(1987)もまた，振り返りの要素が必要と考えた．つまり，彼は，実践の知識を獲得し，実践のプロセスを変化させる方法として，反省的な態度を伴う「探求としての実践」を考えていた．

ARプロジェクトの質をアセスメントするためのガイドラインと研究依頼については，Watermanらが述べている(2001：43)．

## 問題と批判

もちろん，ARにはいくつかの理由で問題があるといえる．まず第1に，全員がかかわりたいと思うわけではないということである．気の進まない参加者を引き入れるには，駆け引きと説得力が必要である．また研究を行っていく間，実践者はお互いに葛藤することもあるかもしれない．研究過程に時間がかかりすぎたり，費用がかかったりすれば，管理者もまた異議を唱えるかもしれない．

ARはいつも適用できるとは限らない．Morton-Cooper(2000：25)は，ARが使われるべきでない状況を提示している．

- 実行しようとされた政策やサービスがその施設の人々に強いられている場合．特に，管理者がすでにこのことについて決定をしてしまっている場合
- 使われた手順と方法論がほかの基本となる臨床研究と同等の質の基準を満たしていない場合
- ケア，治療やサービスを提供するメンバーが一緒に仲良く働かない場合
- 研究者が自身の地位と評判を高めたい場合

ARはその循環的性質のために，時間を要することも付け加えておかなければならない．

Meyer(1993)も，ARのいくつかの問題と限界を述べている．彼女は，ARのプロセスでは，ステージが展開するために，ARで研究の開始前にステージを記述するのが難しく，ゆえにステージを定義することについての問題を明らかにした．このことはまた，ステージが事前にわからないので，インフォームド・コンセントに問題をはらんでいることを意味する．彼女は，参加しているチームメンバー，たとえば研究におけるエキスパートとして，実践者とファシリテータで構成されるような者たちが，管理者の命令や選抜ではなく，共通の目的をもった自発的な協働で動かなければならないと研究者に向けて警告している．権力関係にも問題を内在するかもしれない．たとえば，外部からの研究のエキスパートは，統制するために専門的知識を用いるのではなく，交渉していく必要がある．Watermanら(2001)は，別の問題として，その現場の共同研究者と親しみ深くなることで，理解が不十分になるかもしれないことをあげている．重ねていえば，研究者は「専門的な門外漢*」，つまりうぶな観察者*にならなければならないことを意味している．

*professional stranger
*naïve observer

健康専門職者のなかにはいまだにARが尊重すべきものであるとみなしておらず，一般性が乏しいことから科学的な研究だと思っていない者もいる．しかし，看護の領域ではますます使われるようになってきた．ARは問題に対する実践的な解決と理論の向上をもたらすことができるためである．MorrisonとLilford(2001)は，ARに内在するジレンマについて述べている．AR研究者は，すべての研究アプローチにおいて応用でき，実践と理論を展開させる革新的で創造的な方法を開発している．彼らは熱意をもって，伝統的な研究（あるいは主流の研究）とは大きな差異が存在することを主張している．実際，MorrisonとLilfordが論じたように，ARの信条の多くは主流の研究に応用できる．ただ，1つだけ大きな違いがある．それはARがその独自の社会的な状況を考慮することである．しかし，それは状況に縛られる多くの質的研究と変わらないといわれるかもしれない．それが行われた特定の状況が考慮されなければならないということを意味しているのである．これは，必ずしも特定の状況から得られた知見はほかの状況に応用できないということを示しているわけではない．また，理論的な進歩がほかの現場に役立たないということを示しているわけでもない．研究者は1つの状況から学んだことをほかの状況に適用できなければならない．それでもやはり，ARはその場所特有の問題があり解決を必要とするような特定の状況，あるいは実践と判断が改善を必要とするような特定の状況で最も使われている．これは，ARは「現実世界の研究」というWatermanら(2001)の主張を支持している．

この章では，研究者が研究を実行する方法については述べなかった．なぜなら，研究のストラテジーが多くのタイプの質的アプローチ（ときには量的アプローチも）を含むからである．データ収集と分析の手順は，本書の第2部に詳しく記載されている．

## 要約

アクションリサーチの目的は，実践を改善し理論を発展させることである．
- AR は，一連の資源からデータを導く
- 研究者は，多くのさまざまなアプローチを適用できる
- AR は，理論と実践のすきまに橋を架けるものであり，「現実世界」の研究である
- AR は，問題解決を必要とするところで最も使われる
- AR は，計画，実施，評価を含む
- AR は，循環的で，反省的で，動的である

〔文献〕

Badger, T.G. (2000) Action research: change and methodological rigour. *Journal of Nursing Management*, 8, 201–207.

Banister, P., Burman, E., Parker, I., Taylor, M. & Tindall, C. (1994) *Qualitative Methods in Psychology*. Buckingham, Open University.

Berg, B.L. (2001) *Qualitative Research for the Social Sciences*. Boston, Allyn and Bacon.

Carr, W. and Kemmis, S. (1986) *Becoming Critical: Education, Knowledge and Action Research*. London, The Falmer Press.

Clarke, J.E. (2000) Action Research. In *The Research Process in Nursing* (ed. D. Cormack), pp. 183–97. Oxford, Blackwell Science.

Dowswell, G., Forster, A., Young, J., Sheard, J., Wright, P. & Bagley, P. (1999) The development of a collaborative stroke training programme for nurses. *Journal of Clinical Nursing*, 8, 743–52.

Elliot, J. (1980) Action research in schools: some guidelines. *Classroom Action Research Bulletin 4*. Norwich, University of East Anglia.

Fals Borda, O. (2001) Participatory (action) research in social theory. In *Handbook of Action Research: Participatory Inquiry and Practice* (eds P. Reason & H. Bradbury), pp. 27–37. London, Sage.

Freire, P. (1970) *Cultural Action for Freedom*. Cambridge, Mass, Centre for the Study of Change.

Habermas, J. (1972) *Knowledge and Human Interest* (translated by J. Shapiro). London, Heinemann.

Habermas, J. (1974) *Theory and Practice* (translated by J. Viertel). London, Heinemann.

Hart, E. & Bond, M. (1995) *Action Research for Health and Social Care: a guide to practice*. Buckingham, Open University Press.

Heron, J. (1996) *Co-operative Inquiry*. London, Sage.

Holter, I.M. & Schwartz-Barcott, D. (1993) Action research: what is it? How has it been used and how can it be used in nursing? *Journal of Advanced Nursing*, 18, 298–304.

Kemmis, S. (1993) Action research. In *Educational Research: Current Issues* (ed. M. Hammersley), pp. 177–90. London, Open University/Paul Chapman.

Kemmis, S. & McTaggart, R. (2000) Participatory action research. In *Handbook of Qualitative Research* (eds N.K. Denzin & Y.S. Lincoln), pp. 567–605. Thousand Oaks, Sage.

Lax, W. & Galvin, K. (2002) Reflections on a community action research project: Interprofessional issues and methodological problems. *Journal of Clinical Nursing*, 11, 1–11.

Lewin, K. (1946) Action research and minority problems. *Journal of Social Issues*, 2, 34–46.

McNiff, J. (1988) *Action Research: Principles and Practice*. London, Routledge.

McNiff, J., Lomax, P. & Whitehead, J. (1996) *You and your Action Research Project*. London, Routledge.

McTaggart, R. & Kemmis, S. (1982) *The Action Research Planner*. Geelong, Deakin University Press.

Meyer, J.E. (1993) New paradigm research in practice: the trials and tribulations of action research. *Journal of Advanced Nursing*, **18**, 1066–72.

Morrison, B. & Lilford, R. (2001) How can action research apply to health services? *Qualitative Health Research*, **11** (4) 436–49.

1) Morton-Cooper, A. (2000) *Action Research in Health Care*. Oxford, Blackwell Science.

Newman, J.M. (2000) Action research: A brief overview. *Forum Qualitative Sozialforschung/Forum Qualitative Research* (On-line journal), **1** (1). Available at http://www.qualitative-research.net/fqs

Parahoo, K. (1997) *Nursing Research: Principles, Process and Issues*. Basingstoke, Macmillan Press.

Reason, P. (ed.) (1988) *Human Inquiry in Action: Developments in New Paradigm Research*. London, Sage.

Reason, P. & Bradbury, H. (eds) (2001) *Handbook of Action Research: Participatory Inquiry and Practice*. London, Sage.

Rolfe, G. (1996) Going to extremes: action research, grounded practice and the theory–practice gap in nursing. *Journal of Advanced Nursing*, **24**, 1315–20.

Schön, D. (1987) *Educating the Reflective Practitioner*. San Francisco, Jossey-Bass.

Stringer, E.T. (1999) *Action Research: A Handbook for Practitioners*, 2nd edn. Thousand Oaks, Sage.

Sturt, J. (1999) Placing empowerment research within an action research typology. *Journal of Advanced Nursing*, **30**, 1057–72.

Titchen, A. (1995) Issues of validity in action research. *Nurse Researcher*, **2** (3) 38–59.

Titchen, A. & Binnie, A. (1993) Research partnerships: collaborative action research in nursing. *Journal of Advanced Nursing*, **18**, 858–65.

Waterman, H. (1998) Embracing ambiguities and valuing ourselves: issues of validity in action research. *Journal of Advanced Nursing*, **28** (1) 101–105.

Waterman, H., Tillen, D., Dickson, R. & de Koning, K. (2001) Action research: a systematic review and guidance for assessment. *Health Technology Assessment*, **5** (23).

Webb, C. (1993) Action research: philosophy, methods and personal experiences. In *Nursing: Art and Science* (ed. A. Kitson), pp. 120–33. London, Chapman and Hall.

Whyte, W.P. (ed.) (1991) *Participatory Action Research*. Newbury Park, Sage.

文献中，番号を付したものには下記の邦訳がある．
1) 岡本玲子，関戸好子，鳩野洋子(訳)：ヘルスケアに活かすアクションリサーチ，医学書院，2005

# 第13章
# ナラティブリサーチ

## ナラティブの性質

*narrative　　　　ナラティブ*は人々の経験の反映であり，語りである．ナラティブの研究は，感情や考え，経験に近づくためによく使われる方法ではあるが，ほかのタイプの研究より適しているともそうでないともいえない．多くの研究者は，「ナラ

*storytelling　ティブ」と「ストーリーテリング*」という用語を同意語として用いる．しかし，ナラティブを個人の経験の説明として，ストーリーテリングをほかの人によって再度話されたものとして，区別して使用している研究者もいる．たとえば，病気のナラティブは，人々の病気や症状の進行の説明であり，研究者による論文や報告書でその経験がいい換えられたものはストーリーテリングであると区別されて用いられている場合もある．実際，Kochの見解(Koch, 1998)では，ストーリーは，「正当な研究の産物」である．一方，Riessman(1993)は，ナラティブという用語はあいまいであると批判している．研究者は，人生のストー

*story　リー*やナラティブを引用している．しかし，ナラティブを通して研究を行った初期の社会学者の1人であるLabov(1972)は，ナラティブという用語をもっと特別なもの，つまり再度語られている過去の出来事とみなしている．第1に，人の語るナラティブは，研究のための豊富な資料を提供する．しかし，それらの内容は，記憶からよび起こされたものであり，人々の記憶は選択的なものであるということを忘れてはいけない(Skultans, 1998)．それにもかかわらず，記憶に残る出来事は，人々が膨大な記憶のなかから選んだ経験と同じで，社会的な現実のなかの重要な側面に焦点があたっている．

*narrating　　　　語ること*は，経験を意味づけることに役立つ．それは，人間の意図を明らかにし，その人の行動の影響を理解して，望む方向へと変える機会となる(Richardson, 1990)．個人は経験を覚えていて，それが起きた順にストーリーを話すことが多い．そして，その出来事を解釈したり引用したりするなかで，

*narrator　出来事や行動に対する説明を探し求める．しかし，ナレーター*は，いくつかの出来事や経験はそのほかのものより重要であるというように優先順位をつける．

> **ナラティブの例**
>
> Sparkes(1996, 1998, 1999)は，運動選手や体育教師の身体のナラティブ(彼ら自身のストーリーを含む)を調査している．それは，アイデンティティについての語りだけでなく，自己の身体イメージを壊す出来事が起きたときの混乱や破壊のストーリーも含んでいる．それらのナラティブから聞き手\*や読み手\*が身体的な経験について洞察を得るだけでなく，語り手\*自身が苦悩や分断された人生を理解し，意味づけるようにもなっている．語り手は，ナラティブを通して他者に自分たちのアイデンティティの視点を示し，そして研究者は研究報告でそのストーリーを再び語る．それらのどちらも，ナレーターの経験を説明している．

\*listener
\*reader
\*storyteller

　Frank(1995)は，ストーリーとナラティブの概念を区別して使用している．彼は，人々が話す語りを考察するときに「ストーリー」という用語を使用し，たくさんの特別なストーリーを取り巻く「一般的な構造」を紹介するときに，ナラティブという用語を使用している．しかし，ストーリーテリングとナラティブの間の境界線はあいまいである．そして，私たちはそれらの用語を同意語として使用することもある．Frank でさえ，この2つの言葉の間の区別は難しいと認めている．

　ナラティブリサーチは，多くのほかの質的なアプローチより幅広い用語である．実際それは，ほかの研究に組み入れられる——ナラティブスタディは，記述民族学的研究であるかもしれないし，現象学的アプローチをとったり，談話分析\*を使用したりするかもしれない．ナラティブリサーチは，「ナラティブの資料が使用され，分析されているさまざまな研究」をさす(Lieblich et al., 1998：2)．ナラティブは，研究において使用されるだけでない．心理療法や臨床心理学や発達心理学においては，多くの場合ライフストーリーのかたちで使用される．また，社会学や人類学でも，ナラティブは，文化や社会，あるいは，社会的，文化的グループを調査するのに有用であるとみなされている．Lieblich らは，ストーリーを語るのは人にとってごく自然なことであると述べている．研究者は，参加者からのストーリーを引き出す能力が必要である．参加者は，ナラティブを通して，自分のアイデンティティを追認している．また Ricoeur\*(1984, 1991)は，人間には行為と考えを首尾一貫したナラティブのなかに統合し，過去，現在，未来を関連づけるという力があると述べている．ナレーターは，語りを通して，自分のアイデンティティをつくり上げ，それを受け止める．Frank(1995：61)は，Ricoeur が「人生のストーリーを語るプロセスを通してはじめて自分自身のことがわかる」と示していると記述している．

　Arthur Frank や Julius Roth たちのような社会学者が，自身の病気を描写し，自分のストーリーを語る一方で，ごく一般の人，たとえば John Diamond(1998)や Ruth Picardie(1998)のようなジャーナリストも，自分自身の身体の状態の経過について語っていた．

\*discourse analysis
第14章参照．

\*Ricoeur P.
リクール P.
(1913〜2005)
フランスの哲学者．実存哲学と現象学の影響を受け，後に独自のテクスト解釈理論を構築し，解釈学的方法による具体的な反省哲学を展開した．第11章参照．

## 看護研究におけるナラティブ

　研究のためにナラティブを用いることは，とても長い間非公式の方法であった．看護や医療の現場で用いられてはいたものの，看護の研究で使用されるようになったのは比較的最近である（Frid et al., 2000）．

　ヘルスケアにおけるナラティブの記述は，さまざまな集団から得ることができる．

- 患者あるいはクライエント
- ケア提供者と家族
- 同僚とほかの専門職

　たとえば，患者は，病気や慢性的な疾病の経験や専門家によるケアや治療を受けた経験を話してくれる．患者の視点からのナラティブは，いくつかの方法でとらえられる．病気の人々は，病気になることがどんな意味をもっているか示すためにストーリーを話す．初産の母親は，子どもの誕生の意味についてストーリーを話す．年老いた人々は，この社会関係のなかで年を重ねることの意味についてストーリーを話す．ナラティブは，看護職者のケアや医学的な治療の反応でもありうる．あるいは，健康専門職者の行為が反映したものでもある．ナラティブやナラティブの解釈を通して，患者やクライエントは自分の活動や行動を正当化しようともする．患者はストーリーを話している間，自分があるコントロール感をもっていると感じるかもしれない．加えて患者は，正常というものを達成するのにナラティブを使用する．つまりそれは，病気である自分自身と自分の正常な社会，身体，心理学的な状態とを比較することである．

> **例**
> 　Wenneberg と Ahlström（2000）は，15人のポストポリオ症候群の人に，各時期の経験を語ってもらい，その人たちの人生における病気のナラティブを調査した．研究者は，参加者が普通の仕事や家庭生活に復帰しようとしていることを示した．Wenneberg と Ahlström は，参加者の状況の変遷を知ることを通して，看護師はこのグループのニードをより理解し，ケアを改善することができると主張した．

　McCance ら（2001）は，看護実践におけるケアリングを明らかにするためにナラティブの方法論を使用した．彼らは，「患者の経験を活用する」ために，その方法を使用した．患者の気持ちや考えに近づくことは簡単ではないが，ナラティブを利用することは，そのプロセスを助ける．特別な経験についてストーリーを話すことは，一般的な説明を得たり，一般的な用語を使って考えることよりむしろ，患者にとっての「現実」である．ゆえに，患者は，しばしば，時間軸にそって順番にストーリーを話す．Greenhalgh や Hurwitz（1998：45）は，ヘルスケア研究において使用されるナラティブは，次のようなことができると述べている．

- 患者中心の方針を打ち出す
- 既存の知識に挑む
- 新たな仮説を生み出す

ストーリーを通して患者は，健康専門職者に，すぐ専門家の枠組みにあてはめようとするのではなく，患者の認識や経験に焦点をあてるべきであることを教えてくれる．専門家が本当に患者の思いに耳を傾けるなら，予想だにしないことを耳にし，必要があれば専門家の固定観念を打ち破ることができるだろう．

家族は偶然に介護経験のナレーターとなる．家族は自分たち自身の行動，患者の反応，そして，専門家のケアや治療への説明を探す．家族は，語りを通して専門家や研究者に対し，自分たちの考えや行動を正当化することができる．たとえば，アルツハイマー病患者を介護する家族は，出来事の顛末を話し，患者の行動や患者に対する自分たち自身の反応について考える．つまり，家族はケアリングが患者にどんな意味があるかを共有しようとする．

研究者や健康専門職者は，患者の病気の中心に苦痛を位置づけるために患者のナラティブを使用する．研究者や健康専門職者は，特別な文化的な枠組みのなかでの患者による解釈としてナラティブをとらえ，病気をもつ人や病気の経験を理解するのに有用な方法としてナラティブをとらえている．専門家は特別な患者，あるいは生物医学的枠組みのなかで特別な状態や病気を明らかにする専門家集団との相互作用により個々の専門家たりうるが，患者とは異なった見方をする．両者の見解はともに妥当であり，また完全な象徴でもある．Sakalys(2000)は，特に，ナラティブの考察において文化の違いについて述べ，社会的，文化的な解釈は，個人の疾病体験や疾病役割を明確にするものであると主張した．ナラティブはまた，個人にとっての意味とヘルスケアのイデオロギー*との間の矛盾やジレンマを浮き彫りにする．

*ideology
思想体系．

専門的な教育や実践において，ナレーターは，特別な状況や学習経験，教育経験における相互作用のストーリーを話すだろう．研究者のねらいは，参加者の生活という背景のなかでのその経験の本質を理解することである．Josselson(1995)は，共感*とナラティブは，人々の現実を理解する道を示すものであり，人々の現実を理解することは質的な研究を通してのみ達成されうると主張している．Kleinman(1988)は，また，「共感的な傾聴*」について述べている．看護職者には，クライエントに対する共感とクライエントからのストーリーの両方が必要である．看護教員は，しばしば，学生に振り返りや臨床的な意思決定を教えるためにナラティブを使用している．

*empathy

*empathic listening

## 看護研究におけるナラティブの役割

ナラティブは看護の知識を開発し増やしている．そして，知識の獲得を通して，看護職者はケアを改善することができる．ストーリーは，専門家がクライエントを理解し，そのクライエントの経験や経験の解釈に近づくことを可能にする．臨床の実践や専門的な実践にとって，それは「ナラティブに焦点をあて

ることで，看護職者の知識を具体的な状況に基づいたものとすることができる（Frid et al., 2000：3）」ことを意味する．健康専門職者が既成概念を捨て，病気の人々のストーリーに焦点をあてることは容易なことではない．Frank（2000）は，次の例をあげている．専門職者は「病気の人」というよりむしろ「医学的な対象」として患者に反応するスキルを磨いているので，患者が苦悩していることを聞くという目的で患者の声に耳を傾けることが困難であるというのである．

## ナラティブとストーリーのタイプ

　JovchelovitchとBauer（2000）は，ナラティブとストーリーテリングについて2つのタイプをあげている．最初，真ん中，そして最後と順番に話される，年代順のナラティブが1つと，もう1つはたくさんの出来事から一貫した全体として構成された筋で，大きなストーリーのなかにつながっている小さな話で，年代順ではないナラティブである．ナラティブのタイプは，語り手が他者と何を話したいと思っているか，ストーリーの何を省略したいと思っているかによる．人々は，ナラティブを通して，自分の経験を時間に関係づけるだけでなく，経験を組織化し，それらに意味づけする．ナラティブは，多様な方法によって，その人が認知している現実に迫ることができる．Richardson（1990）は，ストーリーのいくつかのタイプを記述した．

(1) 毎日のストーリー\*  
(2) 自伝的なストーリー\*  
(3) 伝記的なストーリー\*  
(4) 文化的なストーリー\*  
(5) 集められたストーリー\*  

\*everyday stories  
\*autobiographical stories  
\*biographical stories  
\*cultural stories  
\*collective stories  

　多くのナラティブは，いくつものストーリーが重なり合っている．逐語ではないが，実際のコメントを例に説明しよう．

### 毎日のストーリー

　毎日のストーリーでは，人々は，自分が毎日どのように過ごしているか，通常の業務をいかに行っているかを話す．「……そして，私は，庭に行って，少し仕事をします．それから私は，家に戻って座るんです」．たいていの患者は，自分の状態やケア，治療の経過を毎日の生活のストーリーに入れ込んで話す．病院における人々の経験を調査したとき，ある学生は，ナラティブがいつも病気になる前のよい状態から始まることに気がついた．「私たちは，テレビを見ていて，それが起きたときちょうど紅茶を入れていたんです．それから，妻が，救急車をよびました．私はなんとか歩くことができました．まぶしい光のある，音のうるさいところで，夜間ずっと過ごしました」．

### 自伝的なストーリー

　自伝的なストーリーにおいて，人々は，現在や未来と過去を関連づける．「よ

くダンスを踊ったものだ．でも，今は，私はもうダンスはできない，多分もう，ダンスはできないでしょう，この痛みでは」．自伝的なストーリーを通して，人々はまた，行動を正当化したり，説明したりする．「私は，背中に激しい痛みがあるので，毎日は働けないのです」．個人が自分の病気の歴史を話す自伝では，自分自身のストーリーを独自の，ほかの人とはかなりかけ離れたものとしてとらえていることが示される．語り手は，ナラティブを通してさまざまなばらばらの出来事を関連づけることができる(Polkinghorne, 1995)．「……それから，私は，庭に行って，ちょっと仕事をしたら，背中が痛くなって……，だから私は仕事についていないんです」．

### 伝記的なストーリー

　伝記的なストーリーは，その人とほかの人とを関連づける．伝記的なストーリーを読んだり聞いたりすることで，経験を共有したり，比較したりすることができる．そのストーリーは，共有された世界のなかで生きることによってその人の主観を超えて，さらに深い理解や共感へと導く．研究者は，ほかの人のストーリーを記述することで，読み手がほかの人の感情や傷つきやすさを理解することを助ける．自伝的，伝記的な話の要素は，その人の感情や行動を記述することによって，いかに彼らが不幸を乗り越えたかを示す克服のストーリーとなる(Sandelowski, 1996)．

### 文化的なストーリー

　文化的なストーリーを通して研究参加者は，たとえば，死の意味や病気の理解といった，文化的背景における特有の意味を明確にし，説明する．「私は，癲癇もちです．私たちの社会ではまだ理解されていません．かなり普通ではない人というレッテルを貼られます」．あるいは，「私の背中の痛みは，目に見えません．本当に痛みがあるということを誰も信用してくれないのです．もし私が足をけがしたんだったら，怠け者のレッテルを貼られたり，仕事をしようとしていないとはいわれないでしょうに」．あるいは，「誰もが病院で子どもを産みたいと思っています．でも昔は家で産んでいました．幸いなことに，時代とともに再びその考えも変わってきています」．また，Wengraf(2001)は，語りを研究する人\*が個人や文化グループの意識されていない前提に焦点をあてていると述べている．

\*narratologist

### 集められたストーリー

　研究においては，ストーリーを集めることは重要である．たくさんのストーリーを再び語ることによって，研究者は，患者や専門家あるいは学生などに，類似した経験をもつグループや集団の考えや方針を表し，経験の状況やパターンの描写を示す．これはその状態や経験の形態\*，あるいは全体像をつくり出す．看護職者にとって，それはそのグループメンバーのニードを認識し，ケアを改善することを意味する．

\*Gestalt
ドイツ語．諸要素の単なる総和ではなく，還元できない独自の法則によって諸要素を規定する構造化された全体．

## 病いのナラティブ

KleinmanのThe Illness Narratives*(1988)は，おそらく健康や病気の領域におけるナラティブの最も知られている例である．Frank*(1991)は，彼自身が苦しんだ病気のストーリーを語っている．病気の語りのなかで最も有名な研究者は，もちろん個々のナラティブやナレーターに精神分析を使用したSigmund Freud*である．

患者は，苦悩の意味を探し意味づけるためにナラティブを使用し，「重要」他者*とともにこれを共有することを望んでいる．一方，研究者は，参加者の感情や考えに関する声を提供するためにストーリーを話す．しかし，研究者は，話し手の話を言い換えたり解釈したりするので，その説明がいつも参加者の声として信頼できるものであるとはいいきれない．また，Sandelowski(1996：122)は，ストーリーが真実か偽りかというような単純な考えを批判している．それにもかかわらず，研究者は，参加者の考えを表現しようとする．ナレーションは，いつも事実や客観的事実に基づいているものとはいえないが，それは社会的な構造や話し手に起きたことの認識であり，その意味において真実といえる．行動するための力が足りないとき，たとえば，病気になって，生活のなかで人間関係が崩壊したり，トラウマを経験するようなとき，人は，力のある人の言葉とは違う言葉でこれを説明しようとする．Bruner(1991：11)の言葉を引用すると「専門家がそれを聞いて，専門家の言葉にいい換えるが，患者は，"人生の語り*"のなかで，日頃使っている言葉でストーリーを語る」．

人々は，特に，急性の病気のように状況が生活に脅威を与えるとき，またはそれが日常生活活動を狭め正常な生活を阻むときに，病いについてストーリーを語ることが多い．病いや苦痛を経験するなかで，人はしばしば障害された自己の感覚を抱く．彼らは医師や看護師やほかの専門家に話をし，家族や友人に話し，上司や同僚にも話をする(Frank, 1995)．そして，それぞれに合わせて，違った語りの方法を使う．普通の話では，現在に過去と未来を結びつけるのは簡単だが，病いのナラティブは変化という点においてほかの語りとは異なっている．病いについての語りに，未来はときに不確かで，ときに存在しないものである．たとえば，Ruth Picardie(1998)は，自分には未来がないことを知った．

Frank(1995)は，ナラティブの3つの異なる形式を提唱した．
(1)回復のナラティブ*
(2)カオスのナラティブ*
(3)探求のナラティブ*

ナラティブについてのFrank分類の基準は，「聞き手の態度」をつくり出すためのものである．つまり，聞き手がストーリーに入り込みやすくするためにナラティブの筋道を分類しようとするものであり，その人の話の特殊性を疑問視するのでも，その経験に関して唯一無二の視点を提供するのでもない．どんな場合でも，たいていのストーリーには，ナラティブの3つの形式のすべての

---

*邦訳：アーサー・クラインマン著，江口重幸ほか訳：病いの語り—慢性の病いをめぐる臨床人類学．誠信書房，1996．

*邦訳：アーサー・W・フランク著，井上哲彰訳：からだの知恵に聴く—人間尊重の医療を求めて．日本教文社，1996．

*Freud S.
フロイト S.
（1856~1939）
ウィーンの心理神経学者．精神分析の創始者．

*life talk

*the restitution narrative
*the chaos narrative
カオスとは生成の根源にあってかたちをまだ有しない減失の無秩序な状態(ギリシア哲学)．
*the quest narrative

要素が混ざっている．3つのそれぞれの形式は，文化と話し手の人柄の両方が反映されたものである．

## 回復のナラティブ

回復のナラティブは，病気の人々の話に多くみられる．これは，すぐよくなるという願いを含んでいる．このことは，Parsons*(1951)の病者役割の概念と関連づけられる．その人が病気であるということ——彼女は治療やケアを受けている——，そこにおいて，よくなろうとすることは彼女の義務とみなされている．そして彼女は，よくなることが期待されている．人々は，よりよくなりたいという願望だけでなく，よくなり，正常な状態を達成できると主張することも多い，「もう私は大丈夫」と．たいていの回復の語りは，病者役割についてのParsonsの考えを反映している．つまり，その病者役割を担おうとしている人は間違っていない．患者は，通常の役割責任を免除される．そして，彼らは，専門的な援助を求め，アドバイスに従い，よくなるためのすべての試みを行うことが期待される．

*Parsons T.
パーソンズ T.
(1902〜1979)
アメリカの経済学者，社会学者．行為理論を展開した．

> **回復の語りからの抜粋**
> 私の夫は，家事一切を行った．
> 私ができなくなったから，
> 私は，給料をもらっていた仕事をやめなければならなかった．
> 私は，それほどの痛みがあった．
> 私は医者に行ったけれども，
> 医者は私にベッドに寝たままではいけないといった．
> 医者は，何種類かの痛み止めを処方してくれた．
> それから痛みはやわらいだ．
> 少しずつ，少しずつ．　　　（意訳と要約）

回復のナラティブは，主要な西洋文化を反映している．実際，Frankは，「それは，文化的に好まれるナラティブである」と主張している．それは，機械を例にして言うならば，機械は壊れ，修理店へもちこまれ，修理された．それは，ほとんど「新品と同じくらいよい」ものに再構成された．それはまた，人々は彼らの体や心をコントロールでき，未来はある程度の範囲で予測できるものであるということを意味する．

## カオスのナラティブ

カオスのナラティブは，人は，再びよくはならないだろうということを示唆しており，言葉や沈黙のなかにその人の苦しみが包含されている．この語りは，（「機械」が修理されたり修繕されたりできるような）キュアに焦点があてられることが支配的な文化のなかでは，いつも受け入れられるわけではない．おそらく，カオスのナラティブはケアに焦点をあてるので，看護師が聞くことが多いだろう．それは，順序立ったものではなく，構造化されていない．また，

重い慢性の状態や，生命の危機にさらされている，あるいは終末期の病気をもつ人々によって語られる．語りは，決して直線的なものではないので，理解することがさらに難しい．それは，適切な始まり，中盤，終わりがなく，同じ方向に進むものでもない．

　経験の最中にある人は，そのことについて話すのが難しいので，ストーリーをうまく語るには，話し手は経験からある程度の距離をおいたほうがよい．ナレーターの話はたびたび前後し，くり返される．カオスのナラティブは，彼らの生活のコントロールが難しいことを意味している．病いは完全な「伝記的な分断」を生む．Frank は，健康専門職者は患者が語っているときに，正しい経験から話がそれているといって患者をあせらせてはいけないと主張している．彼は，ストーリーのなかでの混沌に耐えるよう専門家にアドバイスしている．

> **カオスのナラティブの抜粋**
> 私は，未来が予想できない．
> 私は，自分ががんばり続けていると思う．
> あなたは自分の人生が自分のものだと思うことはない．
> ほかの人にコントロールされているみたい．
>
> 私は，自分の人生が何か，
> 私の未来がどうなるかわからない．
>
> （2つとも Holloway ら [2000] より）

## 探求のナラティブ

　探求のナラティブは，使命をもっている人々，自分の経験から何かを学ぼうとする挑戦を受け入れている人，自分のアイデンティティを変える旅の途上にあると感じている人々によって語られる．人々は，彼らが学んだことをほかの人に伝えなければならないと思っている．彼らは，年代順にストーリーを話す．障害のストーリーは，挑戦や使命の要素を含んでいることが多い．重い病気をもっている人が「ほかの人を助ける」という理由で新聞やテレビでストーリーを語るといったいろいろな読み物がある．彼らは，しばしば病いが彼らを変化させるということを主張している．このナラティブには，教訓の要素がある．状態が改善しなくても，病む人は自分の生活をコントロールすることができる．

> **探求のナラティブからの抜粋**
> それが起きた．
> 私はそれを受け入れた．
> 私はコントロールされた─それから私ではなかった．
> 今は，再び自分自身に戻った．
> それが経験から学んだすべてである．
>
> （Holloway ら [2000] からの抜粋）

## ナラティブ・インタビュー

　　参加者からのナラティブを得るために，研究者は彼らの経験を話すことができるナラティブ・インタビューを使用する．話は経験そのものではない，しかし，話として再度表現される経験は，その人の記憶に残っているものである．OchsとCapps(2002：127)は，必ずしも信憑性や妥当性をチェックすることはできないけれど，参加者は真実としてみなしているものであり，「覚えているということは主観的な出来事である」と述べている．それでも，出来事，治療やケアの「真実」の認識は，認識と行動の両方を決定する，あるいは，少なくとも両方に影響を及ぼす．

　　ナラティブ・インタビューでは，ストーリーをバラバラにしないで，前後関係からそれを取り出さないといけない．ほかのタイプのインタビュー(面接)では，ストーリーをバラバラにして「主題をしばしば壊してしまう」ことがある(Riessman, 1993：3)．ナラティブ・インタビューは，参加者と研究者の深い関心が主な焦点となる．この刺激はストーリーの引き金となる．Riessmanは，ナラティブは，質問と答えのある面接のようなほかのタイプの談話とは一線を隔していると強調している．

　　JovchelovitchとBauer(2000)は，研究テーマの領域は，参加者になじみのある領域だけではなく，経験した領域もまた，研究テーマとなる領域であると述べている．最初の質問は，長いストーリーの引き金となるように幅広いものがよい．たとえば，「私たちに入院したときのことについて教えてください」という質問に対しては，入院中に起きたことをじっくり語ることができる．もし，このストーリーを頻繁に遮ってしまうと，話を続けることができない．しかしナラティブが終わるとき，面接者はストーリーを発展させるために，参加者自身の言葉を使いながらいくつかの質問をするとよい．たとえば，「入院していたときに，時間をもてあましていたと話してくださいましたが，そのことについてもっと話してもらえますか？」というような聞き方である．ナラティブ・インタビューは，ほかの形式のすべてのインタビュー(面接)と同様，研究者と参加者の間の関係に影響される．そして，ナラティブ・インタビューでの研究者は，参加者の答えを得るためにただ質問をするというだけではなく，インタビューのコントロールは参加者がするようにし，参加者がストーリーをゆっくり話せるように時間をとる．ナラティブ・インタビューは，ナラティブのある部分では質問と答えのやりとりの要素を含んでいる．ナラティブの始まりと終わりをみつけて境界線を引くことがいつもできるとは限らない．

　　ナラティブ・インタビューは，しばしば，経験や今後の見通しの発展を示すために生活史*や人生談*に焦点をあてる．たとえばParisとBradley(2001)は，アルコール依存症の女性に対するナラティブアプローチのなかで，アルコールの乱用とリハビリテーションのプロセスが経験と関係づけられ発展的な段階として示されている．このプロセスは，参加者のアイデンティティと密接に関連しているということも示されている．

*life history
*life story

## 問題点

　人々のナラティブや研究者によるストーリーテリングには問題もある．Lieblich ら(1998)は，ナラティブは直観や経験を根拠にしているので，しばしば科学というより芸術としてみなされると述べている．一方で，彼らはストーリーテリングのアプローチは構成的でわかりやすい方法であると論じている．また Koch(1998)も，研究者のストーリーテリングが科学的かどうか疑問視している．

　Atkinson(1997)は，3つの主な論点を明らかにした．
(1) 健康や病いのナラティブは，医療社会学や人類学（著者としては看護学も加えたい）において重要な役割がある
(2) これらのナラティブは不適切な仮説や，間違った方法論や論旨に基づいて行われていることがある
(3) ナラティブの分析は系統的に行わなければならないが，問題に対するたった1つの解決策とみなすべきではない

　Atkinson は，ナラティブという研究を単純化した視点でとらえて，そういったナラティブに基づいた仮説を検証しないでいることを批判している．ナラティブと経験の関連は複雑であり，相互関係や社会的行為の文脈のなかに位置づけるべきであり，自己の個人的な，空想的な構造としてみなされるべきではない．しかし，ほかのかたちの研究より「信ずべき*」（これはナラティブの研究者の好きな言葉）ものでもないと Atkinson は主張している．ナラティブの読み手は，ナラティブに詰め込まれている，社会文化的な状況における「濃密な記述*」を求めている．

*authentic

*thick description
用語解説および第1章参照．

　Frank(2000)は，ナラティブにおける論点の重要性をいくつか説明することによって Atkinson の批判に答えた．彼は，5つの主なポイントを示した．
(1) ナラティブとストーリーは，互換性のあるものとして使用されているけれども，人々はストーリーを話し，ナラティブを話しているのではないと Frank は述べている．ナラティブは，ストーリーの基礎となる構造を含んでいる．語り手はナラティブを使用しているが，ナラティブに完全には気づいていない
(2) 人々は聞き手とストーリーを共有する．このようにストーリーを共有することを通して，聞き手はストーリーが語られるなかで，その関係性の一部になる
(3) ストーリーは語り手と語り手が経験した脅威との間に距離をつくる．このことによってストーリーは Atkinson がストーリーにあるとした「回復させる役割」を果たす
(4) ストーリーは本文のなかに取り入れられる分析のためのデータであるだけではない．ストーリーの目的，すなわち，関係をつくり上げるためのものでもあることを Frank は主張している

(5) 病いのストーリーは聞く必要がある．Frank (2000：355) は，ストーリーテリングとストーリーの分析との間の「Atkinson の2つの分け方」に反論している．「どんなによいストーリーの分析もストーリーテリングの関係性のなかに成り立つもの」とし，研究者は，倫理的，知的な責任をもった関係性のなかでしか，そのストーリーを聞けないと述べている

　結局，Frank は，Atkinson とは異なった方法でストーリーテリングをみている．Frank (2000：355) は次のように強調している．「語り手は，ナラティブが分析されることを求めているのではない．彼らは，経験が共有され，共通性がみつかり，関係性が示されるなかで生まれるストーリーを求めている」．
　ナラティブやストーリーテリングの目的についての議論は続いている．看護研究者のナラティブについての立場がどうあれ，論議が続いていることに注意を払う必要がある．

## ナラティブの分析

　この章全体では，ナラティブの分析とそれが意味することについて述べている．Riessman (1993) は，データ分析をするための「標準化された手順」を認めていない．ナラティブにおけるデータ分析の実際は，ほかのタイプの質的分析と同様，現象学的記述，記述民族学的方法，あるいはほかのタイプの方法など，方法論の枠組みによって異なる．Polkinghorne (1995：15) は，ナラティブ分析を「研究者がデータのなかにある要素から一貫性のある，新しい記述を生み出していく手順」として定義している．主なステップは，データの逐語録づくりと洗練を含んでいる．最初のステップは，ナラティブデータの逐語録をつくることである（第15章・p.231 の「文章に書き起こすことと分類すること」の項を参照）．
　私たちが全体論的分析\*や逐次的分析\*とよんでいるナラティブデータの分析にはさまざまなアプローチがある．

\*holistic analysis
ホリスティック分析．ナラティブ全体の主題を見いだす分析の方向性．

\*sequence analysis
シークエンス分析．ナラティブの時間的な連続性を尊重し，その形式や段階的な構造を明らかにする分析の方向性．

### 全体論的分析

　研究者は，1つのナラティブを全体として分析する．このタイプの分析では，たとえそのストーリーが連続したものでなかったり，指示どおりの方法で提供されなかったりしても，ナレーターが述べたことが反映されており，それが忠実に表現されている経験の核となるような主要な記述を明らかにすることが重要である．逐語録での文章のまとまりは，一連の核となる文章や考えに集約される．その経験の核となる記述は，そのさまざまな要素を統合している．このような経験の本質は，下記の例のように監査しやすいものである．

> **痛みの経験の研究における何人かの参加者の陳述**
> 生活は苦痛に満ちている．
> それが止められる？
> ただ普通の人になろうと全力を尽くしている．
>
> 私は何もしたくない．
> したいことすべてが，痛みを長引かせることになる．
>
> 痛みが邪魔になる，
> 何を成し遂げようとしても．

これらの記述の本質や経験の核は，「痛みが支配する」ということである．ほかのテーマをこの記述に関連づけることができた．総括的な記述\*は，現象学的なナラティブに使用されている（第11章参照）．

\*exhaustive description
用語解説および第11章参照．

### 逐次的分析

研究者は，記述を区切り，コード名をつけることから始め，コード化と分類を行っていく．コードは，キー概念\*やカテゴリーにまとめられる．類似したカテゴリーは，テーマと関連づけられ，テーマのかたまりに分けられる．コード名は句\*で表現される．ある個人のナラティブから明らかになったテーマは，別のナラティブから現れたテーマと比較され，全体としてパターンが現れる．そして，研究者は，参加者たちのさまざまな経験のなかから，一貫したストーリーを構成する包括的なパターンを見いだす（第15章参照）．

\*key concept

\*phrase

## 結論

Sparkes（1994）は，研究者が「生み出したもの」は，参加者のストーリーそのものではないが，参加者の考えを表現したものであり，それは，研究者による解釈を含んでいると述べている．研究者は参加者の考えや認識を解釈し，編集するが，「たとえそれが編集されたストーリーであっても真実がある」（Frank, 1995：22）．「よい」研究とは，研究者と参加者との間の協同から生まれる．ナレーターと研究者と最終的な報告書の読み手が，すべての参加者の全体的なストーリーを描く．しかし，ナレーターの社会的，文化的な世界は，単純なものではなく複雑であり，常にストーリーに影響している．それは，ナラティブがこのような社会的に構築された現実に近づくための唯一の方法ではないことを意味している．

## 要約

ナラティブは経験についての語りである．

- ナラティブは単純で直線的なものではない．そして，多くの異なるストーリーから成り立っている
- 病いのナラティブは病気や苦悩，痛みを表現したものである
- 健康専門職者は，そのような状況と人を理解するために患者の病いの経験から知識を得る
- ナラティブデータの分析方法は使用された研究の方法論によって異なる
- ナラティブの研究では，最終的なストーリーは参加者と研究者と読み手によってつくられる
- 病いと専門職のナラティブは社会文化的な背景において位置づけられる

〔文献〕

Atkinson, P.A. (1997) Narrative turn or blind alley? *Qualitative Health Research*, 7 (3) 325–44.

Bailey, P.H. (1996) Assuring quality in narrative analysis. *Western Journal of Nursing Research*, 18 (2) 186–94.

Bruner, J. (1991) The narrative construction of reality. *Critical Inquiry*, 18, 1–21.

Cortazzi, M. (1993) *Narrative Analysis*. London, The Falmer Press.

Diamond, J. (1998) C: *Because Cowards Get Cancer Too*. London, Vermilion Press.

Fagermoen, M.S. (1997) Professional identity: values embedded in meaningful practice. *Journal of Advanced Nursing*, 25, 434–41.

1) Frank, A.W. (1991) *At the Will of the Body: Reflections on Illness*. Boston, Houghton Mifflin.

2) Frank, A.W. (1995) *The Wounded Storyteller: Body, Illness, and Ethics*. Chicago, University of Chicago Press.

Frank, A.W. (2000) The standpoint of storyteller. *Qualitative Health Research*, 10 (3) 354–65.

Frid, I., Öhlen, J. & Bergbom, I. (2000) On the use of narratives in nursing research. *Journal of Advanced Nursing*, 32 (3) 695–703.

3) Greenhalgh, T. & Hurwitz, B. (1998) Why study narrative? In *Narrative Based Medicine* (eds T. Greenhalgh & B. Hurwitz), pp. 3–16. London, BMJ Books.

Hatch, J.A. & Wisniewski, R. (eds) (1995) *Life History and Narrative*. London, The Falmer Press.

Holloway, I., Sofaer, B. & Walker, J. (2000) The transition from well person to 'pain afflicted' patient: the career of people with chronic back pain. *Illness, Crisis and Loss*, 8 (4) 373–87.

Josselson, R. (1995) Imagining the real: empathy, narrative and the dialogic self. In *Interpreting Experience: The Narrative Study of Lives* (eds R. Josselson & A. Lieblich), pp. 27–44. Thousand Oaks, Sage.

Josselson, R. & Lieblich, A. (eds) (1999) *Making Meaning of Narratives*. Thousand Oaks, Sage.

Jovchelovitch, S. & Bauer, M.W. (2000) Narrative interviewing. In *Qualitative Interviewing with Text, Image and Sound* (eds M.W. Bauer & G. Gaskell), pp. 57–74. London, Sage.

4) Kleinman, A. (1988) *The Illness Narratives: Suffering, Healing and the Human Condition*. New York, Basic Books.

Koch, T. (1998) Storytelling: is it really research? *Journal of Advanced Nursing*, **28** (6) 1182–90.

Labov, W. (1972) The transformation of experience in narrative syntax. In *Language in the Inner City* (ed. W. Labov), pp. 354–96. Philadelphia, University of Pennsylvania Press.

Lieblich, A., Tuval-Mashiach, R. & Zilber, T. (eds) (1998) *Narrative Research: Reading, Analysis and Interpretation*. Thousand Oaks, Sage.

McCance, T.V., McKenna, H.P. & Boore, J.R.P. (2001) Exploring caring using narrative methodology: an analysis of the approach. *Journal of Advanced Nursing*, **33** (3) 350–56.

Mitchell, R.G. & Charmaz, K. (1996) Telling tales, writing stories. *Journal of Contemporary Ethnography*, **25** (1) 144–66.

Ochs, E. & Capps, L. (2002) Narrative authenticity. In *Qualitative Research Methods* (ed. D. Weinberg), pp. 127–32. Malden, Mass, Blackwell.

Paris, R. & Bradley, C.L. (2001) The challenge of adversity: Three narratives of alcohol dependence, recovery and adult development. *Qualitative Health Research*, **11** (5) 647–67.

5) Parsons, T. (1951) *The Social System*. New York, Free Press.

6) Picardie, R. (1998) *Before I Say Goodbye*. Harmondsworth, Penguin.

Polkinghorne, D.E. (1995) Narrative configuration in qualitative analysis. In *Life History and Narrative* (eds J.A. Hatch & R. Wisniewski), pp. 5–23. London, The Falmer Press.

Richardson, L. (1990) Narrative and sociology. *Journal of Contemporary Ethnography*, **19** (1) 116–35.

7) Ricoeur, P. (1984) *Time and Narrative*, Vol. 1. Chicago, Chicago University Press.

8) Ricoeur, P. (1991) *Time and Narrative*, Vol. 2. Chicago, Chicago University Press.

Riessman, C.K. (1993) *Narrative Analysis*. Newbury Park, Sage.

Sakalys, J.A. (2000) The political role of illness narratives. *Journal of Advanced Nursing*, **31** (6) 1469–75.

Sandelowski, M. (1991) Telling stories: narrative approaches in qualitative research. *Image*, **23** (3) 161–6.

Sandelowski, M. (1996) Truth/storytelling in nursing inquiry. In *Truth in Nursing Inquiry* (eds J.F. Kikuchi, H. Simmons & D. Romyn), pp. 111–24. Thousand Oaks, Sage.

Skultans, V. (1998) Anthropology and narrative. In *Narrative Based Medicine* (eds T. Greenhalgh & B. Hurwitz), pp. 225–33. London, BMJ Books.

Sparkes, A. (1994) Life histories and the issue of voice: reflections on an emerging relationship. *Qualitative Studies in Education*, **7** (2) 165–83.

Sparkes, A. (1996) The fatal flaw: a narrative of the fragile body-self. *Qualitative Inquiry*, **2** (4) 463–94.

Sparkes, A. (1998) Athletic identity: an Achilles heel to the survival of self. *Qualitative Health Research*, **8** (5) 644–64.

Sparkes, A. (1999) Exploring body narratives. *Sport, Education and Society*, **4** (1) 17–30.

Wengraf, T. (2001) *Qualitative Interviewing: Biographic Narrative and Semi-Structured Methods*. London, Sage.

Wenneberg, S. & Ahlström, G. (2000) Illness narratives of persons with post-polio syndrome. *Journal of Advanced Nursing*, **31** (2) 354–61.

文献中，番号を付したものには下記の邦訳がある．
1) 井上哲彰(訳)：からだの智恵に聴く—人間尊重の医療を求めて，日本教文社，1996
2) 鈴木智之(訳)：傷ついた物語の語り手—身体・病い・倫理，ゆみる出版，2002
3) 齋藤浩一，ほか(訳)：ナラティブ・ベイスト・メディスン—臨床における物語と対話，金剛出版，2001

4）江口重幸，ほか（訳）：病いの語り―慢性の病いをめぐる臨床人類学，誠信書房，1996
5）稲上毅，ほか（訳）：社会的行為の構造<1>〜<5>，木鐸社，1974〜（順次刊行中）
6）小林由香利（訳）：さよならはまだ言わない，日本放送出版協会，1999
7，8）久米博（訳）：時間と物語<1>〜<3>，新曜社，2004

# 第14章
# その他の研究方法

## フェミニスト研究

*feminist inquiry
フェミニズムの考え方，理論を有した人（フェミニスト）が行う研究（フェミニストを対象とした研究ではない）．

*gender
社会的役割に関係した性別．

　フェミニスト研究*とは社会的・歴史的背景のなかで生じた女性の経験，思考，感情に焦点をあてた研究である．研究者は調査のなかの現象にジェンダー*という見方を適用している．フェミニストアプローチとは，研究の分析方法ではなく，研究における思考の道筋を示すものである．フェミニストアプローチの意図は女性を目に見えるものにし，彼女たちの意識を高め，権利を主張することである．Oleson(2000)は「フェミニスト研究は女性についての研究というより，むしろ女性のための研究である」と述べている．質的研究方法はフェミニスト研究者の考え方に近いため，量的研究方法よりもよく用いられている（しかし，フェミニスト研究者は量的研究も妥当であるとしている）．

　フェミニスト研究は，いまだ女性が大部分を占める専門職である看護職者にとって重要である．しかし，ここではこのような見地について多くは述べないこととする．確かにフェミニスト研究では量的研究方法よりも質的研究方法がよく使われているが，フェミニスト研究が質的研究の特別なアプローチであるというわけではないからである（決してフェミニスト研究の重要性が低いということではない）．フェミニスト研究方法論を信頼している研究者もおり，しかもこのタイプの研究は単に質的研究のバリエーションの1つでも質的研究のなかで枝葉に分かれたものの1つでもないという(Stanley & Wise, 1993)．研究者の多く(たとえば，Harding[1987]など)は，特有なフェミニスト研究の方法は存在していないが，フェミニスト研究者はいくつかの認識論的，方法論的なジェンダーに関連した論点を述べているという．フェミニスト研究の大きな1つの要素として批判理論*がある．フェミニスト研究者は女性をメディアや政治，経済のシステムといったもの，つまり男性からコントロールされた，抑圧状態にある集団としてとらえていることが多い．フェミニストは，女性が経済的に搾取され社会の差別待遇に苦しめられていると信じている．研究を通して女性の話を聞き，女性の意識を高めることは，結果的に不平等に打ち勝つことを支援することになるかもしれない．

*critical theory
批判理論．ホルクハイマー，アドルノらによって代表される社会学のフランクフルト学派の理論的立場．現在の社会を批判し，その基盤となった社会学の再検討を求める社会学．

　フェミニスト研究の多くに共通した形式はナラティブや人生史である．この

形式を用いると，女性が自分自身の方法で話をするという「女性が語る」チャンスを得ることができるからである．フェミニスト研究および協同して行う調査は，研究者と参加者との間に完全な平等性があり，研究者は参加者に対し民主的で批判的でない立場に立つといった，最も重要な特徴の多くを用いる（しかし，このことはすべての質的研究においても同様であろう）．

　研究に対するフェミニストアプローチは女性が関心や興味を表明するための機会を与えるが，データ分析の技術的詳細にはかかわらない．データ分析の技術的な面は，研究者の取り組むフィールドやその研究の問い次第である．だが，方法も研究者と参加者の平等性というフェミニストの原則を反映し，女性の経験とそのエンパワメント*に焦点をあてる．フェミニスト研究で求めるものを考慮して，研究者たちはグラウンデッド・セオリーや記述民族学などの分析方法を用いる．「生きられた経験*」と参加者の生活の情緒的要素に焦点をあてるときには，フェミニスト質的研究では現象学的アプローチが用いられることも多い．

*empowerment
第9章参照．

*the lived experience

　「フェミニストの視点に立つ研究」という用語がある．「フェミニスト研究方法論」は，フェミニスト研究には特定の分析方法がある，という意味合いをもつが，「フェミニストの視点に立つ研究」は，それほど特別な用語ではない．フェミニストの視点に立つ研究者らは，自分たちの世界観が際立っており，異なっていることを認めている．彼女たちはフェミニズムの世界観と研究に用いられた研究方法とが一致すべきであると述べている．

## フェミニスト研究方法の起源

*Millett K.
ミレット K.
(1934〜　)
アメリカの女性解放運動家，作家．著書『性の政治学』．

　フェミニスト研究方法はフェミニスト理論にルーツがある．Millett*(1969)，Mitchell(1971)，や Oakley(1972)らは，特に米国や英国において女性の関心や考えに焦点をあてるようにうながした開拓者たちである．初期のフェミニスト研究者らは，英国の職業について述べ，このなかにはソーシャルワークについて論じた Stanley と Wise(1993)，看護について論じた Webb(1984)が含まれている．

*positivist

　主要な論点はフェミニスト研究方法論の概念枠組みのなかで研究を考えたり行ったりすることから生じていることが多い．当初，フェミニスト研究は，実証主義者*の研究や男性支配的，男性中心的にみえる伝統的な方略に批判的な反応であった．女性の生活における問題は，男性側の経験から光をあて，男性が生み出す関心のなかで討議されてきており，女性側の経験や女性がもつ関心は軽視されていた(Lennon & Whitford, 1994)．フェミニスト研究者は女性の地位を向上させるために，方法論的ツールとして意識高揚*を用いている．また，女性との相互作用と協力体制をつくり，研究者と参加者との距離を縮めるツールともなる．これはすべての参加者に影響を及ぼし，研究者を含む個々人にアイデンティティの感覚を与える．つまり女性であるフェミニストは研究のプロセスと関係を通して彼女たちの立場に気づくことができると考えており，彼女たちのおかれた状況を変えること，そして女性がさらに力をもつことなど

*consciousness-rising

を意図している．

　フェミニスト研究者はもう1つの社会的な現実を強調し，女性の生活と経験の改善に価値をおいている．このことによって，女性が人生をコントロールすることを学習し，生活改善に役立つことを研究者は意図している．フェミニストは，女性の人生の重要性と，社会構造における地位に関心がある．フェミニストは，不平等な関係は社会構造のなかに埋め込まれているだけでなく，社会的人間関係の構築にも関係があると主張している．

　Travers(2001)は，フェミニズムは20世紀後半における最も重要な運動の1つであると述べた．実証主義のなかで形成されてきた「男性主流*」な研究への反感により，そのような研究方法をとらないようにしたことから，フェミニスト研究者は質的研究の価値を見いだした．一方，近年になってOakley(2000)は「科学的な」量的研究の重要性を強調している．

*male-stream

## フェミニスト思考と方法論

　フェミニズム以前でも，自然科学的方法に失望し，実証主義に対する批判が芽生えていた．自然科学のアプローチをとる研究者たちは，客観的であることは可能であり，科学的方法を用いることは社会的現実を検証する最も効果的なアプローチであり，中立的で客観的であると考えていた．フェミニストは価値に中立である研究という考え方に疑問をもち，実証主義と論理実証主義*の方法論に反対していた質的研究者らに同意した．

　伝統的な研究は，男性中心的でもあった(Westkott, 1990)．こういった方法に関するフェミニストの批判は，質問と回答が研究者によってあらかじめ規定されコントロールされ，文脈を奪ってしまいがちであること，その一方で，客観性を主張しながら自らの主観的な概念枠組みにあてはめてしまうことである．フェミニストは，研究者が完全なる客観性を得ることはできないと考えている．研究者に可能なのは，バイアス*と前提*を述べ，そこから起こる価値基盤を明らかにすることのみである．つまり研究者は反省的*なものである．フェミニストは客観性と主観性の境界を批判し，社会構造を理解することを通して人間関係や日常生活の現実を力説する．

*neo-positivist
第一次世界大戦後にウィーンおよびベルリンで形成された科学哲学の学派．伝統的な実証主義の問題を経験主義の基本的仮定や半形而上的立場にそいつつ，論理分析などの方法を用いて説こうとした．

*bias
　用語解説参照．
*assumption
　用語解説参照．
*reflexive

　女性たちは彼女たちの人生についての個人的な説明をするなかで社会現実を述べる．そして，これらの説明は女性たちに共有された経験のなかから生じている．研究者は女性の説明に耳を傾けつつ，これらを解釈し，個人史における真実の像と女性の伝記を示す．フェミニスト研究の目的は，一般の人々，特に女性の参加者の意識を高揚させることにある．彼女たちが現実を意識すると，女性の生活を変え，女性の地位を向上させるための理解と支援につなげられる．研究では参加者の感情や個人的な価値，思考を研究の正当なテーマとする．

## 研究者と女性の参加者との関係

　研究者と参加者との関係はほかのタイプの質的研究に準じるが，フェミニス

ト研究では，研究者と女性の参加者との間にある協働と平等性がより強化されている．参加者の女性との共感は，同性であるため女性の研究者のほうが得られやすいかもしれない（フェミニストは男性の研究者は共感をできない，あるいはその研究が女性の認識を支持しないと主張しているわけではない．ただ，女性の研究者によって行われたからこそ得られたのであるとしている）．フェミニスト研究では個人的な経験と研究者の価値観が重要である．フェミニスト研究者は，女性の経験や痛みや激情を物語り，分析をしながら，研究者自身の感情を記述したり統合したりすることが多い．研究者はかつて自分でも経験したことがある女性の状態や問題を研究することもある．フェミニスト研究における質的研究では参加者が専門的な質問も個人的な質問もできるような相互作用のあるインタビューを認めている．

ここでは詳しく述べないが，フェミニスト研究にはよく考えなければならない変化が起きている．フェミニスト研究の新刊は毎年のように出されている．けれども，私たちは，いまだ女性が大多数を占めている看護職者に有益な見方であると信じている．

## ケーススタディ

*case study
事例研究とも訳す．

「ケーススタディ*」という用語は，質的研究でも量的研究でも，さまざまな研究アプローチで使われている．Stake（2000）はほとんどの質的研究はケーススタディ研究であると述べた．しかし，ケーススタディは非常に特定のものである．つまり，「限定されたシステム」であり，研究の結果とプロセスの両方を併せもつものである．ケーススタディとはケースを1つの単位として研究されるものであり，ほかと明確に境界線を引くことができる．Merriam（1988：9）はケーススタディを「プログラム，出来事，人，プロセス，施設，社会グループといった，ある特定の現象についての調査」と定義している．ケースの境界線は，問われる質問，使われる資料，かかわる場と人という視点から明確にするべきである．ケーススタディの性質について，研究者が各人各様の定義や考えを示しているが，それらは多くの点で一致している（Platt, 1988）．

ケーススタディには，量的なものと質的なもの，そしてその両方の性質をもつものがあろう．ここでは，看護研究において，一般に使われることの多い質的ケーススタディについて，主な特徴をまとめる．質的ケーススタディはアクションリサーチを組み合わせて行うことが多い（Webb, 1989）．

### 背景

ケースを限定した研究がすべてケーススタディであるとは限らないが，ケーススタディの方法は人類学や社会学，地理学といった多くの分野で用いられている．ビジネスの研究では最も一般的な方法であるが，ソーシャルワークや看護においても使われている．

このタイプの研究について最も知られている人物はRobert Yinであり，多くの書籍や論文でケーススタディについて論じている(たとえば，Yin[1993, 1994])．彼は著作ではおおむね量的な研究枠組みに焦点をあてているが，質的アプローチも妥当なものと考えている．

> **ケーススタディの例**
> 初期に行われたケーススタディの最も有名な研究に，シカゴの地域のギャングを研究したWhyte(1943)の著書\*がある．Whyteのケーススタディの着想を用いた研究者たちは，それが「典型的なケース」であることを知った．つまり，彼の研究から得られた理論を自分たちの研究に適用できるとわかったのである．

\*『ストリート・コーナー・ソサエティ』(Street corner society) 日本語にも訳され，社会学を学ぶ人の基本の書となっている（奥田道大・有里典三訳，有斐閣，2000）．

## ケーススタディ研究の特徴と目的

一般的にいって，ケーススタディを行う看護研究者は，研究を開始する前から自分が研究するケースやその経緯についてよく知っている．看護職者が研究しているのは専門的な理由でケースに興味をもっているからかもしれない．あるいは特定のケースについて知識が必要であるからかもしれない．

ほかのタイプの質的研究と同様に，ケーススタディは，現象そのものや文脈のなかの現象について探究する方法である．したがって，そのケースをあらゆる側面から説明していくために，研究者はデータ収集に多くの資源を活用する．たとえば，観察や記録物，面接である．観察や記録物の研究はケーススタディにおいて最もよく使われる方略である．ケーススタディではデータ収集や分析に特別な方法はない．たとえば，研究者は記述民族学的方法や現象学的方法を適用する．ケーススタディを質的に分析するには，ほかの質的研究と同じ技法が用いられるのである．そうして研究者は分類し，類型\*を明らかにして理論的考えを生み出していく．

\*typology

研究は1人の患者や1つのグループといった「個」に焦点をあてる．グループとは，共通の経験や特徴をもっている個々人から構成されるグループであり，1つの病棟，1つの病院もそうである．個人の人生史もケースとして興味深い例となる．

> **例**
> 地域のなかで，研究者はその地区担当の看護師に1日同行し，下肢に潰瘍のある患者という特定のグループと看護師との相互作用を研究した．
> 小児病棟ではその看護研究者は専門看護師の仕事をすべて調べ，医師回診中の専門看護師と患児との相互作用を調査した．

心理学色の強い看護研究では，ケースとしてたびたび個人を取り上げ，個人の行動に焦点をあてる．一方，社会学的な看護研究では，グループに興味が向けられる．Kent(1992)は1つの施設を1つのケースとみなし，多様なケース

——この場合，助産師教育を行っている複数の施設を調査した．彼女が「ケース」で焦点をあてたのは，その場での物理的・社会的要素の両方である．

ほかの質的研究でも同様であるが，ケーススタディは文脈のなかで研究する現象を探求していくものであり，Platt(1988)も，ケーススタディは全体論的で，文脈によって変化するものであると述べている．しかし，現象と文脈とを分ける線がいつも明確に引かれるとは限らない(Yin, 1994)．

ケーススタディは探りを入れる手段となりうる．たとえば，大規模研究やさらなる量的研究のパイロットスタディとなり，研究プロジェクトの特定の要素を説明することもできる．ある学生は，1人の参加者をケースとして記述することで全情報提供者から得た考えすべてを表した．一般に，ケーススタディはそれ自体で独立したものであり集中的な観察を伴うものである．そして，特徴のあるケースの記述は研究をよりいきいきとさせ，またおもしろくする．

ケーススタディは主として，特定の状況や場所に関連のあるケースの研究に用いられる．したがって，このようなタイプの研究方法で得られたものは，ほかの質的研究と比べて一般化することが難しい．よって研究者は，典型的なケースや，多数にあてはまるケースを検討するようにアドバイスされることが多い(Stake, 1995)．しかし型にはまらないケースが興味深いこともある．そのケースの相違点そのものから，典型的なケースを説明できることがあるからである．ただし，研究者が1つのケースだけを基盤にして裏づけのない主張をしないことが重要である．

MeierとPugh(1986)は，看護職者が収集した患者個々のケース，すなわち疾病や治療，看護介入に対する患者の反応に焦点をあてることを通して，臨床での知識が向上すると述べている．また彼らは1つのケースの知見に光をあててほかのケースを研究するためには，詳細な「決定に至るあしあと*」を残すことが重要であると強調している．

*decision trail
第16章参照．

## クリティカル・インシデント・テクニック

*critical incident technique
重大事故，あるいは事故につながる事象について分析する研究．

クリティカル・インシデント・テクニック*は，実践や教育の現場での問題解決のためにデザインされたデータ収集の一種である．以前は保健分野であまり使われることはなかったが，最近では看護師に適切であると考えられている．助産師もその有用性に気づくであろう．クリティカル・インシデント・テクニックとは単なる方法論ではない．業務を遂行するなかで生じた問題を解決するために，重大な状況にある人々の行動に焦点をあて，疑問を発展させる方法である．重大事象(クリティカル・インシデント)とは観察された出来事，つまり，特に重要であると認識された出来事である．研究者は特別な過程をとった重要なこれらの出来事を調査する．研究の際は，特定の状況におけるクリティカル・インシデントの例を収集する．参加者は重大な状況や危機のときにどのように行動したかについて説明する．

Flanagan(1954)は，重大であること，すなわちインシデントとは一定の結

果や影響を伴った状況が生じてこなければならないと述べている．一般に，研究者は重大な出来事について質問し，特定の決定的で重要な状況における効果的あるいは非効果的な行動について知見を得る．

　クリティカル・インシデント・テクニックはまずアメリカの航空心理プログラムの結果として発展した．飛行任務の際のパイロットの行動についてのパイロット自身から情報収集をしたものである．特に心理学者は，飛行任務を成功に導いたり，妨げたりする重大事象（クリティカル・インシデント）についての報告を求めた．これらの報告の分析を通して，成功した任務遂行における構成要素のリストがデータから引き出された．

　Flanagan(1954)は人事や効果的なカウンセリングにおける動機や要因などを明らかにするなかで，仕事の能率\*の成果\*を査定するため，産業心理学の手順を開発し，改良した(Woolsey, 1986)．1950年代以降この方法はあまり顧みられなかったが，重大な出来事を調査することは，仕事の能率を改善するために有効で効果的な質的アプローチである．それは健康専門職者にとっても非常に有効である．Flanagan(1954：335)によればテクニックとは「規定された状況での行動に関する一定の重要な事実を集める手順」である．

\*task performance
\*outcome
　アウトカム．

　Woolsey(1986)はクリティカル・インシデント・テクニックの過程における4つのステージをあげた．Cormack(2000)は6つのステージを述べている．両者ともに重なっているステージは，次のとおりである．
(1)研究者が研究のねらいを決定する
(2)研究者が研究を構想し，計画する
(3)データが収集される
(4)データが分析される

　このようなタイプの調査は，質的研究における伝統的な方法でのデータ収集や分析にみることができる．

　クリティカル・インシデント・アプローチは，特に看護の専門領域の研究で非常に有効であり普及している．Cormack(2000)は看護におけるいくつかの例を引用している．データ収集のタイプは，仕事の能率に関する問題を解決するために，危機的な状況における人々の行動に焦点をあてる．研究者は特別なプロセスに関して重要であるこれらの出来事を調べる．研究者は研究しているある状況における重大事象（クリティカル・インシデント）の例を収集し，参加者は危機的な状況や危機のときにどのように行動したかについて説明する．一般的に，研究者は重大な出来事について質問し，ある決定的で重要な状況での効果的・非効果的な行動について知見を得ている．

### クリティカル・インシデント・テクニックの過程

　第1段階は目的を明確にすることである．テクニックの目的は特定のインシデントについてそれぞれ情報を得ることである．これは研究者が焦点をあてようとしている出来事のタイプを選ぶことも含んでいる．臨床や教育の状況にお

ける危機的な出来事や事故が一般的である．第2段階は，データ収集のための対象としてインシデントや人々を目的的に選ぶことである．サンプルサイズはインシデントの数によるものであり，インタビューや観察をされた人の数ではない(Kemppainen, 2000)．一般的に研究者は偶然の思いがけない観察から重大なインシデントを見いだし，あるいはフォーカス・インタビューや半構造化された面接や報告書からデータを収集したりする．データはほかの質的なデータと同様の方法で分析される．しかし，微妙な違いはある．研究者は特定の出来事に焦点をあてようとするとき，この種の研究について文献から得られた定義された枠組みを選択する．

> **例**
>
> 多くの事故予防策がとられていたにもかかわらず，ある老人病棟で事故が起きた．研究者は類似した出来事を観察し，かかわりのあった患者やこれらの事故をみたり，かかわったりした看護師にインタビューを行った．研究者は，このインタビューとほかの看護師や患者の観察から，事故に結びついた出来事と，看護師の事故への対処およびこれらに関係したすべての行動の影響について述べている．

研究の目的はくり返して起こる問題を調査することとそれに対する解決法を見いだすことである．重大なインシデントを調べるために，看護職者はその場やその状況や行われた看護業務についてよく知らなければならない．Kemppainen(2000)は研究者の質問に対する参加者の反応が明確で正確でなければならず，あいまいで不明確であってはならないと主張している．直接観察することもテクニックの1つとなる．

## 会話分析

*conversation analysis

*discourse analysis

*body language
　身体言語．言葉以外の表現．

質的研究方法にもさまざまな種類があるが，そのなかには，言語やその使い方を重要視しているものがある．専門職者―クライエント間の相互作用はいずれも，主なコミュニケーションの手段として言語を使っている．会話分析*は，言語の使い方を調べ，日常の会話がどのように行われているのかを明らかにするもので，談話分析*の一種である(Nunan, 1993)．このタイプの研究では，日常の会話そのものや会話が交わされるなかで，話がいかに構成され，秩序づけられていくのかということに焦点をあてる．研究者は第1に話し言葉のパターンを検証していくが，相互作用における非言語的行動，たとえば身振り手振りやジェスチャーのようなボディランゲージ*についても分析していく．Nofsinger(1991：2)はこのことについて，次のように述べている．「もし個人の間のコミュニケーションを理解しようとするなら，コミュニケーションがうまく完結するにはどのようにしたらよいかを学ぶ必要がある」．

## 会話分析の起源

*Garfinkel H.
ガーフィンケル H.
（1917～　）
アメリカの社会学者．エスノメソドロジーの創始者．

*Sacks H.
サックス H.
（1935～1975）
アメリカの社会学者．エスノメソドロジーの手法に基づいて，会話分析を手がけた．Schegloff とともに，会話における発話順番取得システムを解明した．

*ethnomethodology
人々が日常生活を構成していく方法について研究する社会学．Garfinkel によって創始された．

*tacit knowledge
暗黙のうちに了解していること．

*turn-taking

　会話分析は，まず1960年代，1970年代の米国で Garfinkel*，Sacks*，Schegloff らによって開発された．ほかのタイプの談話分析は言語学の分野に起源をもつが，会話分析は，エスノメソドロジー*，すなわち社会学と現象学の専門家の志向から始まった．エスノメソドロジーは，特に社会慣習や相互作用，規則という領域に焦点をあてている（Turner, 1974）．Garfinkel は社会の構成員がどのような方法で社会的現実をつくり上げているのかを明らかにしようとした．エスノメソドロジーを用いる研究者は，社会構成員の「慣習的行為」に焦点をあてており，このことは「暗黙の知*」，すなわち相互作用における規則の共通理解をもとに人々の行為を理解することを論証しようとしている．Goodwin と Heritage（1990：283）は次のように要約している．「社会的相互作用のプロセスを通して，意味の共有，相互理解，そして人間の振る舞いの調整がなされていく」．

## 会話分析の使い方

　会話分析では，個々人が日常の会話のなかで何を話しているか，またどんなことをしているかに焦点をあてている（Nofsinger, 1991）．会話や身のこなし，ジェスチャーを通じて，私たちは人間の意図や考えを知る．会話の流れやそのときどきの話者交替*は，人がその状況にどのような意味づけをしているのかを表したり，人々が共有している世界のなかでどんなふうに暮らしているのかを示したりする．身体の動きも分析の対象となる．会話分析を行うものはデータ収集の際，面接は用いず，日常の会話，すなわち「自然にわき起こっている」会話を分析していくのである．分析する会話の区切りは比較的短いものであり，かつ分析は詳細である．Heritage（1988：130）によると，会話分析は次のような前提をもっている．すなわち，会話は構造的に組織化され，1つひとつの話者交替はそれまでの文脈の影響を受け，かつ次なる展開に向かって，別の文脈をつくり上げる．Heritage によると会話分析にはほかにも2つの前提がある．会話が継続的に組織化されるものであるということと経験に基づく分析であるということである．会話は組織化されたパターンで起こり，会話に参加しているメンバーの行動は文脈に左右され，文脈を説明するものである．したがって，研究者は一般化および理論の構築を早まってはならない（Silverman, 2001）．

　会話分析は看護学よりも社会学や教育学の研究で頻繁に行われている．しかし看護学においても会話分析は価値ある研究方法となりうるし，看護師――患者間あるいは看護職者――ほかの健康専門職者間の相互作用に変化をもたらすであろうと思われる．たいていの場合，研究者は相互作用の場面をテープ録音・ビデオ録画し，特に主として Gail Jefferson によって開発された方法（[Nofsinger, 1991]の逐語録化方法を参照．さらに詳しく知りたい場合は[Button & Lee, 1987]を参照のこと）で会話を書き起こしていく．

> **会話分析の例**
>
> 　会話分析を使った研究のよい例に，Couchman(1995)のものがある．Couchmanはアクションリサーチ*の一種を用いて，学習障害のある人々をケアするスタッフをトレーニングした．デイセンターで，スタッフとクライエントをビデオに録画したところ，スタッフがクライエントの応答を軽く受け流してしまい，いつも相互作用を意識しているわけではないことがわかった．そのビデオテープを見せると，スタッフはクライエントのニードをそれまで以上に意識するようになり，素早く対応するようになった．

*action research
第12章参照．

　医師-患者間，看護師-患者の間の相互作用に関する看護研究の例として，参加者によって会話が生み出され編成されていく様子や，会話が話者交替システム*に基づいて規則的に進んでいく様子を示したものがある(Sharrock & Anderson, 1987；Bergstrom et al., 1992)．テープ録音，ビデオ録画によって場のなかで実際に何が起きているのかを示すことができるのである．

*turn-taking system
発話順番取得システムともいう．会話において発話の交代が規則に従って生じることに着眼した理論としてサックスらにより提唱された．

> **例**
>
> 　Mallett(1990)は，看護師と麻酔後の患者との相互作用を調査した．彼女は手術後の患者をビデオに録画し，言語的・非言語的コミュニケーションを観察した．そして，看護師は患者のニードと意識レベルに応じて患者へのかかわり方をさまざまに変えていることを発見した．さらに彼女は，その状況下において困難な問題をいくつか明らかにし，看護師-患者間の相互作用を分析して潜在的な問題を明確にする方法や，その分析を新人教育の材料として活用していく方法を示した．

　会話分析の分析方法では，スピーチや身体の動きについての規則性の発見，逸脱したケースの調査，一般化しすぎることなくそのほかの知見と結びつけることも行う(Heritage, 1988)．欠点の1つは，分析者が内容を犠牲にして相互作用の形式的な特徴をとらえてしまうところである．しかし分析者は，相互作用が起こっているときの動的な側面に焦点をあてていくのである(Leudar & Antaki, 1988)．

　会話分析はたやすいものではなく，とても複雑であり，かなり詳細に行われる方法である．研究者にとって気軽に用いることのできない方法かもしれないので，初心の研究者には勧めない．

## 談話分析

*discourse
もともとは方法的に思考し，各部分から全体を導き上げる思

　Gill(2000)は「談話*」という用語が複雑であり，異なった意味で用いられていることを示唆している．それらのうちいくつかについては詳細ではないがここで述べることにする．一般的に談話とは，会話，インタビュー，文書などの対

話や原文*を意味する.

　心理学における談話分析(DA)とは，参加者が表現した経験や思考の「説明」で使った原文や言葉の分析である．このタイプの談話分析は，主に心理学者によって行われてきた．歴史的な記録や日記，手紙や報告書のような原文の類にみられる「説明」は，人々の日常の話や推論の形式を構成している．談話分析は研究方法であると同時に，社会や研究への特別なアプローチでもある(Potter, 1996a)．談話分析では社会的な行為における話の構成に焦点をあてている．ほかの質的研究と同様に，談話分析も最初はデータを収集し，振り返ることによる帰納法的アプローチを用いて理論や一般的な概念を導く．人々が言語や文章を用いる方法はその人々の文化のなかでは当然のことであると考えられている(Gill, 1996)．談話の構造的な分析としての談話分析は，メディア研究やコミュニケーション研究(Van Dijk, 1985)などで「伝言データ*」を分析するために用いられることが多い．Potter(1997)とSilverman(2001)は，談話とは参加者が自分自身とモラルの状態を明らかにしようとすることであると述べた．個人や集団が用いる語彙は，一連の用語が密接で，関連しており，解釈のための「レパートリー*」を示している．

　記録物と逐語録を解釈する前に注意深く読むことは重要である．分析の第1段階は，インタビューの同一語の逐語とほかの文書を綿密にみることである．研究者がそのデータに熟知するまで，関連する記録物は何度も読み返される．データにひたる*ことは，すべての質的研究の特徴である．重要な論争やテーマがそこからみえてくる．ほかの質的研究同様，分析過程は次のようになる．分析者がデータをコード化し，関係性を見いだし，試験的な仮説を立てるためのパターンや規則性を探求する．このようなプロセスを通して，研究者は常に文脈を考慮し，さまざまな質的な研究の形式にあわせて分析的な記述を行う．

　しかし，ほかの質的研究同様，談話分析の結果はすぐに一般化されることはない．研究者は一般化にそれほど関心はない．談話分析は特定の社会的背景のなかでの言語や原文に注目しているからである．会話分析と談話分析には数多くの類似点がある．会話分析，談話分析ともに言語と原文に焦点をあてる．談話分析は一般的に文脈を広く考慮し，会話分析では，話者交代を強調し，人々が引き込まれる相互作用の深い意味を説明する．特に「自然にわき起こった」会話について取り上げる．一方，談話分析は主に面接の素材に注目するが，記録，新聞記事，ミーティングの報告なども扱う．

　談話分析を行う者は社会の現実が相互作用や行動のなかで構築されていく方法に関心がある．談話分析では言語が社会の構成員や文化の世界を映し出す鏡であると同時に，その世界を構築することを支えているという信念に基づいている．多くの「言語」が存在するのはそのためである(Banister et al., 1994)．PotterとWetherell(1987)やPotter(1996b: 130, 131)は「1つ以上の中心的な隠喩を体系化した」概念をまとめて「解釈のレパートリー」という考えを発展させた．この考えにより研究者はグループや文化に常識としてある概念を見いだした．言語は「活動指向*」である．つまり言語は人々が「行う」ことができるように用いられるのである．言語は，文化とその文化が生じた社会的な背景によっ

---

考ないし発語のことで，直観的，直接的な知に対立する．フーコーでは「言説」，ハバーマスでは「討議」の意味で使用されていることが多い．
\* text

\*message data

\*repertoires
　自分の得意とする領域，方法．

\*immersion

\*action oriented

て形成される．社会的なグループはさまざまなレパートリーを所有し，異なった状況で適切に用いている．生活におけるさまざまな特定の分野について人々の談話は統合されて，1つの原文を生む(Banister et al., 1994)．したがって，談話分析では行動が起こる背景に気づき，分析しなければならない．すると，同じ原文が異なった方法で解釈されうる．つまり，さまざまな現実がさまざまな背景に存在しているのである．心理学者や言語学者の談話分析では原文に焦点をあてる．読み手は毎日の談話やその談話の構造についての知識をもっているため，このタイプの研究を批判することができる．

McHoulとGrace(1995)はフーコー学派とそうでない学派における「談話」の違いについて述べている．Michel Foucault\*は，フランスの歴史学者で哲学者であり，談話の概念を広め，規律や制度と言語との結びつきについて述べた．Foucaultによれば，談話とはアカデミックな学問や制度による知識体系であり，規律のなかに存在している．実際，談話は制度を生むという．社会現象は言語を通して構成されている．たとえば「専門的な談話」や「科学的な談話」「医学的談話」などの専門的な言語は専門的な分野に関連している．また，専門職の言語としての談話は権力に結びつくという．談話分析は言語が特定の談話に作用していることを明らかにした．たとえば，専門職は特定の談話をクライエントの現実について自分の見方や公的な見方を押しつけるために用いている．

\*Foucault M.
フーコー M.
(1926〜1984)
フランスの哲学者．サルトル後，西欧で最も重要かつ最先端をゆく行動的思想家の1人．

## その他の研究方法

これまで述べてきた研究方法だけでなく，質的研究にはほかのスタイルももちろんある．しかし，看護の分野ではあまりなじみがない．歴史研究\*は使用されることも多く，レパートリーテスト\*はときに，主に看護教育の分野で採用されている．

歴史研究は質的研究方法であるが，しっかりとした前提や先入観をもたずに研究が開始されることが多い．たとえば，研究者は歴史上のある特定の時代を研究し，特定の病気がどのように加療されたのか，また当時どのように認識されていたのかを明らかにしようとする．

一般に歴史研究とは，当時の文献や記録物，および専門家が研究中の時代や病気を考慮した書物を分析することである．新聞や公文書も有効な情報となる．一次資料は，最も優れたデータとそれを書いた人による評価を提供する(Fitzpatrick, 1993)．書かれたものはその作者の影響を受けているとはいえ，一次資料は，解釈というプロセスを経てはいない．研究者は過去と現在を比較することがよくあるが，看護学では，過去を研究して得た洞察を活用することは有用である．

個人的構成概念\*についての心理学や，レパートリーテストの技法は，質的研究の方法とみなされることがある．心理学者のKelly\*はこの方法の創始者であり，また発展もさせた(Kelly, 1955, 1986)．ここでは，「人間は科学者である」という考え方が強調される．すなわち個々人は，自分の行動に意味を与え，

\*historical research

\*repertory test
個人的構成概念を利用してその人の世界での重要な人物を調べ，それにより心理的な不快やストレスの実際，あるいは潜在的な原因を明らかにする技法．Kellyが開発した．

\*personal constructs
各人が適切に機能させるために発達させ，世界を意味づけるために利用する，世界とそこに住む人々に関する独自の観念の集合．

\*Kelly G.
ケリー G.
(1905〜1967)
米国の心理学者．

臨床心理学の認知的人格論を提唱。

世界を理解する．これをもとに，何が起きる，または起こらないと予測を立てるというのである．類似と相違という観点から構成概念の枠組みをつくることで，人はそれぞれ異なっているとKellyは論じている．この方法は特に看護教育や精神看護学，臨床心理学の分野で用いられている（Rawlinson, 1995；Banister et al., 1994）．

## 結論

　この章ではケーススタディなどのいくつかの質的研究の概略を述べ，それが質的研究，量的研究の両方で用いられること，また，看護研究者がよく用いることを述べた．会話分析および談話分析はこの分野ではあまり用いられない．歴史研究のアプローチと個人的構成概念の手法は，実証主義アプローチとして用いられることが多く，質的研究としてはあまり用いられない．

〔文献〕

### フェミニスト研究

Harding, S. (ed.) (1987) Introduction. In *Feminism and Methodology*, pp. 1–14. Bloomington, Indiana Press.

Lennon, K. & Whitford, M. (1994) Introduction. In *Knowing the Difference: Feminist Perspectives in Epistemology* (eds K. Lennon & M. Whitford), pp. 1–9. London, Routledge.

Millett, K. (1969) *Sexual Politics*. London, Abacus.

Mitchell, J. (1971) *Women's Estate*. Harmondsworth, Penguin.

Oakley, A. (1972) *Sex, Gender and Society*. London, Temple Smith.

Oakley, A. (2000) *Experiments in Knowing: Gender and Method in the Social Sciences*. Cambridge, Polity Press.

Oleson, V. (2000) Feminisms and qualitative research at and into the millennium. In *Handbook of Qualitative Research* (eds N.K. Denzin and Y.S. Lincoln), 2nd edn, pp. 215–55. Thousand Oaks, Sage.

Stanley, L. & Wise, S. (1993) *Breaking Out Again*. London, Routledge.

Travers, M. (2001) *Qualitative Research through Case Studies*. London, Sage.

Webb, C. (1984) Feminist methodology in nursing research. *Journal of Advanced Nursing*, 9, 249–56.

Westkott, M. (1990) Feminist criticism of the social sciences. In *Feminist Research Methods: Exemplary Readings in the Social Sciences* (ed. J.M. Nielsen), pp. 58–68. London, Westview Press.

### ケーススタディ

Kent, J. (1992) An evaluation of pre-registration midwifery education in England. *Midwifery*, 8, 69–75.

Meier, P. & Pugh, E.J. (1986) The case study: a viable approach to clinical research. *Research in Nursing and Health*, 9, 195–202.

Merriam, S.J. (1988) *Case Study Research in Education*. San Francisco, Jossey-Bass.

Platt, J. (1988) What can case studies do? *Studies in Qualitative Methodology*, 1, 2–23.

Stake, R.E. (1995) *The Art of Case Study Research*. Thousand Oaks, Sage.

Stake, R.E. (2000) Case studies. In *The Handbook of Qualitative Research* (eds N.K. Denzin & Y.S. Lincoln), pp. 435–54. Thousand Oaks, Sage.

Travers, M. (2001) *Qualitative Research through Case Studies*. London, Sage.
Webb, C. (1989) Action research: philosophy, methods and personal experiences. *Journal of Advanced Nursing*, **14**, 403–10.
1) Whyte, W.F. (1943) *Street Corner Society: The Social Structure of an Italian Slum*. Chicago, University of Chicago Press.
Yin, R.K. (1993) *Applications of Case Study Research*. Newbury Park, Sage.
2) Yin, R.K. (1994) *Case Study Research*, 2nd edn. Thousand Oaks, Sage.

### クリティカル・インシデント・テクニック

Cormack, D.F.S. (2000) The critical incident technique. In *The Research Process in Nursing* (ed. D. Cormack), 4th edn, pp. 327–35. Oxford, Blackwell Science.
Flanagan, J. (1954) The critical incident technique. *Psychological Bulletin*, **51**, 327–58.
Kemppainen, J.K. (2000) The critical incident technique and nursing care quality research. *Journal of Advanced Nursing*, **32** (5) 1264–71.
Woolsey, L. (1986) The critical incident technique: an innovative qualitative method of research. *Canadian Journal of Counselling*, **20** (2) 242–54.

### 会話分析

Antaki, C. (ed.) (1988) *Analysing Everyday Explanation: A Casebook of Methods*. London, Sage.
Beck, C.S. & Ragan, S.L. (1992) Negotiating interpersonal and medical talk. *Journal of Language and Social Psychology*, **11**, 47–61.
Bergstrom, L., Roberts, J., Skillman, L. & Seidel, J. (1992) You'll feel me touching you, sweetie: vaginal examination during the second stage of labour. *Birth*, **19**, 11–18.
Button, G. & Lee, J.R.E. (eds) (1987) *Talk and Social Organisation*. Clevedon, Multilingual Matters.
Couchman, W. (1995) Personal communication.
Goodwin, C. & Heritage, J. (1990) Conversation analysis. *Annual Review of Anthropology*, **19**, 283–307.
Heritage, J. (1988) Explanations as accounts: a conversation analytic perspective. In *Analysing Everyday Explanation: A Casebook of Methods*, pp. 127–44. London, Sage.
Leudar, I. & Antaki, C. (1988) Completion and dynamics in explanation seeking. In *Analysing Everyday Explanation: A Casebook of Methods*, pp. 145–55. London, Sage.
Mallett, J. (1990) Communication between nurses and post-anaesthetic patients. *Intensive Care Nursing*, **6**, 45–53.
Nofsinger, R.E. (1991) *Everyday Conversation*. Newbury Park, Sage.
Nunan, D. (1993) *Discourse Analysis*. London, Penguin English.
Sharrock, W. & Anderson, R. (1987) Work flow in a paediatric clinic. In *Talk and Social Organisation* (eds G. Button & J.R.E. Lee). Clevedon, Multilingual Matters.
Silverman, D. (2001) *Interpreting Qualitative Data: Methods for Analysing Talk, Text and Interaction*, 3rd edn. London, Sage.
Turner, R. (ed.) (1974) *Ethnomethodology*. Harmondsworth, Penguin Books.
Weijts, W., Houtkoop, H. & Mullen, P. (1993) Talking delicacy: Speaking about sexuality

### 談話分析

Banister, P., Bruman, E., Parker, I., Taylor, M. & Tindall, C. (1994) *Qualitative Methods in Psychology: A Research Guide*, pp. 92–107. Buckingham, Open University.
Gill, R. (1996) Discourse analysis: practical implementation. In *Handbook of Qualitative Research in Psychology and the Social Sciences* (ed. J.T.A. Richardson), pp. 141–56. Leicester, BPS Books.

Gill, R. (2000) Discourse analysis. In *Qualitative Researching: with Text, Image and Sound* (eds M.W. Bauer & G. Gaskell), pp. 172–90. London, Sage.

McHoul, A. & Grace, W. (1995) *A Foucault Primer: Discourse, Power and the Subject*. London, UCL Press.

Nunan, D. (1993) *Discourse Analysis*. London, Penguin English.

Potter, J. (1996a) *Representing Reality: Discourse, Rhetoric, and Social Construction*. London, Sage.

Potter, J. (1996b) Discourse analysis and constructionist approaches: theoretical background. In *Handbook of Qualitative Research in Psychology and the Social Sciences* (ed. J.T.A. Richardson), pp. 125–40. Leicester, BPS Books.

Potter, J. (1997) Discourse analysis as a way of analysing naturally occurring talk. In *Qualitative Research: Theory, Method and Practice* (ed. D. Silverman), pp. 144–60. London, Sage.

Potter, J. & Wetherell, M. (1987) *Discourse and Social Psychology: Beyond Attitudes and Behaviour*. London, Sage.

Silverman, D. (ed.) (2001) *Interpreting Qualitative Data: Methods for Analysing Talk, Text and Interaction*, 3rd edn. London, Sage.

Van Dijk, T.A. (ed.) (1985) *Discourse and Communication: New Approaches to the Analysis of Mass Media Discourse and Communication*. Berlin, Walter de Gruyter.

Wetherell, M., Taylor, S., Yates, S.J. (eds) (2001) *Discourse as Data: A Guide for Analysis*. Milton Keynes, The Open University.

## その他の研究方法

Banister, P., Bruman, E., Parker, I., Taylor, M. & Tindall, C. (1994) *Qualitative Methods in Psychology: A Research Guide*, pp. 92–107. Buckingham, Open University.

Beail, N. (ed.) (1985) *Repertory Grid Technique and Personal Constructs: Applications in Clinical and Educational Settings*. Buckingham, Croom Helm.

Fitzpatrick, M.L. (1993) Historical research: the method. In *Nursing Research: A Qualitative Perspective* (eds P. Munhall & C. Boyd), pp. 359–71. New York, National League for Nursing Press.

Kelly, G. (1955) *A Theory of Personality: The Psychology of Personal Constructs* (2 Vols). New York, Norton.

Kelly, G. (1986) *A Brief Introduction into Personal Construct Theory*. London, Centre for Personal Construct Theory.

Rawlinson, J.W. (1995) Some reflections on the use of repertory grid technique in studies of nurses and social workers. *Journal of Advanced Nursing*, **21**, 334–9.

文献中，番号を付したものには下記の邦訳がある．
1) 奥田道大，ほか(訳)：ストリート・コーナー・ソサエティ，有斐閣，2000
2) 近藤公彦(訳)：ケース・スタディの方法，マーケティング名著翻訳シリーズ，第2版，千倉書房，1996

# 第4部

# データ分析とまとめ

第15章
データ分析：手順，実施，
コンピュータの活用 ———— 230

第16章
真実性と質を確保すること ———— 246

第17章
質的研究を書き上げる ———— 262

# 第15章
# データ分析：手順，実施，コンピュータの活用

## データ分析の特徴とプロセス

　　　　　各アプローチについて各章で論じられてきたように，質的研究におけるデータ分析は直線的なプロセスではない．またすべての質的研究がデータ分析に同じ方法をとるとは限らない．確かに，グラウンデッド・セオリーや現象学では，データ分析における明確な手法がある．データをまとめ，描写し，かつ(あるいは)解釈することは，質的研究のデータ分析の多くのタイプに共通している．しかし，これらの分析手順の方法は柔軟で創造的である．参加者によって生み出されるデータに直接的な起源をもつストーリーである限り，分析に固定した規則はない．しかし，分析には特徴的な種々の方法がある．

*iterative activity　　データ分析は複雑で時間がかかり，くり返しを必要とする活動*である．研究者はこのことを覚えておいて，時間を適切に区切り，割りあてる必要がある．看護職者は，適切なデータ分析を行っていると，研究の終盤になってしばしば時間が足りなくなる．なぜなら看護職者らは，データは複雑で，分析に長い時間がかかると予期していないからである．質的研究においては，「くり返す」という特徴によっても，より時間をかけてしまうことになる．

　　　分析を始める前にデータ収集を完成する量的調査におけるデータ分析と異なり，質的研究者は，通常，データ収集と分析を同時に行うということを覚えておくことは重要である．確かに，グラウンデッド・セオリーにおいては，データ収集と分析は相互に影響する(第10章参照)．データを録音し，文章に起こすときでさえ，研究者はデータを振り返り，そうして早い段階から分析のプロセスを始める．

　　　分析のプロセスはほとんどの方法に共通して，ある段階を踏んでいく．
- インタビューを文章に起こし，フィールド記録を整理する
- データを系統立て，整理する
- 集めた素材をくり返し聞き，くり返し読む

ほかの段階は，質的研究者がとったアプローチ方法による．
- コード化しカテゴリー化する(これは解釈的方法に特有である)
- テーマを創出する

第15章 データ分析：手順，実施，コンピュータの活用　231

- 文化的なグループを説明する（これは記述民族学に特有である）
- 現象を説明する（これは現象学に特有である）

　Silverman（2001）は，特に面接データの状態について警告をくり返している．これはデータ分析のプロセスを始める前に考慮しなければいけないことである．これらのデータは未加工のままであることはめったになく，面接者の頭を通して加工処理されているのである．また，文脈を通してみられるにすぎない．観察においてもフィールド記録が環境，たとえばある人々がいるかいないかといったものや，作業気候やそのほかの要因が相互作用をいかに形成しているかなどを常に示すというわけではない．

## 文章に書き起こすことと分類すること

　十分で豊かなデータは，すべての面接を一字一句変えずに書き起こすことから得ることができる．もし可能であれば，学生には自分でテープを逐語録にすることを勧める．なぜなら，こうすれば学生は自分のデータにひたることができ，重要な問題を感じ取るからである．逐語録にすることは時間を要する．1時間の面接テープを記録に起こすのに4時間から6時間かかる．録音テープを聞きながらキーボードを打つのに慣れていない人はもっと長くかかる．逐語録に起こすことはイライラがつのる作業で，研究者は時間不足を感じる．専用の機械であるトランスクライバー*を使うタイピストならもっと早くできるだろうが，これは費用がかかる．一方，逐語録の作成は，研究者が聞き，分析する時間をもたらすともいえる．時間をかけるかどうかの決定はその研究者次第である．もちろん，書き起こす人が部外者であっても，データに関することは秘密にするよう注意をうながすべきである．

*transcribing machine

　研究者がデータのなかに重要な問題を発見するようになるには，最初の面接やフィールド記録は十分に記録に書き起こされなければならない．研究の初心者は，面接内容すべてを逐語録にしたほうがよい．一方，より経験を積んだ研究者はどのような逐語録にするか選択し，発展している理論的考え方に関連していることを書き記すようにしてもよい．面接やフィールド記録は，時間があるなら研究者自身ですべて逐語録とするほうが，どのような場合でもよりよいといえる．研究者が，面接の録音に失敗した場合，重要な論点を見落とすという危険がある．重要な論点は，テープを聞いたり逐語録を検討したりして熟考したうえで明らかになるからである．最初のシートには面接の日付，場所，時間を記入して，さらにページには番号をふり，情報提供者のコード番号や仮名*や重要な略歴に関するデータ（誰であるかが明らかにならないように）もつけておく．多くの研究者は，分析中すぐにデータをみつけられるように，面接の逐語録の各行に番号をふっている．分析やメモを書いたり，コメントを入れたりするために，ページの右か左を空白にしておくと便利である．

*pseudonym
用語解説参照.

　逐語録は少なくとも3部（通常はもっと多く）コピーをとっておくべきである．また，紛失したり破損したりした場合に備えて，コメントを入れていない

コピー1部を安全な場所に鍵をかけて保管しておこう．

## ノートに記録すること

　面接の間，テープレコーダーを使い，かつノートをとる研究者もいる．それによって，参加者の顔の表情，ジェスチャー，および面接者の反応とコメントを記録することができる．ノートをとることで参加者はとまどうかもしれない．ノートをとることは，テープ録音が不可能なときや，面接を受ける人が録音を望まないときのみにしたほうがいいと私たちは考えている．

　参加者が録音に同意しないときや録音が不適切と思われるとき，たとえば，とても微妙な状況のときには通常，面接する人は面接の間中ノートに記録をとる．このノートはできる限り正確に参加者の言葉を写していくようにする．面接で語られる言葉を断片的にしか書きとめられないときには，最も重要な言葉や語句を選び，残りのことは要約しておくが，これは意味をゆがませるかもしれない．Patton(1990)は，ノートをつける間，引用符を使う習慣をつけることを勧めている．研究者は，情報提供者からの直接的な引用にのみ引用符を使うべきである．Pattonは，研究者は自身の考えと情報提供者の言葉を区別する仕組みを取り入れるよう忠告している．逐語録を読んだり，メモ*を書いたりするとき，研究者は一連の簡潔な引用を集めるべきであり，その引用は，研究における参加者の考え，現象を代表するものである．

*memo
第10章および用語解説 memoing 参照．

　もう1つの記録の方法として，面接が終わった後にノートをつけることがある．これは面接終了後，できる限り早くなされなければならない．情報提供者の雰囲気，行動，言葉と，研究者にそのときに起こった考えをとらえるためである．これは，参加者の目の前では行わないほうがよい．

　テープを聞く過程で研究者はデータに敏感になり，研究者のなかのあいまいさや問題が明らかになる．このとき，わき上がってくる理論的な考えや別の考えをフィールド日誌に書きとめるとよい．

## 分析的メモを書くこと

　分析の過程の間，分析的メモや研究ノートを書く．これはデータについての思いつきや考え，特定の方法の場合ではグループ化の理由なども含む．研究者はときどき，こういった考えを示すために図を書く．これらの図は報告のなかに直接取り入れることができ，方法や決定のためのあしあと*を論議できる．研究者は，メモのなかで概念を発展させるかもしれないし，データについて分析的疑問をもつかもしれない．あるいは，データに直接的に関連する文献から考えを練り上げるかもしれない．メモを保存するにはいろいろな方法がある．フィールド日誌や日記，コンピュータである．これは「ジグザグに進む」，つまりデータと理論的考え，コードとテーマの間を行きつ戻りつするのを助ける．これを「くり返し*」とよぶ．

*decision trail
第16章参照．

*iteration
反復法とも訳す．用語解説参照．

　現象学者は，コード化したり，カテゴリー化したりしない．全体論，すなわ

ち形態\*として，現象の本質をつかむことを望むためである．コード化によりデータを分解することで，現象の全体論的観点を失うかもしれないし，データに含まれる考えを細分化してしまうもしれない（現象学的分析は第11章で論じている）．

\*Gestalt
ゲシュタルト．
第11章参照．

## データを整理し，系統立てること

\*narrative
用語解説および第13章参照．

　Bryman（2001）は，質的研究者はナラティブ\*，フィールド記録，文書からなる大量のデータをつくり出しているが，そのなかに研究中に書く，現象についてのいろいろなメモも含まれることを研究者に示唆している．研究に関連する文献をデータとして使うことさえある．

　系統立て管理することを通して，研究者は構造を導き，手におえないほどの大量のデータを整理する．これは，最後の検索や最終的な分析を助ける．すべての逐語録やフィールド記録，そのほかのデータには，時間，場所，特別な意見といった詳細を添付しておく必要がある．分析のための長い過程の間に個人名が特定されないようにするために，参加者名の代わりに仮名や番号を使う．データが研究者以外の人の手に渡る可能性もあるからである．すべてを記録し，ダブルチェックし，記号化しておかなければならない．それから資料類は後で検索するために，適切なファイルに保管されなければいけない．

　研究の当初から，看護職者はつくり上げた資料のなかから，意味のある考えやテーマを認識している．テープを聞き，逐語録やほかの書類を読み，視覚的データを見るなかで，共通のテーマやパターンが引き出され，具体的に示されていく．

　Borkan（1999）は，分析の最初のプロセスを論じ，研究者が自分たちのアプローチによって選ぶことのできる2つの方略，つまりデータの広がりをもつ試み\*と深みを得る試み\*と名づけられたものを説明している．

\*horizontal passes
\*vertical passes

　広がりをもつ試みとは，以下を述べている．
- データを読み，テーマや感情や驚きをみつめ，その光景全体を描くこと
- これらのテーマを支持する根拠をみつけるために，データを十分，徹底的に読むこと
- 見落としたかもしれない要素をみつけるために，再度読むこと
- それ以外の意味がないか探ること
- 不一致同士を結びつけて考えてみること

　深みをもつ試みとは以下を含んでいる．
- データの一部分に集中し，次に移る前に分析する
- その部分のデータをよく考え，再検討する
- 洞察を求め，データ収集プロセスにフィードバックする

　広がりをもつ試みは深みを得る試みよりも全体的である．しかし，研究者は自分が採用した方法により分析するだけでなく，さまざまな個人的なスタイルももっている．それは，データをみるさまざまな方法を必要とするものである．

# 分析のスタイル

　研究におけるそれぞれのアプローチは，異なったタイプのデータ分析を行う．1つのアプローチのなかにさえ，研究者はいろいろな分析を採用する．たとえば，現象学者はいろいろな分析的スタイルを使う（たとえば，看護学においてはVan Kaam[1959]，Colaizzi[1978]，Giorgi[1985]，Diekelman et al.,[1989]）．それらは皆，傾聴し，全体的視野でみる段階を含んでいるが，データを意味のあるまとまりに分けていくこともする．Dahlbergら(2001)は，逐語録の各部分が意味を分析され，原文全体と，部分の理解全体に関連づけられて理解されるべきであるといっている．

　Moustakas(1994)は，分析のスタイルを修正し，研究者が行う以下の段階を考え出している．
- 各逐語録を熟考し，意味のある陳述を探す
- 関係のある陳述すべてを記録する
- それらの陳述，すなわち，不変の構成要素や意味のまとまりを反復・重複しないでリストアップし，統合する
- これらをテーマに関係づけるようにする
- データから引用された逐語録を含み，参加者によって語られた経験について，逐語どおりの記述にそのテーマを統合する
- このことと彼ら自身の経験を熟考する
- 経験の本質と意味についての記述を構成する

　現象学における分析的手順は第11章で詳細に論じている．

## コード化し，カテゴリー化すること

　コード化は，分析の初期の段階になされる．Punch(1998：204)によれば，コードは，「データの部分に対して与えられたつけ札であり，名前であり，ラベルである」．コード化は，カテゴリーやテーマや主な構成概念*（特定の研究方法の用語による名称）の開発に進む．コード化はデータを扱いやすい部分に分けていく．

*construct
用語解説参照．

　行ごとのコード化*は，参加者と研究者が大切であると考えている情報を明らかにする．最初のコード化において，多くの研究者は参加者が用いた言葉や成句を選び抜く．これをインヴィヴォ・コード*とよぶ．このタイプのコード化は，研究者がデータに対して枠組みや考えを押しつけないようにする．なぜなら，参加者の言葉からコード化が始められるためである．

*line-by-line coding

*in vivo code
用語解説参照．

> **インヴィヴォ・コード化の例**
> 　逐語録のなかに，「医者からあなたはがんですといわれたとき，本当にショックだった」という文章が入っていたとしよう．インヴィヴォ・コードでは次のようになる，「がんを告げられたとき，ショックだった」．もちろん，後の段階では，

> 研究者の言葉によって精製されなければならない．しかし，それでも参加者の見方からみなければならない．それは，「診断時のショック」となるかもしれない．

　はじめに，行ごとのコード化とインヴィヴォ・コード化は有用であるが，面接の逐語録すべてや一連のフィールド記録すべてについて行うことは難しい．しかし，研究者がコード化に慣れるまでは，このコード化は，研究者が最初にデータのなかに重要な考えを見きわめやすくする．

*initial coding
*open coding

　最初のコード化*やオープンコード化*は，データの特定の個所に名前をつける．そのコードはデータの単語であったり，表現であったり，ほかの固まりであったりする．研究者は膨大なコードからスタートし，それぞれが概念を表すように減らしていく．これらの概念は意味のまとまりである．いったん，単純なコード化が完成すると，研究者は同じ現象につながる同じような意味をもつコードを集めてグループ化していく．もし違う用語が同じ概念にあてはまるとしたら，1番いいラベルをその概念の名前として使う．行ごと，あるいは文章ごとのコード化よりむしろ，段落ごとにコード化する研究者が多い．資料中に意味のある陳述を探す者もいる．

　コード化とカテゴリー化にはいくつかの問題がある．その1つは，全体的な観点，あるいは現象の形態（ゲシュタルト）を得ることは現象学者にとっての目的であるのだが，これを失うことになってしまう（Todres, 2002）．Silverman（2000）によると，その情報がコードやカテゴリーに合わないからといって，重要な情報を失ってしまうことがある．それゆえ，矛盾した考え，代替の考えを探すことが重要になるのである．

　異なったデータ源，たとえば，観察，面接，文書からデータを分析するとき，研究者は類似したもの，異なったものを探す．概念的に関連するすべての素材は，後でカテゴリー化されるためにグループ化される．実際，データを切り分け，頁をつけた紙に貼りつけ，リングバインダーに綴じた後，ファイルのなかに保管する研究者もいる．関係ある素材であることがはっきりわかるように，色鉛筆やカラーペンを使う研究者もいる．

　もちろん，コンピュータを使えばそのプロセスをより早く進めることができる．データ分析のためのソフトを使わないときでさえもそうである．しかしながら，質的研究においてコンピュータを使うことの是非に関する議論がある（本章の，コンピュータが補助する分析の項を参照）．

## 推論の飛躍と「時期尚早の終結」

*inferential leap

　研究者は，データ分析の過程の一部として，「推論の飛躍*」をしていないか点検を加えるべきである．私たちは研究指導を行う立場になって間もない頃，学生がデータからあまりにも性急に結論を推論してしまうことを知った．急いでデータの意味をとり，関係図をつくり上げようとして，学生は，推論の飛躍をためらいもなく行う．看護研究者は研究の背景として，前もって学び，発見した概念や枠組みを思い出し，これにデータをあてはめようとするようである．

研究者は推論上の飛躍が起こらないように，絶えずデータに戻り，点検し，確かめなければならない．これは，質的研究における問題の1つである，時期尚早の終結\*(Glaser, 1978)に対する警告と深いつながりがある．初心の研究者ではしばしば，研究プロセスの早い時期にテーマやカテゴリーを決める．特にグラウンデッド・セオリーでは，いったん研究者がいくつかの理論上の考えを生み出すとその後は気が抜けてしまい，研究中の現象を十分説明できるまでに至ったと決め込んでしまう危険がある．その調査データは十分でないこともあるし，新しい考えを生み出す心がとざされたりする．Morse(1994)は，時期尚早の終結は不十分な理論を導いてしまうと主張している．

\*premature closure
用語解説参照．

## 分析のプロセスと解釈の協働

すべてのタイプの質的研究のデータ分析において，研究者ができるだけデータに肉薄し，研究中の現象に関連するすべてのことを調べることは重要である．

完成された研究は，単に参加者の経験を説明したものではない．研究の最終産物は，参加者と研究者が協働して努力したことによるものだということを覚えておくことが重要である．一方，観察された者やインタビューを受けた者は，消極的な参加者というよりは，むしろ自分たちの世界を積極的に代弁する人であり，自分たちの社会現実を構築する人である．また，研究者と参加者は一緒に意味も構築する．最終的には，研究の読み手も，意味を構築するのにかかわることになる．

## 質的研究データをコンピュータを使って分析する

主に1980年代から，コンピュータは質的データの分析に使用されてきた．アプローチのタイプによって，質的データの分析のプログラムは異なる．コンピュータは役に立ち，質的研究のプロセスの煩わしさを軽減できる．手作業による膨大な量のデータ処理では，特定の考えや言葉，出来事，事件を探すのに時間をとられて，退屈で疲れるものになってしまう．GlesneとPeshkin(1992：145)はコンピュータを「質的研究の機械的または事務的な作業を行うための道具」とよんでいる．かつて，質的研究の分析の仕方は，小さな紙を切ってつくり，並べ替え，貼りつけることが大部分であった．つまり研究者は，大量に切った紙や多くの箱と封筒，あるいは手の込んだカードシステムに頼ってきたのである．コンピュータは，このすべてを変えてきた．

コンピュータによる質的データの分析ソフトウェア\*がいくつか出てきた(CAQDAS)．最もよく知られているものとしては，NUDIST(Non-numerical Unstructured Data Indexing, Searching and Theorising：非数字的非構造化データインデックス——検索と理論化)，Ethnograph, ATLAS.ti や Hyper Research がある(さまざまなプログラムの最良の用途のためのリストおよび助言については Fieldig & Lee[1998]参照)．Ethnograph は最も古くにつくられ

\*海外の分析ソフトウェアはいくつかあるが，日本語化され販売されているものはない．思考支援型ソフトウェアとして図解マスター(株式会社ジャストシステム)，

たパッケージの1つであり，NUDISTは最も広く使われているものの1つである（おそらくその名前にもよると思うが）．それらのパッケージはわずかながら異なった機能がある．Holland(2001)は，ATLAS.tiは学びやすく単純な研究プロジェクトで使いやすく，QSR NUDISTは複雑な研究に適したツールだが，学ぶのは難しいと述べている．

1980年代のはじめ，Qualitative Sociology誌(1984, 7[1]2)が質的研究におけるコンピュータ使用についての特集号を発行したとき，新しいアイデアやパッケージが開発された．プログラムのなかにはほかのプログラムより複雑なものもあった．各製作者の選択による，独自の技術的な特徴があった．こういったソフトウェアを使おうとする研究者にとって，そのソフトウェアに慣れるということが重要である．

特定のプログラムについて更なる情報や詳細を知りたい場合は，次のテキストを参照するとよい．Tesch(1990)，Dey(1993)，WeitzmanとMiles(1994)，Kelle(1995, 1997)，FieldingとLee(1991, 1998)によるテキスト，CAQDASを強く推奨し，NUDISTパッケージを開発したRichardsとRichardsの書いたテキストである．これらの本のなかで，プログラムや連絡先もみつけることができる．初心者にとっては，Bryman(2001)やFetterman(1998)の関連のある章の考察が便利だろう．

## コンピュータを使う理由

Tesch(1993)は，かつて手作業で行われていたが現在はコンピュータでできるさまざまな作業をリストアップしているが，私たちはそのうち最も重要と思われるいくつかの点をあげる．
- 文書の保存とよび出し
- データの単語や語句，区分を探し出す
- 命名，ラベルづけ
- 並べかえと体系化
- データ単位の見きわめ
- 図の準備
- 引用文の抽出

### 文書の保存とよび出し

面接の逐語録やフィールド記録，日記といった素データの保存とよび出しは，質的研究において最もよく利用されるコンピュータの機能である．データは簡単に利用できる．たとえば，面接の逐語録やフィールド記録は別々のファイルに保存でき，メモはカテゴリー別にそろえておくことができ，必要時によび出すことができる．研究者はそれらを整理しておくために，これらのファイルに必ずファイル名と日付をつけなければならない．

注意事項：ファイルはフロッピーディスクにコピーをとっておき，別の場所に安全に保管すること．

---

インスピレーションV.6（株式会社スリースカンパニー），STELLA/ithink（株式会社バーシティウェーブ）およびデータ収集整理型ソフトウェアとしてEndNote 9.0E（株式会社ユサコ）など．そのほか，カード型文書整理，ハイパーテキストなどを活用する．最近では，ATLAS.tiも日本語で使用可能になっている．

### データの単語や語句，区分を探し出す

研究者は，特定の単語や語句やそれらのある文脈をみつけたり，発生頻度を調べたりしようとするかもしれない．文や段落や特定のキーワードをよび出すことができる．こうすることで，情報提供者や研究者が特定の単語や概念に重要性を見いだしていることがわかる（しかし，それぞれの例を深く検証せずに例数に頼ることは危険である）．

### 命名，ラベルづけ

これらのラベルとは考えを定義するキーワードであり，データ内容の要約となりうるものである．カテゴリー化はここで始まり，このラベルづけに基づいている．カテゴリーは，データから生じた課題とデータの解釈の段階とに結びついた概念である．研究者は，データのそれぞれの部分や同じところに属する事例に適切なラベルをつける．分析が進んでラベルの名称を修正するときには，困難さは軽減している．データからカテゴリーをつくるのは，理論構築に向かう一段階である．

### 並べかえと体系化

データ部分や論題を，命名されたカテゴリーやデータにつけられたキーワードによって並べかえ，体系化することは，分析のプロセスのなかで保証されるべき手順の1つである．データを部分(bits[小片], chunks[大きい固まり], strips[一片]とよぶこともある)へと編成することは，別個の単位(これらは互いに重複していることもある)に分けることを意味する．特徴的なテーマやカテゴリーをもつデータ部分をすべてグループごとにまとめる．

### データ単位の見きわめ

研究者は，いくつかのカテゴリーに関連したデータの単位を見きわめ，それらの関係を見いだす．研究者は常にカテゴリー間の関連と構造をとらえるように努める．データをみている間，カテゴリー同士の関連は，特定のファイル内あるいは特定のファイル間から容易に発見できる．こうすることにより，作業仮説*，モデル，類型化が発展していく．もちろん，これらのプロセスはコンピュータが行うのではなく，研究者の理論的思考や意思決定に基づいてなされることで，機械はその補助をするのである．各命題を確かめることができる．たとえば，看護研究者はデータを吟味することで，女性が男性医師より女性医師のほうを選ぶことを推測するかもしれない．これは，カテゴリーやそれらの関連を検討すればすぐに確認することができる．

*working hypotheses

### 図の準備

図*によってテーマ間やカテゴリー間の関係を説明する．図に表すことで，ストーリーラインを明確にし，その意味を伝えやすくする．私たちの学生の多くは，関係やつながりを図に示すことで，自分の知見をはっきりさせている．

*diagram

### 引用文の抽出

引用文は，情報提供者の言葉やフィールド記録から抽出し，最終的な文章に挿入する．質的研究者は，研究を書き上げるときに，参加者からの引用文や，フィールド記録からの抜粋を用いる．このことは，考察がデータそのものに基づいているという証拠を示すために，データから引用するのである．引用文は，話をいきいきとおもしろくして，研究におけるストーリーラインを強調する．

## コンピュータにおける質的分析のアプローチ

Tesch(1991)は，質的なデータ分析に対して，以下に示す3つの主要なアプローチを記述している．しかし，これらのグループやそのサブグループは整合性がなく，レベルも不ぞろいで重複しており，現実を反映していないという．データの文章の内容とコミュニケーションのプロセスは，どちらも重要であるとみられている．

### 言語志向*

*language oriented

*ethnography
第9章参照．
*conversation analysis
第14章参照．
*discourse analysis
第14章参照．
*descriptive approach
*interpretive approach
*life history

言語志向タイプの分析は，主に言語やその意味に関心のある研究者に用いられる．たとえば，記述民族学*同様，会話分析*，談話分析*がある．これらのアプローチは，言葉や言語的相互作用に焦点をあてるだけでなく，人々が自分たちの世界を理解する方法にも焦点をあてている．

### 記述的アプローチ*／解釈的アプローチ*

これらは，ナラティブを扱い，感情や行為を記述する．例として，人生史*や，文化の記述と解釈をするタイプの記述民族学がある．研究者は研究参加者の話を吟味し，研究参加者が自らの経験をどのように意味づけているかを解釈して示す．

### 理論構築*

*theory building

理論構築において，研究者はパターンを発見し，考えの関連性を探して理論をつくり上げようとする．データに基づいた洞察から，一般化できる法則が現れる．これは，ほかのアプローチより説明力がある．グラウンデッド・セオリーは，このタイプの研究の代表例である．RichardsとRichards(1994)は，理論構築のプロセスは機械的には進まず，研究者の独創性を必要とすると強調している．

## 分析するうえでコンピュータを活用することの実用性

ほとんどの学生は，すでにデータの入力や保存にワープロやコンピュータのワープロソフトを使っている．ワープロを使わない少数派の人も，その技術を学ぶことは大切である．なぜならば，ワープロで修正したり，切ったり，貼り

つけたりして文書を変えていくことは，手書きやタイプライターで書き直すほど時間がかからないからである．ワープロを使用すると，文書をつくったり訂正したりできるので，研究者が面接内容を書き起こしフィールド記録を転記し研究報告書を書くのに役立つ．

多くの研究者は，質的データの分析のためにコンピュータの使い方を学びたいと考えているが，その実用度については，研究開始前に知っておかなければならない．コンピュータの有用性は，研究の期間や規模と同様，研究者のコンピュータに対する当初の知識によって異なってくる．私たちの学生のなかには，データ分析のためにコンピュータの使い方を学び始めたが，規定の時間内で学ぶことは難しいと感じた者もいた．

MilesとWeitzman(1994)はコンピュータ技術のレベルについて次のように述べている．レベル1のユーザーは，限られたコンピュータの知識しかもっていない．彼らは，文章の作成，切り取り，貼りつけの機能があるワープロを効率よく使う．研究期間が短い学生は，新しく複雑なコンピュータの操作法を学ぶより，すでにもっているコンピュータの知識を活用しながら手作業で分析を始めるようにアドバイスしたほうがいいと私たちは考えている．ほとんどの学部の学生は，研究にかかわる期間は9カ月から12カ月しかなく*，複雑なコンピュータのシステムをマスターするには短すぎる．むしろ，テープを聞き，データをまとめ，考えることに努力とエネルギーを注ぐほうがよい．これから何年間かを研究にかける博士課程の学生は，質的データの分析に有益なコンピュータ技術を十分に学べるであろう．彼らは将来，研究にそれらの知識を活用することになるだろう．コンピュータを利用するのに興味のあるレベル1の研究者には，使いやすいプログラムの使用を考えるよう，そして経験のある人の助けを得るようにとアドバイスする．

レベル2のユーザーは，さまざまなプログラムを扱うことができるので，自分たちの研究に適切なプログラムを選ぶのがよい．彼らが長期間の研究を計画しているなら，複雑なコンピュータシステムを選ぶことができる．MilesとWeitzman(1994)は，研究者に対して質的データ分析ソフトウェアの経験豊富なユーザーに相談するようにアドバイスしているが，質的研究でコンピュータを使うためのガイドラインやテキストでも，実際の操作法について詳しく述べたものがある．

レベル3の研究者は，コンピュータに興味と知識があるユーザーで，研究に必要なプログラムの専門的技術を速やかに獲得する．レベル4のコンピュータユーザー(自分のコンピュータから決して離れない人々)は，コンピュータの操作やコンピュータシステムについて専門的な知識と経験をもっている．彼らは，質的研究のプログラムソフトを苦もなく取り扱うであろう．看護研究者が，多くの対象者(質的研究の場合，たとえば40人程度のインタビューでも「多くの対象者」といえる)や長い時間を要する研究を行っていたなら，私たちは，分析のためにコンピュータプログラムを使うようアドバイスする．そのほうがデータを効率よく処理できるからである．

私たちにわかったことは，マニュアル本で質的研究に役立つコンピュータシ

*日本の看護学部学生の場合はもっと短い期間のことが多い．修士課程の学生でほぼ1年程度である．

ステムの使い方を学ぶことは難しいが，なかにはそれができる人もいるということである．マニュアル本に頼るより，熟達したユーザーに教えてもらうほうがたやすいが，経験を積んだユーザーは相当高度なため，初心者用の言葉を使って簡単な方法で使い方を説明できないかもしれないので注意が必要である．彼らはコンピュータに必要な言葉や技術を当然誰もがもっていると思っている．自分より少しだけ先の段階にいる教え手のほうがはるかによい．

　RussellとGregory(1993)の指摘によれば，研究者はデータ分析で，機械を操作する役割と概念を明らかにする役割の両方を行うのだという．研究者は，データの保存やよび出しのような機械を操作する活動だけでなく，グループ化，コード化，カテゴリー化のように概念を明らかにするという活動も行う．これら2つのタイプの活動はいつも互いに関連しているので，コンピュータを使うことは両方の活動に役立つ．

## コンピュータを使うことの利点

　研究者がコンピュータを使用するのは，かつて手作業で行っていたプロセスを容易にする道具とみているからである．コンピュータを使うことによって素早くデータを分析できるというのは誤った考え方である，なぜならば，使い方を学ぶには時間がかかるからである．しかし，いったん学べば研究者は時間を節約できるだろうし，編成したり，体系化したり，また計画を進めたりするのに役立つ．データをすぐにみることができるようになり，データの並べ替えやコード化に時間がかからなくなるだろう（しかし，これはすべてのアプローチがコード化やカテゴリー化を使うという意味であるが，もちろん，使わない場合もある）．

　コンピュータを使うことにより，切り取りや貼りつけは簡単になり，分析段階で多くの時間を考えることに費やすことができる．研究者は，フロッピーディスクやほかの場所にある別のコンピュータにデータのバックアップをとっておくことやいつも更新することを忘れてはならない．Webb(1999)は，CAQDASを使うことの利点を考えている．彼女は，コンピュータによる質的分析が，より体系的で客観的に分析できるのではないかと注目している．膨大な量のデータをより簡単に分析できる．Webbは，質的分析がすべてコンピュータに適しているわけではないと助言している．

　Tesch(1993)は，質的研究におけるコンピュータの導入によって分析のプロセスが完全に変化したのではなく，新しい道具によって分析プロセスが簡単に，柔軟にできるようになったと述べている．決定や判断は今までどおり研究者が行うが，検索，切り取り，貼りつけは機械が行う．コンピュータはカテゴリーを考案したり，データを解釈することはできないが，分析をより正確にわかりやすくできる．研究を始めるとき，コンピュータによる分析に慣れていない看護研究者は，長い研究時間以上に研究を延長することができないのなら，コンピュータによる分析を試みるべきではない．

## 問題と批判

　しかし，コンピュータを使うときに避けられない問題が出てくる．Seidel (1991：107)は，質的分析でコンピュータを使うことを支持する代表的人物の1人であるが，「分析の狂気」を警告している．コンピュータ技術の使用で適切な質的分析が妨げられるかもしれないと述べている．彼は多くの問題を論議している．研究者は必要以上にデータを集め，処理しようとするかもしれない．特に，研究者が過去にほとんど量的な方法を使っていたときにはそうである．データ量が多すぎると，研究者は最も興味深くて重要な考えを見いだせなくなるだろう．データに深い意味を見いだす代わりに，データの量に焦点をあてることで深さの欠如を取り繕おうとするからだ．研究者とデータの関係についても問題がある．分析者がデータを注意深く検証したり評価したりする必要性を感じなかったら，研究者とデータの関係は機械的になるだろう．あるコードやカテゴリーにおける例数は，簡単に数えられるために，たった1つの重要な事象よりも重要であるとしばしばみられる．綿密に吟味しないので，研究者は研究における現象の真の意味を理解しなくなる．これは，データを手作業で分析していたときにもときどき起こるが，コンピュータを使用したときにはその危険性がより大きくなる．

　コンピュータ技術は不必要なだけではなく，質的研究を機械的で柔軟性のないものにしてしまい，いきいきとした人間的な本質を変えてしまうと信じている研究者もいる．今日においてもこのように考える人がいる．たとえばBecker (1993)は，グラウンデッド・セオリーを使う研究者にコンピュータを使うことに警告を発している．彼女は，コンピュータがデータに対する感受性を弱め，意味を発見しにくくすると感じている．コンピュータは研究者をデータから遠ざけることになるかもしれない．感情移入や感受性が必要な看護研究において，コンピュータ使用が疑問視されている．

　研究者がデータから距離をおくことは，コンピュータの使用に関するもう1つの問題である．コンピュータ上のファイルや紙に印刷されたものの上でのかかわり合いは，機械によってコード化されたものであり，手作業によってコード化し，カテゴリー化するよりも自分のものとしてとらえにくくなるようである．Coffeyら(1996)は，柔軟性のない機械的な手順は研究者がデータに近づくのを遠ざけ，データに入り込むのを妨げるのではないかと示唆している．

　このような潜在的な問題があるにもかかわらず，多くの有名な質的研究者は，大規模な研究を行うときにコンピュータプログラムを使用する．Seidelは，記録物から文書をみつけたり検索したりしやすくするので研究者によく使用されているコンピュータソフトウェアEthnographの開発者である．

　コンピュータは，質的研究において広く受け入れられてきた．私たちの経験のなかでは，助成団体への申し込みがコンピュータパッケージによってなされるものもある＊．なぜならば，助成団体の委員が調査研究でコンピュータに慣れているからである．また，しばしば，質的研究の科学的価値について懸念し

＊日本でも助成団体への申請書のダウンロード，申込書の作成，登録等がインターネットで行われるようになってきた．

ているからである(もちろん，分析に用いるコンピュータは単に道具であり，コンピュータパッケージは，質的研究の科学的価値や質を確認したり否定するものではない．そして，コンピュータを使う研究者の考えや判断がよいとか悪いとかいうものではない)．データ管理においてコンピュータは大いに役立つ．なぜならば，「よい分析はそのデータの能率的な管理を必要とする」(Dey, 1993：74)からである．しかし，研究者がデータから距離をおかないようにすることは大事なことである．

　もちろん，分析においてコンピュータを使うことに対する個々の立場やニーズや技術によって，看護職者はデータ分析にコンピュータを使用するかどうかを選択する．

## 要約

　研究の問いや研究アプローチ方法によって，データを分析する多くのさまざまな方法がある．
- 多くのアプローチは基本から抽象化したレベルまでコーディングやカテゴリー化を用いる．また，全体的なアプローチや現象の記述に焦点をあてているものもある
- データ分析は，ほとんどのアプローチにおいて共通点があるが，固定化し規定してしまうことはない
- コンピュータはデータ分析において便利な道具である．特に修正したり，系統化したり，管理したりするときにおいてである．しかし，注意して使うべきである

〔文献〕

Barry, C.A. (1998) Choosing qualitative data analysis software. *Sociological Research Online*, **3** (3). http://www.socresonline.org.uk/socresonline/3/3.html

Becker, P.H. (1993) Common pitfalls in grounded theory research. *Qualitative Health Research*, **3** (2) 254–60.

Borkan, J. (1999) Immersion/crystallisation. In *Doing Qualitative Research* (eds B.F. Crabtree & W.L. Miller), 2nd edn, pp. 179–94. Thousand Oaks, Sage.

Bryman, A. (2001) *Social Research Methods*. Oxford, Oxford University Press.

Coffey, A., Holbrook, B. & Atkinson, P. (1996) Qualitative data analysis: technologies and representations. *Sociological Research Online*, **1** (1). http://www.socresonline.org.uk/sorcresonline/1/1/4.hmtl

Colaizzi, P. (1978) Psychological research as a phenomenologist views it. In *Existential Phenomenological Alternatives for Psychology* (eds R. Vallé & M. King), pp. 48–71. New York, Oxford University Press.

Dahlberg, K., Drew, N. & Nyström, M. (2001) *Reflective Lifeworld Research*. Lund, Studentlitteratur.

Dey, I. (1993) *Qualitative Data Analysis*. London, Routledge.

Diekelman, N.L., Allen, D. & Tanner, C. (1989) *The NLN Criteria of Appraisal of Baccalaureate Programs: A critical hermeneutic analysis*. New York, National League for Nursing Press.

Fetterman, D.M. (1998) *Ethnography: Step by Step*, 2nd edn. Thousand Oaks, Sage.

Fielding, N.G. & Lee, R.M. (eds) (1991) *Using Computers in Qualitative Research*. London, Sage.

Fielding, N. & Lee, R. (1998) *Computer Analysis and Qualitative Research*. London, Sage.

Giorgi, A. (ed.) (1985) *Phenomenology and Psychological Research*. Pittsburgh, Duquesne University Press.

Glaser, B.G. (1978) *Theoretical Sensitivity*. Mill Valley, CA, Sociology Press.

Glesne, C. & Peshkin, A. (1992) *Becoming Qualitative Researchers: An Introduction*. New York, Longman.

Holland, M. (2001) Computer aided qualitative analysis software (CAQDAS) In *Qualitative Research in Public Relations and Marketing Communications* (eds C. Daymon & I. Holloway). London, Routledge.

Kelle, U. (ed.) (1995) *Computer-Aided Qualitative Data Analysis: Theory, Methods and Practice*. London, Sage.

Kelle, U. (1997) Theory building in qualitative research and computer management for the management of textual data. *Sociological Research Online*, **2** (2). http://www.socresonline.org.uk/socresonline/2/2.html

Lee, R.M. & Fielding, N.G. (1991) Computing for qualitative research: options, problems and potential. In *Using Computers in Qualitative Research* (eds N.G. Fielding & R.M. Lee), pp. 1–13. London, Sage.

Miles, M.B. & Weitzman, E.A. (eds) (1994) Choosing computer programs for qualitative data analysis. In *Qualitative Data Analysis* (eds M.B. Miles & A.M. Huberman), 2nd edn, pp. 311–30. Thousand Oaks, Sage.

Morse, J. (1994) 'Emerging from the data': The cognitive processes of analysis in qualitative inquiry. In *Critical Issues in Qualitative Research Methods* (ed. J.M. Morse), pp. 23–43. Thousand Oaks, Sage.

Moustakas, C. (1994) *Phenomenological Research Methods*. Thousand Oaks, Sage.

Patton, M. (1990) *Qualitative Evaluation and Research Methods*. Newbury Park, Sage.

1) Punch, K.F. (1998) *Introduction to Social Research: Qualitative and Quantitative Approaches*. London, Sage.

Richards, T.J. & Richards, L. (1994) Using computers in qualitative research. In *Handbook for Qualitative Research* (eds N.K. Denzin & Y.S. Lincoln), pp. 445–62. Thousand Oaks, Sage.

Russell, C.K. and Gregory, D.M. (1993) Issues for consideration when choosing a qualitative data management system. *Journal of Advanced Nursing*, **18**, 1806–16.

Seidel, J. (1991) Method and madness in the application of computer technology to qualitative data analysis. In *Using Computers in Qualitative Research* (eds N.G. Fielding & R.M. Lee), pp. 107–18. London, Sage.

Silverman, D. (2000) *Doing Qualitative Research: A Practical Handbook*. London, Sage.

Silverman, D. (2001) *Interpreting Qualitative Data: Methods for Analysing Talk, Text and Interaction*, 3rd edn. London, Sage.

Tesch, R. (1990) *Qualitative Research: Analysis Types and Software Tools*. London, Falmer Press.

Tesch, R. (1991) Software for qualitative researchers. In *Using Computers in Qualitative Research* (eds N.G. Fielding & R.M. Lee), pp. 16–37. London, Sage.

Tesch, R. (1993) Personal computers in qualitative research. In *Ethnography and Qualitative Design in Educational Research* (eds M.D. LeCompte & J. Preissle with R. Tesch), 2nd edn, pp. 279–314. Chicago, Academic Press.

Todres, L. (2002) Personal communication.

Van Kaam, A. (1959) A phenomenological analysis exemplified by the feeling of being understood. *Individual Psychology*, **15**, 66–72.

Webb, C. (1999) Analysing qualitative data: computerised and other approaches. *Journal of Advanced Nursing*, **29** (2) 323–30.

Weitzman, E.A. & Miles, M.B. (1994) *Computer Aided Qualitative Data Analysis: A Review of Selected Software*. New York, Center for Policy Research.

文献中，番号を付したものには下記の邦訳がある．
1) 川合隆男(訳)：社会調査入門―量的調査と質的調査の活用，慶応義塾大学出版会，2005

# 第16章
# 真実性と質を確保すること

## 真の価値

　当然のことであるが，あらゆる研究は，読者から吟味されるために公開される．看護研究者が自分たちの研究の真の価値を考究し，専門的な実践のために信用でき妥当なものかを論証することは，いくらしてもしすぎるということはない．しかし，Bryman（2001：276）は，「量的研究者による信頼性や妥当性の基準を単に適用することは好ましくない……」と示唆している．

　質的研究の質を扱う際には3つの明確な視点がある（Murphy et al., 1998；Cutcliffe & McKenna, 1999）．学派により以下のように異なっている．

- 質的研究も量的研究も同じ基準によって評価されるべきである
- 質的な研究は，質的な研究のために特別に開発された基準によって評価されるべきである

*criteriology
- 判断基準論*は認められるべきではない

*reliability
*validity
　たとえば，Maxwell（1996），Hammersley（1998），Silverman（2001）らのようなある学派は，信頼性*と妥当性*の基準を保つことを論じる一方，同時にこれら量的研究の基準は質的研究に直接的に「変換する」ことはできないと示唆している．Wolcott（1994）とStake（1995）は，たくさんの評価基準を質的研究には不適当なものとし，それらを受け入れていない．そして，特定の研究プロジェクトは文脈から切り離して考えられるべきではないと考えている．

*trustworthiness
信用できるものという意味であり，量的研究の妥当性にあたる用語である．信用性と訳しているものもある．本書では意味内容からみて，また量的研究の用語と混同しないよう，真実性と訳した．

　別の学派は代わりとなる言葉を選んでいる．これはLincolnやGuba（1985；Guba & Lincoln, 1989）やErlandsonらによって提案されている．彼らは代わりとなる基準として真実性*と信憑性*という概念を開発した．研究者は論文を読む場合に，両学派の用語に出くわすであろう．それゆえ，自分たちが用いている用語にかかわらず，それぞれの用語を知っておく必要がある．しかし，極端にどちらかの立場をとる人もいる（Whittemore et al., 2001）．Sparkes

*authenticity
真正性と訳しているものもある．用語解説参照．

（2001）も質的研究で何が「よい」のかについて共通理解がないことを主張している．研究者たちは，質的研究の「妥当性」をいかに判断しうるか，すなわちその研究の真実性について納得しうる根拠をいかに提示するかについて，意見を一致させる難しさに直面している．

# 従来の基準

ここで量的研究で一般的に用いられている従来の基準，それらの質的研究における意味，そしてそれに対応するもう1つの基準をあげる．このもう1つの基準は，看護職者によるヘルスケアに関する質的研究において妥当性と信頼性という用語よりも多く用いられている．詳細はこの章の後半で論議する．

*rigour

*dependability
　信頼性，確実性，信憑性とも訳されるが，本文中の説明からみて明解性と訳した．

*credibility
　確実性，信頼性とも訳されるが，量的研究で用いられる信頼性との混同を避けるために信用可能性と訳した．

*generalisability

*transferability
　置換性，転用可能性，転移可能性とも訳されるが，教育学，心理学の用語との混乱を避けるために移転可能性と訳した．

*objectivity
　客観的妥当性．

*confirmability

- 厳密性*－真実性
- 信頼性－明解性*
- 妥当性－信用可能性*
- 一般化可能性*（外的妥当性）－移転可能性*
- 客観性*－確認可能性*

> 健康専門職者がどんな用語を適用しようとも，自分たちの研究は真の価値をもつことを立証しなければならない．そして，これを立証するために使われる用語と方法に矛盾があってはいけない．

## 厳密性

量的研究者は，厳密性は質的研究において実質的でない概念だというかもしれないが，質的研究者によって「信頼できる誠実さと能力を示すことを意味する」と定義されてきた（Aroni et al., 1999）．

Sandelowski（1986；1993）は，質的研究における厳密性について2つの論文を書いており，Koch（1994）もまたこの概念に取り組んだ．そして，測定と客観性を内包する特徴をもつので量的研究に用いられた方がよいと述べている．Sandelowskiは2つの論文のうち新しい論文のなかで，厳密性という用語は不変性*と厳格性*を包含しうること，そして研究者はその用語に先入観をもちすぎるべきではないことを認めている．それよりも，研究者は人間の経験に関する「喚起的で，事実どおりで，意義のある詳細な描写，物語，景観図」（p.1）を創造するべきだと勧告し，「型どおりの手順にして妥当性を貶めること」を批判している（p.2）．

*inflexibility
*rigidity

## 信頼性

*consistency
*replicability

量的な調査における信頼性は，研究手段の一貫性*に相当する．それは，研究の反復可能性*，つまり，どれくらい研究が再現できるか，類似した状況や状態でその方法をとったときに同じ結果が生じるかに関連している．質的研究において研究者が主たる研究用具であるので，研究が完全に反復可能ということはありえない．研究者の特性や背景が研究に影響を及ぼす．ほかの調査者が，同じ方法を採用したり，似たような対象や研究領域を選んだりした場合でさえ，

強調する点や焦点が異なるだろう．

## 妥当性

　　量的研究における妥当性は，測定しようとするものをその用具が正しく測定できる程度としてみなされる．質的研究において，妥当性の概念はより複雑である．Maxwell(1996：87)は，妥当性は「描写，結論，解釈，そのほかの判断について信用できる」ということを支持している．妥当性という言葉に対して，Hammersley(1998)は，質的研究を評価するための基準として適切性*を加えている．適切性は，説明因子が研究の目的およびその分野の実践上の問題解決に関係して重要であることを意味する．研究はそれを引き受ける人々にとって意味があるというだけでなく，有用でなければならない．

*relevance

　　妥当性というものは脅かされやすい．記述，解釈，理論について論じられるべきである(Maxwell, 1996)．記述を脅かすものとして，不適当なあるいは不完全なデータ収集がある．そのためフィールドでの日誌は詳細で広範囲でなければならない．解釈においては，研究者は自分の考えを押しつけたり，参加者の説明の意味をゆがめたりする危険性をはらんでいる．それゆえに，研究者にとって，参加者に話してもらい，その声をよく聞くことが重要である．研究者は，研究している現象についての自らの考えや先入観をいったん脇においておく．理論が脅かされるのは，別の解釈や逆の解釈が考慮に入れられなかったときである．研究者たちは，妥当性を考えるときにこれらの脅威について考えてこなかったとは思えないかもしれない．しかし，これらの脅威に気づくことで研究の妥当性の一部を生み出すことになる．

*internal validity

　　内的妥当性*は，どの程度研究結果が正しいかの程度であり，また，研究の目的や研究参加者の社会的現実をどの程度正確に反映しているかである．これは，知見を参加者に返すことによって確立しうる(この章の最後の「参加者によるチェック*」の項を参照)．研究者は，自らの知見を参加した人々の認識と比較でき，それらに矛盾がないかを探求できる．外的妥当性*は一般化可能性とよばれる．これは次節で述べる．

*member check
　用語解説参照．
*external validity

## 一般化可能性または外的妥当性

　　これは妥当性と関連した最も異論のある概念である．Wolcott(1994)やStake(1995)のような著者のなかには，一般化可能性は，特定の状況やケースについて話すのと同程度に関係がないと考えており，長く検討される論点ではないという者もいる．しかし，それを議論する必要があると考える者もいる．大部分の助成機関や英国公共医療施設*の研究委員会は，申請される研究には一般化可能であり，かつ理解可能であることを要求している．多大な助成金を研究者に与える場合，助成団体は成果が臨床実践の場で一般的に使用できるのか，自分の利益のために行われた「浪費された」研究の結果ではないかを知りたいと望む．

*National Health
　Service

一般化可能性は，研究の知見と結論がほかの類似した場と集団にも適用可能であるときに存在する．一般化可能性という用語は，無作為の統計的な抽出手順を有する量的研究から起こっている．無作為抽出\*は，研究の結果は標本\*が得られた集団を代表することを保証する．対象選択が目的的であり，グラウンデッド・セオリーにおいては理論的に選択するという質的研究においては，このタイプの一般化可能性には到達できないことは明らかである．

\*random sampling
\*sample

　質的研究において一般化可能性を得ることは困難である．実証主義の研究と解釈的な研究では，解釈的な研究が個々の事例に焦点をあてるのに対し，実証主義の研究は法律のような普遍性を探求するという点で異なっている（第1章参照）．決してすべての研究がそうというわけではないが，量的研究の多くは実証主義の伝統で実行され，演繹\*的方法が用いられる．そのため，より簡単に一般化が可能である．しかし，多くの質的研究はほかの事例や集団にあてはまらない特定の事例やケースに焦点をあてているので，一般化可能性を得ようという目的をもたない．事例は非典型的でありさえするかもしれない．それどころか，1つの事例や特定の現象が調査される場合には一般化可能性の概念そのものが的外れであろう．たとえば，看護職者は国全体についての関心事というよりむしろ特定の領域のその地域での実践や患者の特別な現象の重要性を調べたいと思っているのである．しかし，一般化可能性を達成することは可能であるともいえる．なぜなら，研究が特定の非典型的な特徴を強調するため，ほかのより典型的な事例と関連づけ比較できるからである．

\*deduction
用語解説参照．

　多くの質的研究者がいくつか一般化可能性を得ようと試みた．自分の研究が，研究という以上に役立つべきだと感じたためである．StraussとCorbin（1998）は，概念の典型性とほかの状況への理論の適用可能性について述べている．これは，質的研究が「理論に基づいた一般化」を通して外的妥当性を有しうることを意味する．Morse（1994）は，理論が多様な場で「再文脈化された」ときに，その理論はより豊かな知識を明らかにするのに寄与することを主張している．これは，1つの状況で見いだされた理論的な概念をほかの場や状況に適用することを含む．もし，独自のデータ分析から開発された理論がほかの場面や状況で検証されたら理論的な概念は一般化可能である．

## 客観性

　これは，量的研究においてしばしば用いられる用語である．これは，研究に偏りがなく，相対的に中立の価値観であることを意味する．質的研究者はこの概念を有用とは認めていない．客観性と中立性を成し遂げることは困難である．なぜなら実際，研究者と参加者の価値観は研究に不可欠な部分となっており，自分たちの主観性を率直に認めなければならないからである．主観性を隠すのではなく，それを吟味し，傍らにおくのである．ReasonとHeron（1995）は，「批判的主観性\*」（もとはCarrとKemmis［1986］によってつくられた用語）という用語を用いて，主観的な経験は知識の基盤であるが，単純化された方法で認められるのではなく批判的な意識に根づくべきであると主張している．

\*critical subjectivity

## 妥当性と現象学

妥当性の概念は，現象学的な研究において用いられるが，それにより保証される意味と方法はほかの質的研究の形式よりもゆるやかで規範的ではない．Dahlbergら(2001)は，研究報告は，もし研究者が研究を妥当であると思いたいなら，内的な矛盾を含むべきではないと述べている．

*intersubjectivity
第11章参照．

研究は間主観的\*な認識を通して妥当といえる．Moustakas(1994)は「間主観的な事実」について述べている．彼は，Husserlによれば「各自が他者を経験し，知りうる．それは各自が体験し，自分自身を知ることでなされるのではなく，共感と共存の感覚においてである」と述べている．最初のうちは，真実は特定の個人の独自の知覚と，自己知識に基づいている．個人が自身の，そして他者の世界に内在することで，そこにはまた他者とのコミュニケーションが存在する．これは間主観的な理解を促進させる．もし，研究が妥当性を有するなら，読者は研究している現象の本質について理解し，会得するばかりでなく，人間の状態について何かを学ぶだろう．この「妥当性」の形式は，まったく同じではないにしても，GubaやLincoln(1989)によって述べられた存在論的な信憑性やGeertz(1973)の「濃密な記述\*」と類似している．

*thick description
用語解説参照．

# もう1つの観点

量的研究に用いられている伝統的な用語は，質的研究においては異なった意味をもちさえするようである．前述したように，GubaとLincoln(1989)はさらにすすんで代わりとなる用語と基準を開発している．この章の最後の項では，看護研究者がいかにして真実性の論証を行うかを明らかにする．

### 真実性

*soundness
*adequacy

質的研究における真実性は方法論の堅実性\*と適切性\*を意味する．研究者は，開発された明解性，信用可能性，移転可能性，確認可能性を通して真実性の判定をする．これらのうちで最も重要なのは信用可能性である．

### 明解性

*audit trail
監査のための手がかりと訳されているものもある．用語解説参照．

LincolnとGuba(1985；Guba & Lincoln, 1989)は，信頼性の代わりに明解性という用語を使っている．もし研究の知見が明解であるというなら，知見は首尾一貫し，正確でなければならない．これは，読者が研究者の意思決定の過程を追うことを通して，分析の適切さを評価できることを意味する．研究の文脈は詳細に述べられるべきである．明解性のある分析を成し遂げるためには，監査のためのあしあと\*が必要である．これは，読者が研究者の道筋を追い，研究者がどのようにして結論に達したかを立証する助けになる．また，監査のた

めのあしあとは，ほかの研究者が同様の研究を実行したいというときの手引きとなる．研究は反復されえないが，類似した参加者がいる，類似した環境では再現されるかもしれない．

### 信用可能性

信用可能性は内的妥当性の概念と一致する．これは，参加者自らが環境や状況に与える意味や，自身の社会的文脈中に見いだす「真実」を認識することを意味する．少なくとも，研究者の発見は研究している人々の知覚に矛盾しないものである．

### 移転可能性

LincolnとGubaは一般化可能性の代わりに移転可能性をいう用語を用いている．これは，ある文脈における知見は，似たような状況や参加者に移転できるということを意味する．ある文脈においてもたらされた知識は，ほかの文脈にも関連し，ほかの文脈において研究された知識は，独自に発展した確かな概念に応用することが可能になる．移転可能性と一般化可能性の概念とはそう違っていないようである．

### 確認可能性

確認可能性は，客観性に代わる用語である．LincolnとGubaは，研究の知見や結論が研究の目的を達成した段階でその方法が判定されるとき，あるいは研究者のもっていた調査前の仮説や予想の結果ではないとき，「確認可能性」があるといえるという．これには，監査のためのあしあとや決定に至るあしあと\*が再び必要である．これは読者が情報源としてデータをたどることができるものである．読者は研究者の道筋や，構成概念，テーマ，解釈へ到達した方法を追う．このようにして，研究と背景の詳細と研究者の感性の両方が公の精査に対して開かれているべきである．確認可能性が存在しているとき，読者は最初の情報源としてデータをさかのぼることができる．Dahlbergら(2001)はまた，研究している現象に対する感受性同様，研究者に知的な正直さと率直さを求めている．彼らははっきりと述べているわけではないが，監査のためのあしあとの考えを組み込んでいる．

\*decision trail

## 信憑性

真実性，これは研究の方法論の適切性を確認するものであるが，GubaとLincoln(1989)によるとこれでは不十分であるということで，彼らは信憑性という概念を加えた．用いられている方略が参加者の考えを忠実に報告するのにふさわしいときに，研究には信憑性があるといえる．信憑性は以下のものからなる．

\*fairness

(1) 公正さ\*：研究者は，参加者に公正でなければならず，研究の間中ずっと，

　　　　　　　　　参加者の承諾を得なければならない．持続的なインフォームド・コンセントが得られなければならない．参加者が働き，生活している社会的な文脈も考慮されなければならない

(2) 存在論的な信憑性：これは，読者と参加者の両方が，研究を通して彼らの社会的な世界と人間的な状態を理解しやすくなることを意味する

(3) 教育的な信憑性：理解するということを通して，参加者がほかの人々を理解する方法を上達させる

*catalytic authenticity　(4) 触媒的な信憑性*：参加者の意思決定が研究によって向上する
*tactical authenticity　(5) 戦略的な信憑性*：研究が参加者に力をもたらす

　用いられている方略が参加者の考えを忠実に報告するのにふさわしいとき，研究が公正であるとき，研究が参加者や似たような集団が自分たちの世界を理解し，それを改善する手助けになるときに，研究は信憑性がある．それは，研究している現象のなかに，新しい洞察があることを意味する．Erlandsonら(1993)の文献で用語に関する明確な検討がなされている．

　真実性と信憑性は同じ方略で成し遂げられる．それはすべての質的研究者に必要とされる．さらに，LincolnとGubaは著書のなかで，これらを発展させ系統立てている．Lincoln(1995, 2000)は，これらの概念について取り組み続けている．

## 真実性を保証するための方略

　質的研究の真実性を研究者がチェックし立証するための多くの方法がある．最も一般的な方略は以下のものである(しかしながらすべての質的研究者にこれらすべてが受け入れられているわけではない)．

*member check
- 参加者によるチェック*をすること
- 反対の事例あるいは代わりの解釈を探すこと

*peer review
*peer debriefing
- 専門家による検討*(専門家による審議*ともよばれる)

*triangulation
用語解説および第1章参照．
- トライアンギュレーション*
- 監査のためのあしあとあるいは決定に至るあしあと
- 濃密な記述

*reflexivity
- 振り返り*

　研究者が長期間研究の場にいて参加者の反発がないような研究は，より真実性があるように思われる．なぜなら，参加者は研究者を信頼するようになり，より真実を語るようになりやすいからである．また，長期間の取り組み，たゆまぬ観察，場にひたる*という過程のなかで研究者自身の仮説が吟味できるからである．こういった取り組みは，臨床実践に深くかかわっている健康専門職にとって問題があるようには思われない．しかし，研究に先入観が伴うことがあるので，それに気づくことが重要である．

*immersion

## 参加者によるチェック

　インタビューや観察の間中ずっと，研究されている人々に関するデータの理解に関してチェックが必要である．研究者は，参加者の言葉を要約することによって，あるいはくり返したり，わかりやすく言い換えたりすることによってこれを行う．さらに，参加者が研究者の解釈を正しいと感じるかどうか，参加者の知覚を公正に表現していると感じるかどうかを尋ねる．これは，参加者によるチェック (Lincoln & Guba, 1985)，あるいは参加者による確証とよばれる．参加者によりチェックする主たる理由は参加者からのフィードバックを得ることであり，データや知見への意見，研究者のデータの解釈についての反応をみることである．

　参加者によるチェックの特別な目的は以下のとおりである．
- 参加者の現実が表現されているかどうかを見いだすこと
- 研究者は間違ってとらえているかもしれないと参加者が感じていることを修正する機会を提供すること
- データに関する研究者の理解と解釈を評価すること
- 参加者に研究者の考えに異議を申し立てる機会を与えること

　他者からのフィードバックは，研究の真実性を保証する．参加者によるチェックはこれに達するための方略の1つである．この手順は，参加者の言葉や行為についての誤った解釈や理解を避けるのに役立つ．もし参加者によるチェックが実行されたら，研究者は参加者の観点をより表しているということをいうるだろう．なんといっても，研究の目的は参加者たちのそれぞれの知覚について「説得力のある記述*」(1999年に Seale によって使われた言葉) が表されることである．

*convincing account

　参加者によるチェックを実行するための方法を以下にあげる．
(1) 研究者は参加者に面接の逐語録や観察記録を提示し，その内容について意見を求める．これは，たいへん時間がかかる．また，研究参加者は，自分たちの知覚に関する研究者の解釈についてコメントできないかもしれない．これは必要な手続きであるが，時間の制約上，学部学生にはこれを行うように勧めることはない
(2) 面接者は，参加者に面接の要約や，参加者の言葉や集められたフィールド記録についての研究者の解釈を提示できる．これは考えや記述の意味を確認するのに，より有用な方法である．面接者は，彼ら自身の解釈や，参加者の言葉や行為の意味について論じることができる．参加者は意味を変更したり，過ちを正したりするかもしれない．チェックはまた，明瞭さを付け加え，あるいは最初の面接を超えて考えを引き起こしたり広げたりするかもしれない．コメントは最終的な報告に含めてよい
(3) 研究者は，最終的な成果物のコピーや報告の重要な部分を提示し，参加者にその内容についてコメントを求める．これは参加者に拘束時間と思考力を求める長い過程になる．参加者はこういったことをできないかもしれな

いし，望んでいないかもしれない．これらの手順についてのすべて，あるいはいくつかについては用いられることもできるだろう．しかし私たちは，最も実際的なものとして 2 番目の方略を提案する．参加者によるチェックは研究の妥当性を達成するばかりでなく，参加者の力を発揮させる．参加者が自分の言葉や行為を確認することによって研究を統制できるのである．参加者によるチェックは，参加者と研究者の両者にとって多大な拘束時間を必要とする

　参加者によるチェックは厳密で詳細であるだけに，いくつかの問題が内在している．
- 研究者と参加者の解釈が違うかもしれない
- 参加者の反応は防衛的なものかもしれない
- 研究者との親密な関係は批判的な構えを適用する妨げになるかもしれない
- 知覚が時間とともに変化するかもしれない
- 研究者が二次的な概念や理論を発展させる

　Sandelowski(1993)は，参加者によるチェックは問題を含んでおり，複雑なものだとみなしている．彼女は，参加者と研究者は異なった行動指針を有しているという事実を指摘している．参加者は自分たち独自の経験について，より興味がある．研究者は「多様な現実」を描くことを望んでいると同時に，そこでそれぞれの参加者の経験を描いている．論点のなかには，研究者にとっての倫理的なジレンマを提示しているものもある．参加者は，研究者や報告書の読者から受け入れられないと判断されるかもしれない考えを開示することを警戒し，不安に思うようになるかもしれない．これとは対照的に，研究者を友人とみなしているほど参加者が研究者と親密な関係を築いているために，意見が一致しないことをためらうかもしれない．また，参加者によるチェックがデータ収集やデータ分析の早い段階で行われないと，参加者の知覚は変わってしまうかもしれない．その場合，研究者は最初からやり直さなければならない．もちろん時期を変えることは数回の面接が 1 回の面接よりもよりよいという理由の 1 つである．また，その場での長い取り組みが有用である理由の 1 つである．

　Bryman(2001)は，参加者によるチェックをすることの問題を説明している．彼は学者や専門家に読んでもらうことを要求している．これは学者や専門家が参加者の知覚を含むがそれを超えないエティック*な視点で研究を常に概念の発展レベルにおくからである．

*etic
用語解説および第 1 章参照．

## 反例あるいは別の解釈を探すこと

　もしデータが開発中の理論や自分たち自身の考えに簡単には適合しないことを研究者が認めた場合，研究の妥当性は増す．また，開発中のパターンに簡単には適合しない相容れない出来事があるかもしれない．これらは別の解釈をもたらすかもしれない．批判的な分析のなかで，研究者は自分たちの解釈に適合しない意見や出来事を見いだすかもしれない．そしてデータから起こったテー

マやパターンを吟味するかもしれない．これは別の可能性や，テーマやパターンがデータに基づくものであるかどうか考えることを意味する．Maxwell (1996)は，支持するデータとそうでないデータの両方を調査する基本的な原則を提唱している．研究者は，これらのデータからの結論が適切であるかどうかを探求しなければならないだろう．さらに，たとえ生成された理論に適合しない事例がたった1つであったとしても，作業命題*を修正しようと試みるべきである．そうすることで，データから得られた説明や解釈は最も妥当で，信頼できると確信できるようになり，代替の事例を説明できる．

*working proposition

Erlandsonら(1993)は，「反例の分析は，データについて別の解釈に注意を向けたり，考慮したりすることを含む」ということを述べており，特に研究者自身の現実の見方と相容れないかもしれない事例の分析はそうである．作業仮説*や作業命題，および別の説明の探索が見直されるかもしれない．最終的な報告に含まれる1つの，あるいはいくつかの「異議を唱える意見」が，研究の複雑さを立証するかもしれない．反例の分析は常に説明を求める．矛盾したデータや，反例，あるいは別の事例に気づくことは簡単ではない．しかし，いくつかの段階で研究者は別の可能性を余すことなく述べたと感じたり，別の事例を明細に述べることができると感じたりしたときには，そのまま研究し続けることはない．

*working hypothesis

## 専門家による検討

専門家による検討やLincolnやGuba(1985)が「専門家による審議」とよんだ方略を使用することもまた有用である．これは，質的研究の手続きに有能な何人かの専門家が素データを再分析し，研究者の関心事を聞いたり，それらを議論したりすることを意味する．その専門家は研究の最後に草稿のコピーをもらうことができる．研究仲間は，バイアスや不適切な主観性を発見するかもしれないし，研究者の作業命題に対して別の説明を試みるかもしれない．また，データからは実証することができない解釈や説明を「適合しようと」していることに警告してくれるかもしれない．

> **専門家による審議の例**
> WalkerとSofaerとHollowayは，慢性的な背部痛をもつ人々について研究していた．データ収集の後，彼らは個々にデータを分析し，その後に集まり，集合的な観点で参加者の経験を最もよく記述しているカテゴリーを使用することを決めた．
> 
> （Walker et al., 1999）

上記で引用された例は，検討を行った同僚が研究にかかわっていても，専門家による検討は問題ないことを表している．Morse(1994)は，外部から研究について判断を下すことはできにくいので，もしその専門家が研究に直接何も関係していない場合，専門家による検討はより困難なものになってしまうと述べ

ている．しかしながら Angen(2000)は，専門家は，研究の説得力や研究の首尾一貫性についての評価はできると主張している．

## トライアンギュレーション

　妥当性を確立するための別の重要な方略は，トライアンギュレーションの手続きを採用することである．トライアンギュレーションは異なった観点から研究している現象や課題が吟味される過程のことである．研究におけるトライアンギュレーションは，1つのタイプの方法(もしくはデータ，研究者，理論)から得られた知見は，ほかのものと照合することにより確認しうることを意味する．研究者たちは必ずしもこれをねらいとはしていないけれども，トライアンギュレーションは研究において一般化可能性があるかどうかを明らかにする方法となる．Denzin(1989)は，下記にあげたようにトライアンギュレーションのタイプの区別をしている．

- データトライアンギュレーション：研究者が多様なデータ源を用い，データを異なった集団，異なった場，異なった時期から(多様なデータ源を)得ること
- 研究者のトライアンギュレーション：2人以上の研究の専門家が研究にかかわっていること
- 理論的なトライアンギュレーション：研究において，研究者がいくつかの可能な理論的な解釈を使用すること．現象を最もよく記述し，説明していそうな説明や解釈をみつけるために，競合する説明や解釈が相互に展開され，検証される
- 方法論的なトライアンギュレーション：研究者が1つの研究において，類似した問いに答えるために2つ以上の方法(観察，面接，記録物，質問紙)を用いること

　リストした最後の方法は小規模の論文で最もよく使われている．研究者は1つの方法を用いた知見を別の方法による知見と合わせて確認することを考える．ときには妥当なこともあるのだが，質的な知見を確かにするために量的な方法を使用することもある．これは「方法論間の」トライアンギュレーションを用いることである．それは必ずしも常に必要なことではない．Morse(2001：210)は，トライアンギュレーションの可能性を多く示しており，それぞれが異なった重要性を有している．量的方法と質的方法の両方用いた研究は，研究の主たる方向やその研究の根本的な前提に依存しつつも同時に，あるいは連続的に用いることができる．Morse は，それは「より完全な理解」を生むかもしれないと主張している．

---

**方法論間のトライアンギュレーションの例**

　看護学生は尊厳死の問題に対する看護学生の態度について研究した．この研究のなかで，研究者は態度を調査するために質的研究方法と量的研究方法を併用することを決めた．つまり(情報源が異なる根拠を用いる)トライアンギュレー

ションである．この研究の質的な部分は尊厳死に対する看護学生の知覚，考え，感情のなかから最初の洞察を得るために4つの徹底的な面接を行うことであった．面接データは研究の発展に先駆的な結果をもたらした．分析で浮かび上がったテーマとカテゴリーが次の報告につながった．ある仮説が，これらのデータから構築された．その仮説は次の方法により検証された．すなわち，エッセイ風の短い物語をつくって，それを学生に読んでもらい，それに対する反応をリッカート尺度で測定した．これが研究の量的な部分である．

(Ingram, 1994)

注：この例はたいへん洗練されているが，学部学生の場合はこの研究のように複雑な研究計画を展開させることは期待できない

しかし，面接や質問紙からの回答とともに観察してチェックすることがよくある．それは同じ方法論にとどまるものである．これが，「方法論内の」トライアンギュレーションといわれる．

**方法論内のトライアンギュレーションの例**

Joy Warren は患者の病院経験についての研究を行った．彼女は看護研究を行う病棟のなかでリサーチナースとして参加観察を行った．観察で得られた洞察に基づき，患者に対して徹底的な面接を行った．それは方法論内のトライアンギュレーションであった．すなわち，参加観察と徹底的な面接という質的研究における2つの方略が使用されたためである．

(Warren et al., 2000)

トライアンギュレーションは，同じ現象を異なった方法で，あるいは異なった観点から調査したときにのみ起こる．もちろん，トライアンギュレーションは妥当性を自動的に実証するものではない（詳細については第1章参照）．

## 監査のためのあしあと，あるいは決定に至るあしあと

すべての研究はその妥当性を他者が判断できるよう，少なくともある程度，監査のためのあしあとを有しているべきである．Halpern(1983)は，質的研究における研究監査について論じている．LincolnとGuba(1985)は，監査のためのあしあとという概念を発展させた．監査のためのあしあととは，研究前あるいは研究中に生じた決定の詳細の記録と，研究過程に関する記述である．RodgersとCowles(1993)は4つのタイプの記録を提案している．
(1) 文脈上の記録
(2) 方法論の記録
(3) 分析の記録
(4) 個人的な応答の記録

文脈上の記録は，観察や面接のフィールド記録の抜粋，設定や人々や場所の

記述を含むべきである．政治的な，あるいは社会的な文脈もまた記述されるべきである．RodgersとCowlesは，方法論の記録は方法論の意思決定とこれらの決定の根本的理由を含むことを提案している．分析の記録は，データ分析の省察や得られた理論的洞察からなる．個人的な応答の記録は思考過程を記述し，研究者の自己認識を説明するものである．自己分析については，この章で後ほど論じられる「振り返り」の一部分である．Koch(1994)は思考過程と意思決定を記述することにより，研究過程に決定に至るあしあとを組み込む方法を示している．

## 濃密な記述

濃密な記述はまた，研究の真の価値を確立するのに役立ち，監査のためのあしあとと関係している．用語は当初Geertz(1973)によってつくり出され，研究における過程や文脈や人々の詳細な記述を意味し，参加者の趣意や意思，研究者の概念の発展を含むものである．濃密な記述は，読者による質の評価の基礎となる．

濃密な記述は，特定の文脈における複雑な問題の記録であり，研究中の現象に関する豊かで「全体論的」で「芸術的」でさえある記述である．研究報告の読者は，研究者が研究を実施している場にいるように感じるであろうし，研究者が行ったことを見聞きし，感じた，と感じるだろう．そして，同様の結論を導くだろう(Geertz, 1988)．しかし，研究から得られた洞察を別の場，特にヘルスケアの領域で活用できなかった場合，その研究は有用でないものとみなされる可能性がある．もし，読者が文脈中に含まれる過程と相互の影響を理解するのに十分豊かな文脈の記述があり，分析上の用語が理解しやすかったら，別の場にいる人々が同じように理解する方法を有するという陳述の程度まで一般化することができるかもしれない．

## 振り返り

振り返りは，研究者が，彼ら自身の先入観を批判的によく考え，参加者との関係や，参加者の言動に対する自分自身の反応を監視することを意味する．研究の主たる手段として，研究者は研究される対象の一部であり，研究中の彼ら自身の行動や，経験した感情や葛藤についてよく考えるべきである．もし研究者が，研究や自分自身の役割，関係，前提に対し自己批判するならば，研究はより信用でき信頼できるものになるだろう．KochとHarrington(1998)はこの根拠を述べている．彼らは，研究は「たくさんの声が出される」べきであり，研究者の自己愛的な振り返りや自己反省が含まれるべきではないと主張している．研究過程の自己批判的立場と政治的社会的文脈における所在は，研究の厳密さを高める．振り返りはデータ収集，分析，解釈，執筆の期間を通して継続して行われる．

## 質と創造性

*creativity

　創造性*は，妥当性とそれに相当するものに継続的に取り組んできた人々からは，ときにおろそかにされており，創造性と方法に焦点をあてることとの間には本質的な対立がある．質的研究の質について完全に合意された意見はなく，採用されている基準もない．Whittemoreら(2001)は，それまでに言及した著者たちによって示された基準に加えて二次的な基準を付け加えた．

　質的研究者が妥当性とそれに関係する論点に固執することは，実証主義論を唱える人々による質的研究の批判の陳述に対する防衛的な姿勢に原因がある．Sparkes(2001)は，種々の認識論的で存在論的な姿勢があるために，妥当性についての課題はいまだ解決されないままに残るであろうし，妥当性に関する異なった観点が共存しうるだろうと主張している．しかし，量的研究を行う研究者から，質的研究は妥当性が「ありそうもない」とみなされている限り，質的研究を行う者は研究に真実性があるという理由と真実性を判断する質的な基準があるということを説明しなければならないだろう．

## 要約

　質的研究を判断する基準について，いくつかの異なった考えをもつ学派がある．

- 質的研究者は，妥当性と信頼性という伝統的な基準と，それとは異なる真実性や信憑性といった基準の両方を用いている．それを明示することを必要とみなさない学派もあるが，概念の共通理解がない
- 研究の質を確保する方略には，参加者によるチェック，別の事例の探索，専門家による審議，トライアンギュレーション，監査に至るあしあとの開示，濃密な記述，振り返りがある
- 研究者が研究の場ですごすことや，自分自身をその場にひたらせることが重要である

### 〔文献〕

Angen, M.J. (2000) Evaluating interpretive inquiry: reviewing the validity debate and opening the dialogue. *Qualitative Health Research*, **10** (3) 378–95.

Aroni, R., Goeman, D., Stewart, K. *et al.* (1999) Concepts of rigour: when methodological, clinical and ethical issues intersect. AQR conference: Issues of Rigour in Qualitative Research. Melbourne, November 1999.

Bryman, A. (2001) *Social Research Methods*. Oxford, Oxford University Press.

Carr, W. & Kemmis, S. (1986) *Becoming Critical: Education, Knowledge and Action Research*. London, The Falmer Press.

Cutcliffe, J.R. & McKenna, H. (1999) Establishing the credibility of qualitative research findings. *Journal of Advanced Nursing*, **30** (2) 374–80.

Dahlberg, K., Drew, N. & Nyström, M. (2001) *Reflective Lifeworld Research*. Lund, SWE, Studentlitteratur.

Denzin, N.K. (1989) *The Research Act: A Theoretical Introduction to Sociological Methods*, 3rd edn. Englewood Cliffs, Prentice-Hall.

Erlandson, D.A., Harris, E.L., Skipper, B.L. & Allen, S.D. (1993) *Doing Naturalistic Inquiry*. Newbury Park, Sage.

1) Geertz, C. (1973) *The Interpretation of Cultures*. New York, Basic Books.

Geertz, C. (1988) *Works and Lives: The Anthropologist as Author*. Stanford, Standford University Press.

Guba, E.G. & Lincoln, Y.S. (1989) *Fourth Generation Evaluation*. New York, Sage.

Halpern, E.S. (1983) Auditing naturalistic inquiries: the development and application of a model. Unpublished doctoral dissertation. Indiana University (cited by Rodgers and Cowles (1993) qv).

Hammersley, M. (1998) *Reading Ethnographic Research: A Critical Guide*, 2nd edn. London, Longman.

Ingram, R. (1994) Passive euthanasia: a student nurse's perspective. Unpublished BSc study, Bournemouth, Bournemouth University.

Koch, T. (1994) Establishing rigour in qualitative research: The decision trail. *Journal of Advanced Nursing*, **19**, 976–86.

Koch, T. & Harrington, A. (1998) Reconceptualising rigour: The case for reflexivity. *Journal of Advanced Nursing*, **28** (4) 882–90.

Lincoln, Y.S. (1995) Emerging criteria for quality in qualitative and interpretive research. *Qualitative Inquiry*, **1** (3) 275–89.

Lincoln, Y.S. (2000) Personal communication. Conference: Qualitative Research in Health and Social Care. Bournemouth, Bournemouth University.

Lincoln, Y.S. & Guba, E.G. (1985) *Naturalistic Inquiry*. Beverly Hills, Sage.

Maxwell, J.A. (1996) *Qualitative Research Design: An Interactive Approach*. Thousand Oaks, Sage.

Morse, J.M. (1994) Designing funded qualitative research. In *Handbook of Qualitative Research* (eds N.K. Denzin & Y.S. Lincoln), pp. 220–35. Thousand Oaks, Sage.

Morse, J.M. (2001) Qualitative verification: building evidence by extending basic findings. In *The Nature of Qualitative Evidence* (eds J.M. Morse, J.M. Swanson and A.J. Kuzel), pp. 203–20. Thousand Oaks, Sage.

Moustakas, C. (1994) *Phenomenological Research Methods*. Thousand Oaks, Sage.

Murphy, E., Dingwall, R., Greatbatch, D., Parker, S. & Watson, P. (1998) Qualitative research methods in health technology assessment. *Health Technology Assessment*, **2**, 16.

Reason, P. & Heron, J. (1995) Co-operative inquiry. In *Rethinking Methods in Psychology* (eds J.A. Smith, R. Harré & L. Van Langenhove), pp. 122–42. London, Sage.

Rodgers, B.L. & Cowles, V. (1993) The qualitative audit trail: a complex collection of documentation. *Research in Nursing and Health*, **16**, 219–26.

Sandelowski, M. (1986) The problem of rigour in qualitative research. *Advances in Nursing Science*, **8** (3) 27–37.

Sandelowski, M. (1993) Rigor or rigor mortis: the problem of rigour in qualitative research revisited. *Advances in Nursing Science*, **16** (2) 1–8.

Seale, C. (1999) *The Quality of Qualitative Research*. London, Sage.

Silverman, D. (2001) *Interpreting Qualitative Data*. 2nd edn. London, Sage.

Sparkes, A. (2001) Myth 94: Qualitative health researchers will agree about validity. *Qualitative Health Research*, **11** (4) 538–52.

Stake, R.E. (1995) *The Art of Case Study Research*. Thousand Oaks, Sage.

2) Strauss, A. & Corbin, J. (1998) *Basics of Qualitative Research: Techniques and Procedures for Developing Grounded Theory*, 2nd edn. Thousand Oaks, Sage.

Walker, J., Holloway, I. & Sofaer, B. (1999) In the system: the lived experience of chronic back pain from the perspectives of those seeking help from pain clinics. *PAIN*, **80**, 621–8.

Warren, J., Holloway, I. & Smith, P. (2000) Fitting in: maintaining a sense of self during

hospitalisation. *International Journal of Nursing Studies*, **37**, 229–35.
Whittemore, R., Chase, S.K. & Mandle, C.L. (2001) Validity in qualitative research. *Qualitative Health Research*, **11** (4) 522–37.
Wolcott, H.F. (1994) *Transforming Qualitative Data: Description, Analysis and Interpretation*. Thousand Oaks, Sage.


文献中，番号を付したものには下記の邦訳がある．
1) 吉田禎吾，ほか(訳)：文化の社会学＜1＞＜2＞，岩波現代選書，岩波書店，1987
2) 操華子，森岡崇(訳)：質的研究の基礎―グラウンデッド・セオリー開発の技法と手順，第2版，医学書院，2004

# 第17章
# 質的研究を書き上げる

## 研究報告書

*peer review
一般に，提出された研究論文，報告について，目的・水準・倫理面など，その雑誌に適したものであるかを編集担当者および第三者である研究者が査定すること.

*the proposal
研究開始前に研究の計画を立て研究を行う許可を得る申請書. 第2章参照.

　研究者は，たとえば，委員会や助成機関などの外部の審査員に研究の成果を提示する際，あるいは査読*のある学術雑誌に投稿する際に，研究の結果を他者に寄託する．研究者は，研究報告や学術論文の書式と研究発表の一般的ガイドラインをよく知っていることが重要である．研究報告は研究申請書*を反映したものであるが，全体にわたってさらに詳しく書くもので，もちろん結果や考察が書かれる．報告をまとめる規程があるが，形式は学会などの機関によってさまざまである．

　研究者は，誰に研究報告を読んでもらうのかという点を心にとどめておかなければならない．臨床の場にいる実践者向けに書く報告書と，大きな助成団体向けに書く研究報告や学位論文，卒業論文とでは明らかに異なってくる．（施設の）経営者や実践者は，実践のための研究の結果と意味に最も興味をもつが，哲学的なテーマや理論的なテーマにはあまり関心をもたない．一方，学術雑誌の編集者たちは後者を重要視する．健康専門職者は，ときとして研究報告を2種類に分けて書く方がよいのではないかと思うことがある．1つは臨床のためのものであり，もう1つは学位をとるために大学に提出するものである．公への報告では，研究参加者の匿名性*と守秘性*が重要な問題となる．

*anonymity
*confidentiality

*audit trail
用語解説および第16章参照.

*bias
用語解説参照.
*投稿規程や投稿上の注意.

　書式は研究デザインに適したものでなければならない．また，量的研究と質的研究では書き方が異なっている．質的研究では方法論の部分が重要である．それは，「監査のためのあしあと*」を示すことである(Lincoln & Guba, 1985)．読者や査読者が研究手順のすべてをたどることができるものである．この意味は，研究方法とその研究の論理が明確で，公に吟味を受けるための準備が整っていることを示す．また，研究者のバイアス*が他者に明らかになるように述べなければならない．「書く」段階では，スタイルシート*(雑誌編集者が投稿者に提供する用紙と同様のもの)をもつとよい．研究者は，誤字・脱字がないこと，各章および研究論文や報告書の最後に挿入する参考文献の書き方，余白のとり方など，統一しておく必要のあるすべての要素を書きとめておき，これを論文全体に適用しなければならない(Wolcott, 2001)．多くの学生がスタイルと用語

に一貫性を欠いている．もちろん，学術論文ではその研究機関の査読結果に従うことも重要である．

## 一人称の使用

　序文と方法論を書く場合，一人称を用いて書くことがよいとされている．「研究者は……を明らかにした」「……著者は……を採用した」「……筆者は……と考える」などと書くと，尊大で無味乾燥に聞こえる(Webb, 1992)．質的研究論文ではこのような書き方をしない．そして量的研究論文においても，この傾向が増している．Wolcott(2001)もまた，研究者の役割が論文内に同等の身分で位置づけられるという理由で一人称の使用を勧めている．研究者は，自分で選んだことを説明する場合に一人称を使用する．たとえば自分の行動について，「著者は対象を選んだ」，あるいは「研究者はこの方法を使用した」などとはいわない．むしろ，「私は……の対象を選択した．……」「私は……を通してデータを収集した．……」と書く方がよい．もちろん，一人称の濫用は避けなければならない．また，「私は〜と思う」「私は〜と感じる」「私は〜と信じる」といった表現は適切ではない．一人称を使いたくない人は受動態にするとよい．たとえば，「対象は……より選ばれた」などである．実際，Wolcottは以下のように述べている．

　「質的研究における観察者の批判的性質とその主観的評価の影響力を認めるのであればなおさら，読者に研究者の役割，その存在を意識させ続けることが重要になる．一人称で書くことは，著者がこの目的を達成するうえで役に立つ．**質的研究を報告する場合，これは例外ではなく規則とするべきである**」(強調は筆者による)

(Wolcott, 2001：21)

## 研究報告の形式

　一般的に，質的研究の著者は以下の順序に従って学位論文をまとめている．
- 題目
- 要旨*
- 謝辞と献辞*
- 目次
- 序文
  - 研究の背景と意義(研究目的を含む)
  - 最初の文献検討(あるいは文献の概説)
- 研究の受け入れと倫理的配慮
- 研究方法と研究のデザイン

*日本では和文の要旨のほかに英文の要旨を必要とするところも多い(特に学術雑誌)．

*日本語の論文では謝辞と献辞の位置は，書籍では目次の次だが，学位論文など提出論文では引用文献の前になる．

　　　　　　　　　・方法の記述と正当性(シンボリック相互作用論や現象学のような理論的枠組みにも言及する)
　　　　　　　　　・対象と場
　　　　　　　　　・独自の技法と手順
　　　　　　　　　・データ分析
　　　　　　　　　・真実性や確実性(あるいは妥当性と信頼性．これは用いられる用語による)
*findings　　　● 知見*／結果と考察
　　　　　　　● 結論と提言
*reflections　　● 研究の振り返り*
　　　　　　　● 引用文献
*appendices　　● 資料*
資料．付録といわれることもある．用語解説参照．

　質的研究の報告の書き方については量的研究の報告の書き方と共通するものがあるが，実質的には異なる．主な相違点は質的研究の柔軟性にある．知見と考察は最終的な原稿の最も重要な要素であり，ゆえにより多くの言葉を費やしている．

## 題目

　題目は，特に学生の研究，学位論文，卒業論文の場合には重要である．なぜなら題目は読者が最初に瞬時，その研究に接するものであり，研究の審査をするうえでの印象を左右するからである．私たちは，簡潔でかつ情報が入っていて興味深いが軽薄ではない題目を示してみることにする．題目というのは，当初は作業上の仮のものであり，研究がある程度進行したら変更されるかもしれないということを忘れてはならない．そのことによって，現れ出る考えを含むことができるのである．Morse, Bottorf, Hutchinson(1994)は，看護における質的研究の本質を含む題目として，「心地よさの現象学」とした．ほかの題目の例では，「病気の物語─時，希望とHIV ─」(Ezzy, 2000)，あるいは，「本人が一番よく知っている─助産ケアにおける女性の知覚─」(Bluff & Holloway, 1995)がある．われわれは，説明のためにしばしば副題目を使用する．Silverman(2000)も，むしろ2つの部分からなる題目を選んでいる．

　題目は研究内容について明確で簡潔な像を提示する．研究の初心者たちは，ときどき「……の研究」「……の様相」，あるいは「調査」「分析」「介入」のような，不必要で余分な言葉を含んでしまう．題目は研究目的を反映するべきであるが，題目のなかに目的を全部入れてしまうとぎこちなくなるものである．疑問文は通常，よい題目にはならない．

　学位論文や卒業論文の表紙には，題目と研究者の名前，学位論文の日付，学生が所属している教育機関の名称を記載する．ほとんどの大学では，通常，表紙のために「形式*」がある．それらの大学では，学位論文の提出に際して，学位授与願を含めてさまざまな付帯書類の形式や書式(余白などの詳細を含む)が明示されている．

*pro forma

## 要旨

　要旨は研究の要約であり，研究が完成したときに記載される．要旨は，題目の次の頁で，目次や研究全体の前に入れる．要旨は，研究課題，目的，適用した方法（非常に簡潔に），主な研究結果について，その全体像を読者に素早く提供する．読者は要旨から目的，内容，方法，主な結果の明確なイメージを得るのである．研究の種類と規模に応じて，要旨は150〜300語*の範囲で抑え，通常，A4版の紙にシングルスペース*で過去形で書き，1枚を超えることはない．著者は，規程の語数を守らなければならないし，内容について精選しなければならない．Punch(2000：69)は，「題目は可能限り少ない語数で，より多くの情報をもたらさなければならない」と述べている．

*日本の看護関係の雑誌では，要旨は和文400字程度，英文200〜250字程度としているものが多い．
*英文では一般に，論文本文はダブルスペース（行間を1行分ほど余分にとる）で書く．行間を詰めて書く形式をシングルスペースという．日本では，原稿用紙（20字×20行）を用いるほか，ワープロ使用の場合は40字×30行などにして用いる（投稿規程による）．
*transition

---

**要旨の例**

　この論文の目的は，慢性背部痛を抱えた人が，健康人から痛みを抱えた患者に移行することにどのように対処しているのか，また，痛みを抱えてきた経過を通して自分の進歩をどのようにみているかを示すことである．データ収集方法には，徹底的なナラティブ・インタビューを採用した．データは主題分析がなされ，その結果，移行*の過程で，認知しているアイデンティティに変化が起こり，彼らは，以前の自己，将来，および社会関係・職業上のキャリアが失われたことを嘆いていることが明らかになった．

　当論文においても，時間の経過とともに生じてくる変化を明らかにするうえで，ナラティブ・インタビューの価値が反映されている．この方法は，人々が複雑で重要な人生の出来事と折り合いをつけていく過程で，個人的なアイデンティティについての自己理解が進展する様子をとらえることを意図して用いられている．

（Holloway et al., 2000）

---

　上記は，研究論文の要旨である．学生の学位論文の要旨は，もう少し長くなり，研究の意義も簡潔な1文か2文で述べる．

## 謝辞と献辞

　伝統的には，著者は，研究を支援してくれたり助言をもらったり，指導してくれた人々に対し感謝して，謝意を述べる．そして参加者の情報提供にも，感謝して謝意を述べる．ときとして著作は，両親や配偶者など筆者の特別な人に捧げられる（かつて，ネコの助けに謝意を述べた学生もいた）．Wolcott(1990)は，献辞は主要な著作にのみ使用されるべきであるが，研究者はむやみに献辞を書いていると指摘する．しかし，彼も他者の援助に対する謝辞は重要だとみなしている．

## 目次

　ほとんどの学術研究では，本文が始まる前に目次がある．もちろん，研究がすべて終わって論文を書く以前に目次が仕上がっているということはない．目次には章の見出しや小見出しを立て，そのページ数を示す．学部学生の研究では目次は簡潔にするべきで，長すぎず詳細すぎないようにする必要がある．
　著者によっては，論文の冒頭あるいは資料に用語集と略語集をつける人もいる．

## 序文

### 研究の背景と意義

　著者は，序文で研究の問いや研究課題を読者に伝える．序文は，研究の背景と文脈，および目的——その研究の総体的な目的——からなる．著者は，自分がなぜその問いに関心をもつようになったか，研究は研究課題の全般的領域にどのように関連しているか，新しい研究によって看護のどんな「知識のすきま」が満たされるのかを，実践への示唆となりうるような研究の問いに関連づけて説明する．序文で看護職者は，臨床の場でその研究が重要であり，臨床実践や政策をどのように改善するかを説明する．EdwardsとTalbot(1994：41)は，研究者に研究の論理的解釈や研究の正当性を自問自答するように告げている．すなわち「なぜ(ほかの論題よりも)これなのか？　なぜ今なのか？　なぜそこなのか？　なぜ私がするのか？」である．背景の部分は，研究のその場面に定まっていることである．私たちの同僚の1人は，背景が研究に関連したものであるためには，「それがどうしたの？」という質問に研究者が答えていくことが役に立つといっている．

### 最初の文献検討(または文献の概観)

　この項は，文献検討だけで章立てをすることもでき，序文に不可欠な部分になっている．質的研究の文献は，量的研究の文献とは異なる立場にある．もちろん，同じ領域で研究されてきた関連研究を示さなければならない．研究者は，これらの研究の主な考えやいくつかの問題，発見した矛盾点を要約し，それらが進行中の研究にどのように関連しているのかを示す．質的研究報告では，その領域で知られたすべての研究を使うことはないし，すべての文献に批判的に概観することもしない．しかし，古典的な研究と最も新しい研究を含め，主に直接関連する研究(Minichiello et al., 1990)を示すことは重要である．同時に，その研究で用いられた方法論的なアプローチ，手順に直接関連する研究を示すことが重要である．「知識のすきま\*」はこの時点で明らかになる．この段階で研究課題が文献に関連づけられる(文献検討の詳細は第2章を参照)．序文の最後で，読者は，この質的研究は研究者によって提案された方法で行うのが研

\*gaps in knowledge

## 研究の受け入れと倫理的配慮

看護研究者は，研究の受け入れについての方法と倫理的論題を記述すべきである（第2章，第3章を参照）．研究者が，参加者にどのように依頼したか，たとえば，掲示板に案内を出したのか，あるいは参加してくれそうな個人に頼んだのかなどについて述べておかなければならない．研究者は，ゲートキーパー\*からどのように許可を得たのかを述べなければならない．ゲートキーパーは，その場に出入りする許可を与える権限をもつ立場の人である（さまざまなレベルの管理者，地区や施設内の倫理委員会）．患者が関係する場合には，患者の主治医もしくは一般開業医の許可も得なければならない．報告のなかでは，個々の参加者が特定できないようにすることが重要である．最後に，最も重要なことだが，研究のなかで倫理的原則\*がどのように守られたのか，参加者の権利がどのように保護されたかを明確にすべきである．

\*第2章，第3章参照．

\*第3章参照．

## 方法論と研究のデザイン

方法論の章は，いくつかの項目で構成される．研究のデザインと方法論，すなわち，データ収集，対象選択，詳細な面接や観察の手順を含む方法と，データ分析についての記述である．質的研究では方法論には多くの分量を要し，最も重要なものである．なぜなら，研究者自身が主要な研究用具であり，研究の筋道を明らかにしなければならないからである．これによって，読者は研究計画の詳細やバイアス，関係や限界を知り，「決定に至るあしあと\*」をたどることができるのである．

\*decision trail
用語解説および第16章参照．

### 方法の記述と正当性

研究デザインには通常，主要な方法と論理的枠組みが含まれる．研究者は自分たちが適用した方法論と理由とその正当性を簡潔に述べる．また，研究の問いと方法論の適合についても説明する．

### 対象と場

対象は詳細に記述する．前述したように，質的研究では，最初から目的にかなった対象を決めるのではない．人間よりも概念が対象となるのである．著者は情報提供者について記述する．つまり，どんな人を，何人くらい選ぶか，その選択の理由は何かを述べる．研究者はどのようにして対象を得たかを読者に述べ，その研究を行った場について描写する．理論的対象選択\*であることを含めて説明しなければならない（第5章，第10章を参照）．

\*theoretical sampling
第8章，第10章参照．

例1：人々と場
この研究では，ソーシャルワーカー5人と保健師5人に面接した．ソーシャ

ルワーカーたちは同じ地域の福祉事務所に所属し，保健師たちも同じ保健機関から来ていた．彼女たちは隣接する地域で働いていた．このことは，社会福祉事務所と保健機関それぞれの経営上のスタイルや方針の違いを少なくするために重要だと思われた．

(Wheeler, 1989)

例2：理論的対象選択
　〔例〕対象は事前に決められているのではなく，引き出される理論的考え，関連する概念に基づいたものであった．対象のうち女性12人は男性4人よりコンプライアンスがよいように思われた．このことから，もう少し男性の面接を追加した．

## 独自の技法と手順

　方法論の項では，データ収集についての情報も提示する．研究者は，たとえば面接や観察，そのほかに使用した方法などの手順や，遭遇した問題点について述べる．手順に関して行ったことを一般的に論じるのではなく，読者が研究の進行を厳密にたどることができるように，着実に記述する．研究者は，特定の方法論とその研究方略を用いた理由を述べ，データ収集の手順を記述する必要がある．それにより読者は，いかにしてデータが収集され，蓄積されたかを知ることができる．

例（学位論文あるいは卒業論文ではより詳細な説明が必要である）
　データ収集は，手持ちのメモを用いた非構造化面接によって行った．面接は各情報提供者の自宅で行い，許可を得てテープに録音した．面接時間は1〜3時間であった．面接内容は逐語録に起こした．逐語録にはそれぞれ番号をつけ，情報提供者の名前リストとは別にして保管した．グラウンデッド・セオリーで通常行うように，データ収集と分析を同時に行った．

## データ分析

　データ分析について説明する必要がある．そのなかでは，データをコード化，カテゴリー化した方法や，そのデータから理論的構成概念を導き出した方法などに言及する．研究から実例を示すことは有益であり，学位論文では欠かせないことである．選択した分析のタイプについて，詳細な説明が必要である．読者にはコンピュータ分析を行ったか否かを知らせなければならない．

グラウンデッド・セオリー研究のデータ分析の例
　GlaserとStrauss(1967)の最初の著作およびStraussとCorbin(1998)による修正に基づいたガイドラインを使用してデータ収集（データ収集の詳しい手順

をここで説明する必要がある)し，同時に分析を行った．継続比較*によるデータ分析の方法はグラウンデッド・セオリー・アプローチに独特な特徴の1つである．データに基づいた概念を生み出すために，データはコード化され，カテゴリー化され，継続的に比較された(詳しい例を提供しなければならない)．理論的対象選択を通して現れてくる理論に関連した理論的概念を追及し，データの比較検討と文献による概念について飽和化して関連性のある新しいデータが現れなくなるまで対象選択を続けた．

*constant comparison
用語解説および第10章参照．

学位論文の場合には，それぞれの段階でもっと詳細に述べ，例をあげるべきである．そうすれば，「監査のためのあしあと*」がより明確に示される．

*audit trail
用語解説および第16章参照．

### 真実性

この内容に関する検討は第16章を参照．

## 知見／結果と考察

質的研究の結果と考察の書き方には大きく分けて2つの方法(そして別の代替方略)がある．1つは，結果と考察を切り離して，続けて記述する従来の方式である．しかし，考察や意見を含まない知見はよいストーリーライン*をなさない．このため通常，知見と考察は統合される．この方が，研究報告により多くの意味をもたらし，より明確にストーリーラインを示す(しかし，これについても厳しい規則があるわけではない)．知見と考察についての章の前に，結果の要約を図解*にして簡潔に提示し，各主要カテゴリー(あるいは構成概念，もしくはテーマ)について数行の考察を加える者もいる．それぞれの章では，研究者が収集したデータについてまず考察する．関連する文献は最も適切な個所で考察に統合し，特定カテゴリーについて付加的証拠として，あるいは討論しなければならない問題点として用いる．

*storyline
用語解説参照．

*diagram

### 語り口

質的研究報告では，著者は，読者が信頼できると思うと同時に，いきいきとしていてかつおもしろいと思わせるように物語る．このようになるには，ストーリーラインが明確に見きわめられるまでに，下書きを書き，そして書き直さなければならないこともある．新聞雑誌の記事や小説と似ているかもしれないが，それとは別の目的をもっているということを，著者は常に心にとどめていなければならない．別の目的とは，質的研究の報告では正確で系統的なデータ分析や結果の考察を示すということである．報告は，無味乾燥で機械的なものであってはならないし，研究者のかかわりを反映していなくてはならない．出来事と人々，そしてその言葉と行動は明瞭に示さなければならない．そうすることによって読者は，研究者と同じ道筋をたどり，その状況を現実のものとして経験することができる．

### 参加者が語った言葉の使用

　面接からの直接の引用やフィールド記録からの抜粋は，結果を導いたデータを示すために適切な個所に挿入する．Sandelowski(1994)は，質的研究における引用の使い方をいくつかあげ，引用が人々の真の経験に対する洞察をもたらし，論拠を例証するということを示唆している．引用の内容は，データから結果がどのように引き出されたかを読者が判断し，現れたカテゴリーの信用可能性\*を確立する助けとなり，それらを監査する手立てを読者に提供する．もちろん，著者は，引用が参加者の抱く意味と感情を伝え，説明しようとしているテーマに直接関連するものになっているかに注意を払わなければならない．Sandelowskiは，引用の内容と形式の両方とも重要としている．研究報告における参加者の言葉の直接的な引用は，考察をよりいきいきとした力強いものにする．情報提供者の生の言葉を長々と引用したり，何回も反復する必要はない．Wolcott(1990：67)は，「最良のものを残し，残りは捨てること」と提案しているが，短い引用文を頻回に使うと，その研究報告が断片的にみえてしまうこともある．

\*credibility
第16章参照.

### 文献からの引用

　経験の浅い看護研究者は，自分の主張を中身の濃いものにしようとして，しばしばその道の熟練者の言葉を引用することがある．これは研究報告におけるストーリーラインを中断してしまう．原著者の考えをわかりやすくいい換えたり要約したりできれば，直接的な引用は避けたほうがよい．しかし，その考えはまだ原著者に帰するものである．

　独特な言葉づかいが重要で，かつ著名な大家によるもの，もしくはその研究分野の古典的文献の著者によるものでは引用するのもよい．そのような引用は，ときには報告の価値を高め，適切なことがある．本や論文から長く引用する場合には，ページ数を示さなければならない．

\*この表示方式は著者年号方式(ハーバード方式)で，文献リストは著者名のアルファベット順に記載される．日本でもこの方法を採用する学術雑誌が多くなった．そのほか，日本では，本文の引用個所の右肩に [1]，[1〜4] のように番号を付す方式(番号方式)がある．この場合，文献リストは番号順，すなわち引用順に並べられる．

> 例\*
> - Wolcott(1990：67)は，「最良のものを残し，残りは捨てること」と提案している．
>
> あるいは
> - Wolcott(1990, p.67)は，「最良のものを残し，残りは捨てること」と提案している．
>
> あるいは
> - Wolcott(1990)は，「最良のものを残し，残りは捨てること」を提案している(p.67)．

　私たちは，研究者によくみられる2つの過ちに対して注意をよびかけたい．第1に，研究者は非常に複雑な方法で記述をし，理解しにくい専門用語を使用することが多い．看護職者は単純すぎて学術的でないと受け取られるのではな

いかと恐れるあまり，単純で明快な事柄を複雑であいまいなものにしてしまうことが多い．単純化しすぎるべきではないが，概念を明確かつ，あいまいでない用語で記述することが重要である．第2の過ちは，分析の欠如に関連したものである．長い引用文を集めて単純に並べ，その内容を要約するだけでは十分ではない．それは分析ではない．研究者は，自分の理論的な考えと解釈を展開しなければならない．参加者の声を適切に引用することでそれらを裏づけるのである．

## 結論と提言

通常，研究は結論で終わる．結論はその状況における結果の要約である．これはその研究の結果に直接関連するものでなければならない．ここでは新しい要素（または引用）を提示するべきではない．結論は，目的と理論的概念，および研究から得られた命題\*について明らかにされたものを概観するものである．劇的であまりにも独断的な結論は，小規模の研究では危険であり，見かけ倒しになることがある．研究者になりたての人はめったに「正式理論\*」を生み出すことはなく，重要な結論に至ることもない．実際，その研究は「より控えめな範囲で，より控えめな帰結」の研究である（Wolcott, 1944：44）．しかし，このことは，小規模の研究が臨床において重要性や示唆がないという意味ではない．Woods（1999）は結論について考慮すべき点をリストにあげている．彼は，研究者に，論文は当初の問いに答えたか，弱点や限界はあるか，これらにどのように取り組めばよいのかと問いかけている．もちろん，研究がその分野に知識を加えたことを示すのも重要である．場合によっては，結論がデータに新しい光をあててくれる場合もある．

専門的な場における健康にかかわる研究などでは，結論は重要な意味，ときに結果に基づく提言を含んでいる．提言は結論のなかで統合され，その目的に対して議論されることもある．あるいは結論の後に独立した項を設けることもできる．提言は研究の結果に基づいていなければならないということを覚えておくことは重要である．結果と関係なく書かれているものをみかけることが多いので注意してほしい．

結論の質をチェックするために研究者は以下の問いに答えてほしい．
- これがここに含まれるのはなぜか（論点もしくは主張についての振り返りにより）
- データから現れた主な論点は何か
- 主要な目的は何であったか，そしてこの研究は目的をいかにして達成したのか
- 研究の問いに対する答えは何か
- 結論はそれらに直接関係しているか
- 研究結果から直接引き出した専門的な提言は何か

\*proposition
論理学では真または偽である文のことをさすが，ここでは一般的な意味での研究から得られた結果（およびそれを示す文章）をさす．

\*formal theory
本当の意味での理論．すなわち，すでに得られている経験法則を形式的に整備するだけでなく法則を体系化することでまだ知られていない経験法則も含めて明らかにできるもの．

## 研究の振り返り*

> *この部分については，日本の看護研究論文では「研究の意義と限界」として述べていることが多い．

多くの学術研究者は，通常，学位論文や卒業論文の終わりのほうで，自分の研究を振り返り，研究に対して批判的にみてみることをする．別の角度からみて，さらに改善・拡大・明瞭にする余地がないかを検討する．ここで，研究者は本文で明らかにされなかった限界や自分自身のバイアスを指摘し，また遭遇する問題を記述するかもしれない．すべての研究にこのような振り返りの項があるわけではなく，結論に組み込まれることもある．反省的な立場をとる看護職者は，研究を通じていかに自分が専門的にも成長し変化したかという点を論じることができるだろう．Wolcott(1994)は，個人的な意見を取り上げることは量的研究ではほとんどみられないが，質的研究においては適切なことであろうと述べている．

調査やあるいはほかの量的研究によって自分の研究を批准する陳述では，「質的研究は研究方法として確立されており，正当性を確認する手順をもっている．また，量的研究者の基準から質的研究を判断することはできない」ということに気づいていないことを示している．

## 引用文献

> *ハーバード方式では著者名のアルファベット順に並べ，同著者では年代の古い順に並べる（日本では番号方式を用い，番号順に並べるものも多い）．

学術研究では，引用文献を掲載するのにハーバード方式*が一般的に使われるが，指導者，雑誌あるいは助成団体によっては別の引用文献掲載の仕方を用いることもある．研究を始める前に，指導者や課程の主任に問い合わせたり，手引書や雑誌で確認しておくとよい．

> *日本の論文ではイタリック体にしていないことが多い．

著者は文献リストと本文の引用文献を照合し，すべての引用文献がリストにあることを確認すべきである．学生の引用文献掲載は，しばしば不完全で不正確で，そして不十分であることがよくある．ページ数を示すときに，1ページ以内の場合はp.と，2ページ以上の場合はpp.と省略するが，雑誌ではpp.やp.は，省略することが多い．本の題名や雑誌名は，下線をつけるか，イタリック体で書く*．雑誌中の論文や書籍の章をあげる場合には，引用文献のなかにページ数を示す．

> *日本においても出版社によって引用文献の表示方法は異なるので，投稿規程を参照すること．

---

例*

Woods, P. (1999) *Successful Writing for Qualitative Researchers*. London, Routledge.

Warren, J., Holloway, I. & Smith, P. (2000) Fitting in：maintaining a sense of self during hospitalisation, *International Journal of Nursing Studies*, 37, 229-35.

Emerson, R.M., Fretz, R.I. & Show, L.L. (2000) Participant observation and field-

> notes. In *Handbook of Ethnography* (eds P. Atkinson, A. Coffey, S.Delamont, J. Lofland & L. Lofland), pp. 352 - 67. London, Sage.

　教育機関は，特定分野において，引用文献に関する独自の規則を有している場合がある．書籍や論文の出版社もまた，異なる引用文献の表示方式を採用している．たとえばこの本では，私たちは出版社のガイドラインに従っている．

### 資料

　著者は，情報提供者(仮名)の一覧表，すなわち彼らの年齢や職業歴やその年数などを入れることがある(しかし，研究参加者や情報提供者が簡単に特定されるような場合には，特に匿名性を確実に保持すること)．面接で使用した面接ガイドや面接の逐語録の例は，読者がデータ収集の展開を理解するのに役立つように付すことがある．観察のフィールド記録は，その使用方法を説明するために示すこともある．資料は，学生の受けたアドバイスや学生自身の常識に基づいて加えるが，あまり多すぎてはならない．ときとして研究者は，参加者への研究開始当初の正式な文書の手紙や許可の文書の例を付すことがある．研究が行われた場所をわからないようにして，倫理委員会からの承認の文書の写しを付さなければならない．

　資料は研究プロセスの流れにそって配置し，引用リストの後，研究の最後におく．たとえば，参加者へ最初の送った文書の例は面接の逐語録の例の前である．これについても各大学は独自の規程を有している．

## 研究の発表

### 書籍

　研究で得られた結果が重要なものである場合，研究者には，看護職者やほかの健康専門職者のグループに広くその結果を知らせる責任がある．ときに看護職者は自分の学位論文をもとにし，書籍(Lawler, 1991；Smith, 1992)，あるいは編集した書籍の1章として(Morse & Johnson[1991]によるものなど)発表しようとする．大半の出版社は，出版企画書についてもガイドラインを有している．この企画書は編集会議に出され，出版社の意見および市場価値に照らして本として出版する価値があるか審議される．研究者は企画が受け入れなかったとしても落胆することはない．出版社の主な関心事は市場価値であり，研究内容が一般受けするかどうかで決められるからである．もちろん，編集者は内容の質の高さや，研究者が簡潔でかつ必要な形式により論文を書く能力を備えているかについても考慮する．

## 雑誌論文

　研究を行った学生は，多くの場合，専門的あるいは学術的な雑誌に論文を発表する．研究者として初心者の頃は指導者と共著とすることが多い．雑誌論文の長さと形式は，雑誌によって異なる．たとえば，Journal of Advanced Nursing の論文は Nursing Times より学術的で，概して長文になっている．雑誌論文のほうが編集された書籍の章よりも研究仲間から高い評価を受ける．これは，有名な学術雑誌の論文はその分野の専門家に参照される機会が多く，研究評価機関*でより高く評価されるからである．

*Research Assessment Exercise

　投稿規程についての詳細なガイドラインは，雑誌の最初か最後に掲載されている．雑誌編集者のなかには適用した研究方法の詳細な説明を要求する人もいれば（たとえば雑誌 Midwifery），グラウンデッド・セオリーのような有名で広く知られている方法については詳細に論じるよりも要約するのがよいという人もいる（Sociology of Health and Illness）．著者は雑誌の性格や規程の違いを考慮しておかなければならない．長い研究は雑誌論文の形式では十分に論じることができないため，内容の取捨選択をしなければならない．たとえば，ある章，1つのカテゴリー，もしくは1つの方法に関連する問題を選んで論文にしていく．

　質的研究方法で報告する論文もしくは著書を書く場合は，いきいきと表現することが重要である．これは，優れたストーリーラインによって達成され，面接やフィールドノートからの短い描写や抜粋によって促進される．もちろん，記述のなかで個人が判別されることがないように考慮すべきである．よくまとまった図表も研究の観点のいくつかを明確にするのに役立つ．雑誌によって読者層が異なることを忘れてはならない．

## 雑誌論文の種類

　Strauss と Corbin (1998) は，雑誌では異なった読者層を対象として，3種類の論文があると述べている．
(1) 研究者向け
(2) 実践者向け
(3) 一般読者向け

### 研究者向けの雑誌論文

　研究課題と同様に，理論的方法的枠組みに特に関心をもっている研究者がいる．この種の論文を発表している雑誌*の好例には，Journal of Advanced Nursing, Midwifery, Qualitative Health Research がある．Qualitative Inquiry は方法論的論題に特化した雑誌であるが，看護関係の出版物ではない（この雑誌と Qualitative Health Research は米国発行の雑誌で，Qualitative Research は英国発行の雑誌である）．Nurse Education Today は看護教育における教育

*日本においては，「看護研究」(医学書院)のほか，各学会誌がある．

的論題と研究を扱っている．Journal of Nursing Management は管理についての論題を扱っている．これらのなかには学術的レベルが非常に高い雑誌もあり，発表するのはかなり難しい．

### 実践者向けの雑誌論文

実践者を手助けすることを意図した雑誌\*の例は，Nursing Times, Senior Nurse, the British Journal of Midwifery で，そのほかにも数多くある．これらの雑誌は，研究結果を記述し，その結果からの示唆を述べた論文を掲載している．論文の著者は，患者理解を手助けするために手順を概観し，概念を展開することが多い．

\*日本においては，「看護管理」(医学書院)をはじめ，各専門領域の雑誌がある．

### 一般読者向けの雑誌論文

雑誌論文のなかには一般の人たちに向けて書かれたものもある．大半の看護研究者はこの読者層に向けて書くことはほとんどない．ときに専門家雑誌の記事があるグループのメンバーや一般の人々に役立つことは実際にありうる．たとえば，女性雑誌に記載されているホルモン補充療法についての研究記事はたとえ短く学術的でないにしても，女性たちに情報を提供することになる．研究者は誠実に，かつ事実に基づく正確さをもって書く必要がある．

博士の学位を得ようと研究にたずさわっている学生は，全員，何らかの雑誌論文を書いてみるべきである．これは修士課程の学生でも同様である．大学によっては研究の途上で発表することを勧めるところもあれば，学位を取得してから書くことを勧めるところもある．これらの学生は指導者とともに論文発表するという学界の習慣がある．指導者はもちろん学生の研究に大きく貢献した者であり，論文を磨き上げていく支援をする．実際に論文を書いたのでない限り，指導者の名前は著者名リストの最初にもってきてはならない．

論文発表の経験は，学部生にとっても非常に有用なものである．それはただ単に研究内容を広めるだけでなく，最終的に彼らの専門分野における立場を高めることにつながる．ただし，学部生は常に指導者の助言と援助を受けるよう勧められる．

## 批判的アセスメントと評価

調査研究や報告書を読む人は，研究の質や信用可能性を判断するために，ある種の基準を用いて，最終的にまとめられたもののなかに特定の要素を探すのである．このことを研究者は認識していなければならない．全部ではないが，それらの要素のなかには質的研究にとって特別なものがある．次にあげるチェックリストは，研究を評価するときに読者が考慮する重要な要素である．これらの要素に照らして自分の研究を吟味することは，研究者にとって非常に有用であろう．

## 研究の問い

- 研究にあたっての問題や疑問が明確に述べられているか
- 研究テーマの領域は何か，そして研究の意義があるか
- 研究目的はふさわしいか，実行可能であるか
- 問題は質的研究に適切であるか
- 題目は簡潔で情報を与えるようなものであるか
- 問いは，研究者自身の枠組みを押しつけるものでなく，データを優先することを示しているか

## 要旨

- 目的を述べ，方法論を記述しているか
- 結果を要約し，結論を述べているか

## 文献

- 研究に論理的解釈をもたらす最初の文献概観がなされているか
- 適切な文献が研究に統合されているか
- 引用文献は継続して幅広く，関連性があり，最新のものであるか

## データ収集

- データ収集のタイプは何か，それはこの研究に適切か
- データをどのように収集し，転記，蓄積したか

## 対象

- 研究者は目的的対象選択（適切であれば理論的対象選択も含む）を用いているか
- 対象選択の基準は明確にされているか
- 対象選択について十分に説明されているか
- 対象を除外したり含めたりする基準が提示されているか

## 研究の受け入れについてと倫理的論点

- 参加者にどのように研究依頼したかを述べているか
- 研究を依頼する許可を得るために誰に申し込んだか
- 参加者の権利は保護されたか（途中で研究参加をやめる権利も含む）
- 参加者の匿名性を確保したか

- 力関係の問題は考慮されているか
- 特に権利が侵害されやすい人(クライエント)を，研究対象者から除外したか
- 権利が侵害されやすい人(クライエント)が対象に含まれている場合，そのことが正当であることを論じているか
- 主要な倫理的論点が論じられているか

### データ分析

- 分析の方法は明らかになっているか
- データ分析は(例をあげて)記述してあるか
- データ分析は系統的で詳細なものであるか
- 決定に至るあしあとが詳細にたどれるか
- (グラウンデッド・セオリーにおいては，データ収集と分析は相互に関連しているか)

### 知見

- 研究の真実性(妥当性)を説明しているか
- 上記の観点はどのように扱われたか
- 説明は質的研究方法として適切か
- 研究者は研究から何を知りえたか
- ストーリーライン，または中核カテゴリーがあるか
- 研究の目的に合っていたか
- 結論は研究から知りえたものを明確に述べているか
- 結論は直接データから引き出されているか

### 看護にとっての重要性

- 臨床実践のための提言が論じられているか
- それらは研究から直接明らかになったものであるのか

Blaxter(1995)は，質的研究の質的研究の評価のためにいくつかの考えを発展させ，医療社会学会議\*で，議論を導くための短い論文を発表した．質的研究を判断する基準は，量的研究を判断する基準とは違うと述べているが，質的研究の厳密さについても主張している(第16章を参照).

\*Medical Sociology Conference

## 要約

研究を書き上げるときに覚えておくべき主要な点を以下にあげる.

- 質的研究では，論文を書くにあたって量的研究より柔軟性を必要とする
- 論文の主要な項目は以下に分けられる――研究の理論的根拠である「序文」，知識の隙間を確認するための「文献の概観」，対象の記述を含んだ詳細な「方法論」，「データ収集と分析」，主要な「知見」とその「考察」
- 倫理的論点と研究依頼についても記述されなければならない
- 知見と考察は研究の主要な部分であり，そのなかで文献が統合される
- 研究論文の最後の項は，結論と実践の場への提言からなる
- いきいきとして興味を引くようなストーリーラインが重要である
- 研究論文では，専門的な提言を含めたゆるぎない結論が必要である

### 〔文献〕

Blaxter, M. (1995) *Workshop on Criteria for the Evaluation of Qualitative Research*. Medical Sociology Conference, York, 22–24 September, British Sociological Association.

Bluff, R. & Holloway, I. (1995) They know best: women's perceptions of midwifery care. *Midwifery*, **10**, 157–64.

Edwards, A. & Talbot, R. (1994) *The Hard-Pressed Researcher*. London, Longman.

Erlandson, D.A., Harris, E.L., Skipper, B.L. & Allen, S.D. (1993) *Doing Naturalistic Inquiry*. Newbury Park, Sage.

Ezzy, D. (2000) Illness narratives: time, hope and HIV. *Social Science and Medicine*, **50**, 605–17.

1) Glaser, B.G. and Strauss, A.L. (1967) *The Discovery of Grounded Theory*. Chicago, Aldine.

Holloway, I., Sofaer, B. & Walker, J. (2000) The transition from well person to 'pain afflicted' patient: The career of people with chronic back pain. *Illness, Crisis and Loss*, **8** (4) 373–87.

Lawler, J. (1991) *Behind the Screens: Nursing, Somology and the Problem of the Body*. Melbourne, Churchill Livingstone.

Lincoln, Y. & Guba, E. (1985) *Naturalistic Inquiry*. Beverly Hills, CA, Sage.

Minichiello, V., Aroni, R., Timewell, E. & Alexander, L. (1990) *In-Depth Interviewing: Researching People*. Melbourne, Longman Cheshire.

Morse, J.M. & Johnson, J.L. (1991) *The Illness Experience*. Newbury Park, Sage.

Morse, J.M., Bottorf, J.L. & Hutchinson, S. (1994) The phenomenology of comfort. *Journal of Advanced Nursing*, **20**, 184–95.

Punch, K.F. (2000) *Developing Effective Research Proposals*. London, Sage.

Sandelowski, M. (1994) The use of quotes in qualitative research. *Research in Nursing and Health*, **17** (6) 479–83.

Silverman, D. (2000) *Doing Qualitative Research: A Practical Handbook*. London, Sage.

Smith, P. (1992) *The Emotional Labour of Nursing*. Basingstoke, Macmillan.

2) Strauss, A. & Corbin, J. (1998) *Basics of Qualitative Research: Techniques and Procedures for Developing Grounded Theory*, 2nd edn. Thousand Oaks, Sage.

Webb, C. (1992) The use of the first person in academic writing: objectivity, language and gatekeeping. *Journal of Advanced Nursing*, **17**, 747–52.

Wheeler, S. (1989) Health visitors' and social workers' perceptions of child abuse. Unpublished BSc project. Bournemouth, Bournemouth University.

Wheeler, S.J. (1992) Perceptions of child abuse. *Health visitor*, **65** (9) 316–19.

Wolcott, H.F. (1990) *Writing up Qualitative Research*. Newbury Park, Sage.

Wolcott, H.F. (1994) *Transforming Qualitative Data: Description, Analysis, and Interpretation*. Thousand Oaks, Sage.

Wolcott, H.F. (2001) *Writing up Qualitative Research*, 2nd edn. Thousand Oaks, Sage.

Woods, P. (1999) *Successful Writing for Qualitative Researchers*. London, Routledge.

文献中，番号を付したものには下記の邦訳がある．
1) 後藤隆，大出春江，水野節夫(訳)：データ対話型理論の発見―調査からいかに理論をうみだすか，新曜社，1996
2) 操華子，森岡崇(訳)：質的研究の基礎―グラウンデッド・セオリー開発の技法と手順，第2版，医学書院，2004

# 用語解説

**Abstract　要旨**
研究についての簡潔な要約や概要で，報告の前に示される．研究の目的，種類，範囲，および潜在的重要性が書かれる．

**Action research　アクションリサーチ**
研究の循環するアプローチで，研究者は実践の場にいて，実践者とともに協働し，実践者は変化をもたらそうとし，ある介入を用いる．そして，両者でその実践を修正し，最適状況に至るまで，プロセス全体を進める．

**Aide memoire　手持ちのメモ**
徹底的な面接を行う間，研究者の記憶を助け，研究者の興味や重要と思う領域に焦点をあてる，キーワードや短い質問．

**Analytic induction　分析的帰納**
帰納的な過程を含み，特定のことから推論をして一般的な法則や理論を見いだす分析のアプローチ．

**Appendix（複数形 Appendices）　資料**
研究の末尾に添付される資料．これは原稿の枚数には含まれず，引用文献の前あるいは後のどちらかにおかれる（組織の決まりに順ずる）．

**Assumption　仮定，前提**
研究者によって当然と思われている信念や断定であるが，まだ検証されていないもの．

**Auditability　監査可能性**
その研究者の方法論的過程を，読者やほかの研究者が追いかけて理解することができるかどうか，それができればその研究は監査可能という．

**Audit trail（or Decision trail）　監査のためのあしあと（決定に至るあしあと）**
研究の筋道の論理とその発展を論証するために描かれる，研究者の意思決定プロセスについての詳しい説明．

**Authenticity　信憑性**
研究で得られた知見が参加者の見方を代表し，研究は公正であり，参加者が自分の社会的世界を理解し，改善するのに役立つということを論証するために使用される用語．

## Bias　バイアス
研究者や参加者個々の価値観や感情に強く影響されて起こる，データ収集，分析，解釈における歪曲や過誤．

## Bracketing(in phenomenology)　カッコ入れ(現象学における)
研究の焦点が考慮の範囲外におかれる．その現象についての仮定や前提条件といったすべてのものを，いったん無視する．

## Case study　ケーススタディ
組織，人，あるいは時や場所に限定される下位文化のような，単一の単位での研究．

## Category　カテゴリー
同じような特徴をもった概念や考えのまとまりで，分析の単位を形成する．

## Causality　因果関係
原因と結果のつながり．

## Code　コード
特別なデータに与えられる標識(ラベル)．

## Coding(in analysis)　コード化(分析における)
データを検討し，類別すること．ある特定の論拠に基づいて名前(あるいは番号)を割りあてること．

## Concept　概念
ある現象を記述する，抽象化された考え，または一般化された考え．

## Concept mapping　概念の位置づけ
概念と概念とのつながりや関係をみつけ，図式のなかに相互関係を示していくこと．

## Constant comparison(in grounded theory)　継続比較(グラウンデッド・セオリーにおける)
それぞれのデータがほかのデータすべてと比較されるような質的データ分析．

## Construct　構成概念
1つの構成概念はいくつかの概念あるいはカテゴリーを含み，抽象度が高くなっている．その用語は，より小さなカテゴリーのいくつかを還元することから引き出される主要カテゴリーに対してしばしば用いられる．

## Constructionism　構成主義，構造主義
人間が社会の現実を構成し，社会的世界は人間から離れて独自に存在することはできないと

いう前提に基づく社会科学のアプローチ．研究用語では，これは参加者と研究者が互いに意味を構成することをさす．

### Contextualisation　文脈化
研究者がデータと知見を文脈に結びつけること．

### Core category(in grounded theory)
### コア・カテゴリー(グラウンデッド・セオリーにおける)
研究におけるほかのすべてのカテゴリーと連結しており，データを統合するような概念．

### Criterion(複数形 Criteria)　基準
あるものが評価されるときに用いられる標準．

### Criterion-based sample　基準に基づいて選択された対象
**Purposive sample**(意図的に選択された対象)を参照．

### Critical incident technique　クリティカル・インシデント・テクニック
研究の場における，重大な状況，出来事，事件に焦点をあてるデータ収集や分析の技術．

### Critical theory　批判理論
人々が社会的な現象を批判的に評価し，解放されるために社会を変えようとする観点．

### Data　データ
研究のために収集された情報．

### Data analysis　データ分析
研究参加者の意味を探求することによって，データが組織化され，還元され，変換されること．研究者は概念やカテゴリーのためにデータを探す．

### Deduction　演繹
特別な現象やケースを説明するために，一般的な原理あるいは仮説を検証する手続き．

### Delimitations　限界を定めること，範囲を定めること
含める，含めない，のように，研究の境界線を引くこと．

### Description　記述
研究において意味のある事象についての詳しい説明であり，それは参加者が感じ取っているような世界を表すものを引き出す．

### Design(of study)　(研究の)デザイン
研究の全体的な計画であり，データ収集，分析，解釈のための方法と手続きを含む．

**Dross rate　無用なデータ**
　参加者から得た情報のうち，その研究の結果に関係しないもの．

**Emic perspective(anthropological term)　イーミックな見方(人類学の用語)**
　「内部の者」の視点(**Etic perspective**[エティックな見方]を参照)．

**Epiphany　本質を明らかにする発見**
　ある人の人生において，突然明らかにされたこと，転換期．

**Epistemology　認識論**
　人間が世界を知る方法に関連した，知識についての理論．

**Ethnography　記述民族学**
　ある文化や集団についての記述，およびその構成員の経験や解釈に関する研究．それは，研究の過程であり，完成された成果，つまり，研究報告でもある．

**Etic perspective　エティックな見方**
　「外部の者」の視点．すなわち，研究者の見方(**Emic perspective**[イーミックな見方]参照)．

**Exhaustive description(in phenomenology)　総括的な記述(現象学における)**
　参加者の経験の強さと深さをとらえ，記述することを目的として書くこと．

**External validity　外的妥当性**
　一般化可能性(**Generalisability**[一般化可能性]参照)．

**Fieldnotes　フィールド記録**
　フィールドでの観察の記録．

**Fieldwork(initially a term from anthropology)**
**フィールドワーク(最初は人類学からの用語)**
　実験室から外に出て，フィールドにおいてデータを収集すること．

**Focused interview　焦点化面接**
　論点が現れ，関係してくるにつれ，それに質問の焦点があてられる面接(**funnelling**[ファネリング]参照)．

**Focus group　フォーカス・グループ**
　類似した経験，共通した傾向をもつ人々の集団に対して，集団で面接すること．特別な話題について，参加者の思考や認識を得る目的で行われる．

**Funnelling　ファネリング**
漏斗のように1カ所に集まってくる広い基礎的なところから始まって，より特殊なものに進化していく面接の経過（**Focused interview**［焦点化面接］も参照）．

**Gatekeepers　ゲートキーパー**
ある組織や現場，あるいはそこにいる人々に接近することを許可する，あるいは制限する権限をもった人たち．

**Generalisability　一般化可能性**
研究で得られた知見をほかの出来事や場，またはグループに応用できる程度．

**Grounded theory　グラウンデッド・セオリー**
継続比較を通してデータから理論を生み出す研究方法．

**Hermeneutics　解釈学**
現象の記述よりもむしろその解釈に焦点をあてる，現象学の学派．

**Heterogeneity　異質性**
その研究で重要視している特徴に関して，対象の単位が異なっている程度．

**Homogeneity　同質性**
その研究で重要視している傾向に関して，対象の単位が類似している程度．

**Hypothesis　仮説**
仮定あるいは，検査，検証され，誤りが示されるようになる変数間の関係についての記述．

**Idiographic methods　個性記述的方法**
唯一の人，個人に焦点をあてる方法．これは，個々のケースを組み込み法則のような一般性を見いだそうとする **Nomothetic methods**（法則定立的方法）とは異なっている．

**Immersion　ひたること**
研究者がその場にとどまり，そのフィールドについて学び，完璧になじむようになる過程．

**Induction　帰納**
特殊で具体的な陳述から一般的で抽象的な原則へと進む研究者の推論の過程．

**Informant　情報提供者**
研究されている集団を構成する1人であり，その研究に参加し，研究者がその集団の文化を解釈することを助ける人（**Key informant**［重要な情報提供者］も参照）．

**Informed consent　インフォームド・コンセント**
研究の特質と目的について情報提供された後，参加者によってなされる，自由意志による同意．

**Interpretivism　解釈主義**
人間に焦点をあてる社会科学のアプローチであり，その人たちが自分たちの現実を解釈し理解する方法に焦点をあてる．

**Interviewer effect　面接者効果　（Observer effect[観察者効果]参照）**
その研究における研究者の存在による効果．

**Interview guide　面接ガイド**
徹底的な面接を行う研究者によって柔軟に用いられる，大ざっぱに構成された質問事項．

**Interview schedule　面接票**
量的研究者によって，各回答者に対して同一の順序といい回しで用いられる，標準化された質問事項（注：たびたび質的研究において不適切に用いられている）．

**In vivo code(in grounded theory)**
**インヴィヴォ・コード(グラウンデッド・セオリーにおける)**
研究者が参加者の用いる言葉をそのままラベルとして用いるコード．

**Iteration　くり返し，反復法**
研究のテクストの部分と全体の間，未加工のデータと分析されたデータの間で継続する（分析や点検の）活動．

**Key informant(in ethnography)　重要な情報提供者(記述民族学における)**
文化や集団に長くいる構成員で，規則，慣習，言語についての専門的知識をもつ．

**Limitations(of study)　(研究の)限界**
その研究における弱点，制約，不完全さ（否定的な方法で用いられるとは限らない）．

**Member check　参加者によるチェック**
そのデータや解釈を参加者によって点検し確認すること．

**Memoing　メモをとること**
フィールドワークを行うとき，抽象概念についてさまざまな段階について書きとめること．

**Method　方法**
データ収集，分析，解釈のための手続きと方略．

**Methodology　方法論**
方法や手続きの基盤となっている理論や原理に関する枠組み．

**Narrative　ナラティブ**
参加者による経験の記述．参加者の生活や経験について再構成されたもの．

**Nomothetic methods　法則定立的方法**
規則的な一般性や規則に従う行動についての研究で，それは個々の事例を包含するものである（**Idiographic methods**［個性記述的方法］も参照）．

**Objectivity　客観性**
中立的で偏りのない態度．

**Observer effect　観察者効果**
**Interviewer effect**（面接者効果）を参照．

**Ontology　存在論**
存在の本質にかかわる哲学の学派．現実の本質についての前提に関係している．

**Paradigm　パラダイム**
学者の社会で認められた，現実に対する理論的見方やアプローチ．研究を導く一連の信念を研究者にもたらす立場．

**Participant observation　参加観察**
研究者が研究しようとする現場や文化のなかで参加者となる観察．

**Phenomenon　現象**
研究されるための中心概念．現象学においては，研究における参加者の生活世界における経験の意味をいう．

**Phenomenology　現象学**
参加者自身の記述を通して，個々の生きられた経験についての意味を探索する哲学．採用される研究アプローチはこの哲学に基づいている．

**Pilot study　パイロットスタディ**
研究を実施する前に，まず少ない対象者への面接や観察を行ってみること．

**Positivism　実証主義**
観察と経験に基盤をおいた一般的な法則や規則性を見いだす目的をもった，社会科学の哲学的方向．これは自然科学の方法に匹敵する．

## Premature closure 時期尚早の終結
説明や理論的な考えに至るのが早すぎること．

## Progressive focusing 漸進的焦点化
Funneling（ファネリング）参照．

## Proposition 命題
関連した概念からなる作業仮説．それはカテゴリー間のいくつかの規則性と関係を確立する．

## Pseudonym 仮名
情報提供者の匿名性を保つためにつけられた架空の名前．

## Purposive(or Purposeful) sample 意図的(目的的)に選択された対象
研究の問いに関連して，前もって決定されたある基準によって選択された個人として，判断された対象(Criterion-based sample［基準に基づいて選択された対象］ともいう)．

## Reactivity 反応性
参加者の研究者の存在に対する反応．研究者も参加者の反応に対して反応する．

## Reflexivity 振り返り，反省
研究のプロセスを振り返り，批判的に検証すること．研究にもたらされる，研究者の主観的な面や経験について考慮すること．

## Reliability 信頼性
その研究用具が一貫した結果を出すことができるかどうかの能力．

## Research aim 研究目的
研究の問いに答えるために，研究下の現象について何を明らかにするかについての研究者の意思．

## Research question 研究の問い，研究問題
研究を導き，ほかの問いの基盤をなす問題や陳述．

## Rigour 厳密さ
研究における高い標準であり，詳細さ，正確さ，真実性，確実性を追究すること．

## Saturation 飽和
研究に重要な新しいデータが現れなくなり，すべてのカテゴリーの要素が説明される状態．

## Serendipity 思わぬ発見
データ収集の間に偶然，予期せぬ発見をすること．

**Storyline　ストーリーライン**
研究において語られる，研究のストーリーの分析的記述および外観．

**Subjectivity　主観性**
個人的な背景や傾向に影響される，個人的な見方．

**Symbolic interactionism　シンボリック相互作用論**
相互作用の意味に焦点をあてた社会学における解釈的アプローチ．

**Tacit knowledge　暗黙知**
共有化されているが公然には表現されていない，暗黙の知識．

**Theoretical sampling(in grounded theory)**
**理論的対象選択(グラウンデッド・セオリーにおける)**
引き出され関連づけられる概念に基づいて，あるいは発展していく理論に導かれて選ばれる，対象選択．

**Theoretical sensitivity(concept developed by Glaser)**
**理論的感受性(グレイサーにより考案された概念)**
データに含まれる意味を見いだす，研究者の敏感さと気づき．

**Theory　理論**
社会現象を説明する，一連の相互に関連する概念や命題．

**Thick description(concept developed by Geertz)**
**濃密な記述(ギアツにより考案された概念)**
社会的文脈における出来事や行動についてのある像をもたらす濃密で詳しい，概念的記述．

**Triangulation　トライアンギュレーション**
1つの現象に関する研究のなかで，研究方法，データ収集方法，調査者，あるいは理論的視点が異なっているものを組み合わせること(例：質的方法と量的方法，面接と観察など)．

**Validity　妥当性**
研究者の知見が，どの程度正確で，研究目的を反映し，現実を表しているかということ(質的研究の妥当性は量的研究の妥当性とは異なっている)．

**Verification　検証**
仮説を検査した後，経験的に確認すること．質的研究において，命題や作業仮説を検査すること．

# 日本語文献

看護領域に関係する質的研究方法に関する文献を飯田貴映子氏(千葉大学大学院看護学研究科)の協力を得て収録した。

## 全般

朝倉隆司(監訳):保健・医療のための研究法入門:発想から発表まで.協同医書,2001.
  * Bailey, DM: *Research for the Health Professional: A Practical Guide* (2nd ed). F.A. Davis, 1997. の訳

伊藤勇,徳川直人(訳):質的研究用語事典.北大路書房,2009.
  * Schwandt TA: *The Sage Dictionary of Qualitative Inquiry* (3rd ed). Sage Publications, 2007. の訳

上淵寿(監訳):質的研究法キーワード.金子書房,2009.
  * Bloor M, Wood F: *Keywords in Qualitative Methods: A Vocabulary of Research Concepts.* Sage Publications, 2006. の訳

上田礼子,上田敏,今西康子(訳):保健医療職のための質的研究入門.医学書院,2003.
  * Grbich C: *Qualitative Research in Health: An Introduction.* Sage Publications, 1998. の訳

大滝純司(監訳):質的研究実践ガイド 保健・医療サービス向上のために 第2版.医学書院,2008.
  * Pope C, Mays N: *Qualitative Research in Health Care* (3rd ed). BMJ Books, 2006. の訳

小田博志,山本則子,春日常,宮地尚子(訳):質的研究入門―「人間の科学」のための方法論.春秋社,2002.
  * Flick U: *An Introduction to Qualitative Research* (2nd ed). Sage Publications, 2002. の訳

萱間真美:質的研究実践ノート 研究プロセスを進める clue とポイント.医学書院,2007.

川野雅資(編):看護研究入門 科学的研究方法の実践「心の看護編」.星和書店,2001.

黒田裕子,中木高夫,小田正枝,逸見功(監訳):バーンズ&グローブ看護研究入門 実施・評価・活用.エルゼビア・ジャパン,2007.
  * Burns N, Grove SK: *The Practice of Nursing Research: Conduct, Critique, and Utilization* (5th ed). Saunders, 2004. の訳

北素子,谷津裕子:質的研究の実践と評価のためのサブストラクション.医学書院,2009.

グレッグ美鈴,麻原きよみ,横山美江:よくわかる質的研究の進め方・まとめ方 看護研究のエキスパートをめざして.医歯薬出版,2007.

小島通代,岡部聰子,金井和子(訳):看護研究 ケアの場で行なうための方法論.日本看護協会出版会,1984.
  * Diers D: *Research in Nursing Practice.* Lippincott Williams & Wilkins, 1979. の訳

小玉香津子,輪湖史子(訳):看護研究計画書 作成の基本ステップ.日本看護協会出版会,1999.
  * Brink PJ, Wood MJ: *Basic Steps in Planning Nursing Research: From Question to Proposal* (4th ed). Jones and Bartlett, 1994. の訳

小山真理子(監訳):実践に活かす看護研究:量的・質的研究デザインと統計手法を理解する.中山書店,2008.
  * Macnee CL: *Understanding Nursing Research.* Lippincott Williams & Wilkins, 2004. の訳

近藤潤子(監訳):看護研究 原理と方法 第2版.医学書院,2010.
  * Polit DF, Beck CT: *Nursing Research: Principles and Methods* (7th ed). Lippincott Williams & Wilkins, 2004. の訳

西條剛央:ライブ講義・質的研究とは何か 研究の着想からデータ収集,分析,モデル構築まで.新曜社,2007.

西條剛央:ライブ講義・質的研究とは何か 研究発表から論文執筆,評価,新次元の研究法まで.新曜社,2007.

# 日本語文献

佐藤郁哉：質的データ分析法　原理・方法・実践．新曜社，2008.

谷口明子，原田杏子(訳)：臨床実践のための質的研究法入門．金剛出版，2007.
　　* McLeod J: *Qualitative Research in Counselling and Psychotherapy*. Sage Publication, 2001. の訳

波平恵美子，道信良子：質的研究 step by step　すぐれた論文作成をめざして．医学書院，2005.

野島良子：看護科学のパラダイム転換 質的研究はいつ，なぜ登場したのか？アメリカの看護科学者の社会文化体験をとおして．へるす出版，2009.

舟島なをみ：質的研究への挑戦 第2版．医学書院，2007.

平山満義，古賀正義，岡野一郎(訳)：質的研究のパラダイムと眺望　質的研究ハンドブック〈1巻〉．北大路書房，2006.

大谷尚，伊藤勇(編訳)：質的研究資料の収集と解釈　質的研究ハンドブック〈2巻〉．北大路書房，2006.

平山満義，伊藤勇，大谷尚(訳)：質的研究資料の収集と解釈　質的研究ハンドブック〈3巻〉．北大路書房，2006.
　　* 上記1-3巻は Denzin NK, Lincoln YS: *Handbook of Qualitative Research* (2nd ed). Sage Publications, 2000. の訳

濱畑章子，片岡由美子(訳)：看護研究ワークブック　基礎からの実力養成96課題．医学書院，2001.
　　* Wilson HS, Hutchinson SA: *The Consumer's Guide to Nursing Research: Exercises, Learning Activities, Tools, and Resources*. Delmar Publishers, 1996. の訳

Henry BM(著)，上田礼子(監訳)：看護研究ハンドブック　ヘルスケアの質改善のために．医学書院，2004.
　　本書は日本人学生向けに執筆されたため，日本でのみ出版されているが，英語でのタイトルが，Handbook of Practical Research for Quality Improvement in Health Care: A New Approach to Nursing Research. となっている．

真渕勝(監訳)：社会科学のリサーチ・デザイン―定性的研究における科学的推論．勁草書房，2004.
　　* King G, Keohane RO, Verba S: Designing Social Inquiry: Scientific Inference in Qualitative Research, Princeton University Press, 1994. の訳

前田樹海，江藤裕之，田中建彦(訳)，APAアメリカ心理学会(著)：APA論文作成マニュアル　第2版．医学書院，2011.
　　* The American Psychological Association: *Publication Manual of the American Psychological Association* (6th ed). American Psychological Association, 2009. の訳

操華子，森岡崇(訳)：研究デザイン―質的・量的・そしてミックス法．日本看護協会出版会，2007.
　　* Creswell JW: *Research Design: Qualitative, Quantitative, and Mixed Methods Approaches* (2nd ed), Sage Publications, 2003. の訳

川合隆男(監訳)：社会調査入門―量的調査と質的調査の活用．慶應義塾大学出版会，2005.
　　* Punch KF: Introduction to Social Research: Quantitative and Qualitative Approaches, Sage Publications, 1998. の訳

秋田喜代美，能智正博(監修)：はじめての質的研究法―医療・看護編．東京図書，2007.

谷津裕子：Start Up 質的看護研究．学研メディカル秀潤社，2010.

高木廣文：質的研究を科学する．医学書院，2010.

波平恵美子，小田博志：質的研究の方法―いのちの"現場"を読みとく．春秋社，2010.

リン リチャーズ(著)，大谷順子，大杉卓三(訳)：質的データの取り扱い．北大路書房，2009.
　　* Richards L: Handling Qualitative Data; A Practical Guide. Sage Publication, 2005. の訳

大谷順子(訳)：人間科学のための混合研究法―質的・量的アプローチをつなぐ研究デザイン．北大路書房，2010.
　　* John W. Creswell, Vicki L. Plano Clark: Designing and Conducting: Mixed Methods Research. Sage Publication, Inc, 2007. の訳

野地有子(訳)：モース＆フィールドの看護研究―質的研究を実際に始めるためのガイド．日本看護協会出版会，2012.

* Morse JM and Field PA: Nursing Research, The Application of Qualitative Approaches, Second Edition, Cengage Learning EMEA Limited, 1995. の訳

## フィールドワーク

江口信清(訳)：人類学フィールドワーク入門．昭和堂，1994.
* Crane JG, Angrosino M V: *Field Projects in Anthropology: A Student Handbook* (3rd ed). Waveland Press, 1992. の訳

佐藤郁哉, 好井裕明, 山田富秋(訳)：方法としてのフィールドノート　現地取材から物語(ストーリー)作成まで．新曜社，1998.
* Emerson RM, Fretz RI, Shaw LL: *Writing Ethnographic Field Notes*. University of Chicago Press, 1995. の訳

佐藤郁哉：フィールドワークの技法　問いを育てる，仮説をきたえる．新曜社，2002.
佐藤郁哉：フィールドワーク　書を持って街へ出よう．新曜社，2006.
進藤雄三, 宝月誠(訳)：社会状況の分析　質的観察と分析の方法．恒星社厚生閣，1997.
* Lofland J, Lofland LH: *Analyzing Social Settings: A Guide to Qualitative Observation and Analysis* (3rd ed). Wadsworth Publishing Company, 1995. の訳

須藤健一(編)：フィールドワークを歩く　文科系研究者の知識と経験．嵯峨野書院，1996.
箕浦康子(編)：フィールドワークの技法と実際．ミネルヴァ書房，1999.
木下康仁(訳)：文化と看護のアクションリサーチ　健康医療への人類学的アプローチ．医学書院，2010.
* Kiefer CW.: Doing Health Anthropology: Research Methods for Community Assessment and Change. Springer Publishing Company, 2006. の訳

## 記述民族学

麻原きよみ, グレッグ美鈴(訳)：エスノグラフィー．日本看護協会出版会，2003.
* Roper JM, Shapira J: *Ethnography in Nursing Research*. Sage Publications, 1999. の訳

石井邦子 ほか(訳)：レイニンガー看護論─文化ケアの多様性と普遍性．医学書院，1995.
* Leininger MM: *Culture, Care Diversity, and Universality: A Theory of Nursing*. National League for Nursing, 1991. の訳

近藤潤子, 伊藤和弘(監訳)：看護における質的研究．医学書院，1997.
* Leininger MM: *Qualitative Research Methods in Nursing*. Saunders, 1985. の訳

松澤和正：臨床で書く　精神科看護のエスノグラフィー．医学書院，2008.
森川渉(監訳)：フィールドワークの物語　エスノグラフィーの文章作法．現代書館，1999.
* Van Maanen J: *Tales from the Field: On Writing Ethnography*. University of Chicago Press, 1988. の訳

小田博志：エスノグラフィー入門　〈現場〉を質的研究する．春秋社，2010.

## グラウンデッド・セオリー

小倉啓子：ケア現場における心理臨床の質的研究　高齢者介護施設利用者の生活適応プロセス．弘文堂，2007.
木下康仁(訳)：死のアウェアネス理論と看護　死の認識と終末期ケア．医学書院，1988.
* Glaser BG, Strauss AL: *Awareness of Dying*. Aldinede Gruyter, 1965. の訳

木下康仁：グラウンデッド・セオリー・アプローチ　質的実証研究の再生．弘文堂，1999
木下康仁：グラウンデッド・セオリー・アプローチの実践　質的研究への誘い．弘文堂，2003.
木下康仁：質的研究と記述の厚み　M-GTA・事例・エスノグラフィー．弘文堂，2009.
木下康仁：ライブ講義M-GTA　実践的質的研究法　修正版グラウンデッド・セオリー・アプローチのすべて．弘文堂，2007.
黒江ゆり子, 宝田穂, 市橋恵子(訳)：慢性疾患の病いの軌跡　コービンとストラウスによる看護モデル．

医学書院，1995.
* Woog P: *The Chronic Illness Trajectory Framework: the Corbin and Strauss Nursing Model*. Springer, 1992. の訳

後藤隆，水野節夫，大出春江(訳)：データ対話型理論の発見　調査からいかに理論をうみだすか．新曜社，1996.
* Glaser BG, Strauss AL: *The Discovery of Grounded Theory: Strategies for Qualitative Research*, Aldine Gruyter, 1967. のうち8章の一部を除いた全章の訳

戈木クレイグヒル滋子：グラウンデッド・セオリー・アプローチ　理論を生みだすまで．新曜社，2006.

戈木クレイグヒル滋子：実践グラウンデッド・セオリー・アプローチ　現象をとらえる．新曜社，2008.

戈木クレイグヒル滋子(編)：質的研究方法ゼミナール：グラウンデッドセオリーアプローチを学ぶ　増補版．医学書院，2008.

戈木クレイグヒル滋子(編)：グラウンデッド・セオリー・アプローチ実践ワークブック．日本看護協会出版会，2010.

樋口康子，稲岡文昭(監訳)：グラウンデッド・セオリー　看護の質的研究のために．医学書院，1992.
* Chenitz CW, Swanson JM: *From Practice to Grounded Theory: Qualitative Research in Nursing*. Addison-Wesley Publishing, 1986. の訳

操華子，森岡崇(訳)：質的研究の基礎　グラウンデッド・セオリー開発の技法と手順　第3版．医学書院，2012.
* Corbin JM: Strauss AL, *Basics of Qualitative Research: Techniques and Procedures for Developing Grounded Theory* (3$^{rd}$ ed), Sage Publications, 2008. の訳

山本則子，萱間真美，太田喜久子，大川貴子：グラウンデッドセオリー法を用いた看護研究のプロセス．文光堂，2002.

## 現象学

井上智子(監訳)：ベナー　看護ケアの臨床知　行動しつつ考えること　第2版．医学書院，2012.
* Benner PE, Hooper-Kyriakidis PL, Stannard D: *Clinical wisdom and intervention in acute and critical care: a thinking-in-action approach* (2$^{nd}$ ed), Springer Publishing Company, 2011. の訳

大久保功子(訳)：解釈学的現象学による看護研究　インタビュー事例を用いた実践ガイド．日本看護協会出版会，2005.
* Cohen MZ, Kahn DL, Steeves RH: *Hermeneutic Phenomenological Research: A Practical Guide for Nurse Researchers*. Sage Publications, 2000. の訳

佐久川肇：質的研究のための現象学入門　対人支援の「意味」をわかりたい人へ．医学書院，2009.

竹田青嗣：現象学入門．日本放送出版協会，1989.

田中美恵子，丹木博一(訳)：ベナー解釈的現象学　健康と病気における身体性・ケアリング・倫理．医歯薬出版，2006.
* Benner P: *Interpretive Phenomenology: Embodiment, Caring, and Ethics in Health and Illness*. Sage Publications, 1994. の訳

千田義光：現象学入門．放送大学教育振興会，2000.

永見勇(訳)：病いの意味　看護と患者理解のための現象学．日本看護協会出版会，2001.
* Toombs SK: *The Meaning of Illness: A Phenomenological Account of the Different Perspectives of Physician and Patient*. Springer, 1992. の訳

難波卓志(訳)：ベナー／ルーベル　現象学的人間論と看護．医学書院，1999.
* Benner PE, Wrubel J: *The primacy of caring: stress and coping in health and illness*. Addison Wesley, 1989. の訳

松本淳(訳)：患者の声を聞く―現象学的アプローチによる看護の研究と実践．エルゼビア・ジャパン，2006.
* Thomas SP, Pollio HR: *Listening to Patients: A Phenomenological Approach to Nursing Research and Practice*. Springer, 2004. の訳

植田嘉好子，山本玲菜，佐久川肇：質的研究のための現象学入門—対人支援の「意味」をわかりたい人へ．医学書院，2009．

## アクションリサーチ

内山研一：現場の学としてのアクションリサーチ：ソフトシステム方法論の日本的再構築．白桃書房，2007．
岡本玲子，関戸好子，鳩野洋子(訳)：ヘルスケアに活かすアクションリサーチ．医学書院，2005．
　* Morton-Cooper A: *Action Research in Health Care*. Wiley-Blackwell, 2000．の訳
八ツ塚一郎(訳)：ラディカル質的心理学—アクションリサーチ入門．ナカニシヤ書店，2008．
　* Parker I: *Qualitative Psychology: Introducing Radical Research*. Open University Press, 2004．の訳
E. T. ストリンガー(著)，目黒輝美，磯部卓三(訳)：アクションリサーチ．フィリア，2012．
　* Strinber ET: *Action Research*. (3rd ed). Sage Publications, 2007．の訳
矢守克也：アクションリサーチ—実践する人間科学．新曜社，2010．
筒井真優美，江本リナ，草柳浩子，川名るり：研究と実践をつなぐアクションリサーチ入門—看護研究の新たなステージへ，ライフサポート社，2010．

## フォーカス・グループインタビュー

安梅勅江：ヒューマン・サービスにおけるグループインタビュー法　科学的根拠に基づく質的研究法の展開．医歯薬出版，2001．
安梅勅江：ヒューマン・サービスにおけるグループインタビュー法　科学的根拠に基づく質的研究法の展開2　活用事例編．医歯薬出版，2003．
梅沢伸嘉：グループインタビュー調査：実施と分析の技術．ダイヤモンド社，1981．
梅沢伸嘉：実践グループインタビュー入門　消費者心理がよくわかる　ステップ別・原則・留意点・チェックリスト．ダイヤモンド社，1993．
高山忠雄，安梅勅江：グループインタビュー法の理論と実際　質的研究による情報把握の方法．川島書店，1998．
井上理，柴原宜幸，田部井潤(訳)：グループ・インタビューの技法．慶応義塾大学出版会，1999．
　* Vaughn S, Schumm JS, Sinagub J: *Focus Group Interviews in Education and Psychology*. Sage Publications, 1996．の訳

## ナラティブリサーチ

桜井厚，小林多寿子(編)：ライフストーリー・インタビュー　質的研究入門．せりか書房，2005．
野口裕二(編)：ナラティヴ・アプローチ．勁草書房，2009．
能智正博：「語り」と出会う—質的研究の新たな展開に向けて．ミネルヴァ書房，2006．
やまだようこ(編)：質的心理学の方法—語りをきく．新曜社，2007．

## その他

北澤裕，小松栄一(訳)：会話分析の手法．マルジュ社，1998．
　* Psathas G: *Conversation Analysis: The Study of Talk-in-Interaction*. Sage Publications, 1994．の訳
鈴木聡志：会話分析・ディスコース分析—ことばの織りなす世界を読み解く．新曜社，2007．
吉村昭市，鎌田修，貫井孝典(訳)：談話分析を学ぶ人のために．世界思想社，1999．
　* Coulthard M: *An Introduction to Discourse Analysis* (2nd ed). Longman, 1985．の訳
林宅男：談話分析のアプローチ　理論と実践．研究社，2008．
南出康世，内田聖二(訳)：談話分析　自然言語の社会言語学的分析．研究社出版，1990．
　* Stubbs M: *Discourse Analysis: The Sociolinguistic Analysis of Natural Language*. Basil Blackwell, 1983．の訳．第11章は割愛されている．
西阪仰(訳)，S. サフト(翻訳協力)：会話分析基本論集—順番交替と修復の組織．世界思想社，2010．
　* Sacks H, Schegloff EA and Jefferson G: A simplest systematics for the organization of turn-

taking for conversation. Language, 50(4), 696-735, 1974, および Schegloff EA, Jefferson G and Sacks H: The preference for self-correction in the organization of repair in conversation. Language, 53(2), 361-382, 1977. の訳

前田泰樹，水川喜文，岡田光弘（編）：エスノメソドロジー　人びとの実践から学ぶ．新曜社，2007．

山崎敬一（編）：実践エスノメソドロジー入門．有斐閣，2004．

山田富秋，水川喜文（訳）：入門エスノメソドロジー――私たちはみな実践的社会学者である．せりか書房，1996．

　*Coulon A: *Ethnomethodology* (4th ed.). Sage Publications, 1995. の訳

ハロルド・ガーフィンケルほか（著），山田富秋，好井裕明，山崎敬一（編訳）：エスノメソドロジー　社会学的思考の解体．せりか書房，1987．

高山真知子（訳）：エスノメソドロジーとは何か．新曜社，1987．

　*Kenneth L: *A Primer on Ethnomethodology*. Oxford University Press, 1980. の訳

串田秀也，好井裕明（編）：エスノメソドロジーを学ぶ人のために世界思想社，2010．

水川喜文，中村和生（監修）：エスノメソドロジーと科学実践の社会学．勁草書房，2012．

　*Lynch M：Scientific Practice and Ordinary Action. Cambridge University Press, 1993. の訳

三上俊治，椎野信雄，橋元良明（訳）：メッセージ分析の技法――「内容分析」への招待．勁草書房，1989．

　*Klaus K: *Content Analysis: An Introduction to Its Methodology*. Sage Publications, 1980.

有馬明恵：内容分析の方法．ナカニシヤ出版，2007．

川喜田二郎：発想法　創造性開発のために．中央公論社，1967．

川喜田二郎：続・発想法――KJ法の展開と応用．中央公論社，1970．

川喜田二郎：問題解決学：KJ法ワークブック．講談社，1970．

川喜田二郎：発想法の科学．中央公論社，1995．

川喜田二郎：KJ法：渾沌をして語らしめる．中央公論社，1996．

鯨岡峻：エピソード記述入門　実践と質的研究のために．東京大学出版会，2005．

鯨岡峻：エピソード記述を読む．東京大学出版会，2012．

川浦康至，田中敦（訳）：自己観察の技法　質的研究法としてのアプローチ．誠信書房，2006．

　*Rodriguez N, Ryave A: *Systematic Self-observation*. Sage Publications, 2002. の訳

佐藤達哉：TEMではじめる質的研究　時間とプロセスを扱う研究をめざして．誠信書房，2009．

山田富秋，兼子一，倉石一郎，矢原隆行（訳）：アクティヴ・インタビュー　相互行為としての社会調査．せりか書房，2004．

　*Holstein JA, Gubrium JF: *The Active Interview*. Sage Publications, 1995. の訳

佐藤郁哉：QDAソフトを活用する実践質的データ分析入門．新曜社，2008．

安部陽子（訳）：看護研究のための文献レビュー　マトリックス方式．医学書院，2012．

　*Garrard J: *Health Sciences Literature Review Made Easy* (3rd ed). Jones & Bartlett Learning LLC, 2011. の訳

前田樹海，江藤裕之：APAに学ぶ　看護系論文執筆のルール．医学書院，2012．

山浦晴男：質的統合法入門　考え方と手順．医学書院，2012．

石垣和子，宮崎美砂子，北池正，山本則子（訳）：質的研究のメタスタディ実践ガイド．医学書院，2010．

　*Paterson BL, Thorne SE, Canam C, Jillings C: Meta-Study of Qualitative Health Research: A Practical Guide to Meta-Synthesis. Sage Publication, Inc, 2001. の訳

北素子，谷津裕子：質的研究の実践と評価のためのサブストラクション．医学書院，2009．

伊藤景一，北素子（監訳）：質的研究と量的研究のエビデンスの統合――ヘルスケアにおける研究・実践・政策への活用．医学書院，2009．

　*Catherine Pope, Nicholas Mays, Jennie Popay: Synthesizing Qualitative and Quantitative Health Evidence: Guide to Methods. Open University Press, 2007. の訳

# 索引

## 人名

Adorno　187
Atkinson　141
Benner　171
Boas　133
Colaizzi　178
Comte　3
Corbin　13, 150
Denzin　6, 12, 137, 140, 151, 256
Dilthey　6
Douglas　6
Frank　199, 204
Foucault　225
Freire　187
Freud　204
Gadamer　174
Garfinkel　222
Geertz　137, 258
Giorgi　174, 177, 178
Glaser　149, 162
Habermas　168, 187
Horkheimer　187
Kelly　225
Kleinman　204
Kuhn　5
Leininger　17, 135
Lewin　186
Malinowski　96, 133
Marcuse　187
Mead GH　6, 150
Mead M　96, 133
Merton　159
Millett　215
Morse　135
Parsons　159, 205
Popper　4
Roth　199
Ryle　137
Sacks　222
Schuütz　6
Spiegelberg　170
Spradley　97, 139, 141
Strauss　13, 149, 150
Van Kaam　178

Whyte　133, 218
アリストテレス　168
ウェーバー　6
カント　167
サルトル　167, 173
ソクラテス　168
デカルト　169, 171
トマス・アクィナス　168
ハイデッガー　6, 167, 168, 170
フッサール　6, 167, 170
ブレンターノ　168
マルセル　173
メルロ＝ポンティ　167, 173
リクール　174, 199

## あ

アイコンタクト　84
悪意がない原則　51
アクションリサーチ　185
集められたストーリー　202, 203
アポイントメント　70
暗黙の知　222
暗黙の了解　139

## い

イーミックな見方　9, 11, 139
eメール面接　88
生きられた経験　175, 176, 215
意識向上運動　187
意識高揚　215
異質対象選択　121
一次資料　29, 225
1対1面接　79
一人称　263
一貫性　80, 247
逸脱したケース　156, 223
一般化　146, 258
一般化可能性　34, 162, 247, 248
一般的体系　162
逸話　79
移転可能性　247, 251
意図的対象選択　120
意味　105

――のある陳述　234
――のあるまとまり　234
いもづる式対象選択　122
依頼　100, 267
依頼しやすさ　27
入れ子式方略　18
インヴィヴォ・コード　155, 234
インタビュー　108
インフォームド・コンセント
　　　　　　　　　47, 56, 252
引用　232, 270
引用符　232
引用文　239
引用文献　272

## う・え

うながし　83
うぶな観察者　195
映画　106
映像フィルム　143
エスノナーシング　135
エスノメソドロジー　222
エティックな見方　12, 139, 254
エポケー　170
演繹　152, 249
演繹法　4
エンパワメント　188, 192, 215

## お

オーナーシップ　191
オープンコード化　155, 235
親としての同意　49
オンライン研究　88

## か

開示性　19
解釈　145, 167, 172, 224
解釈学　172
解釈学的研究法　172
解釈主義　3, 6
解釈的　6
解釈的アプローチ　239
解釈的研究　187

# 索引

## か

外的妥当性　247, 248
回答者　127
介入　61, 189
概念　152, 154, 158
概念化　161
概念間の関係　152
概念枠組み　30, 139
回復させる役割　208
回復のナラティブ　205
外部者(アウトサイダー)の視点
　　　12
外部の傍観者　97
下位文化　96, 133
解放　192
解放的知識　187
開放的な場　97
会話分析　221, 239
カオスのナラティブ　205
隠された申し合わせ事項　134
学術雑誌　274
学生の役割　70
確認可能性　247, 251
確率論的対象選択　124
隠れた感情　62
仮説　10
画像　105
課題のリスト　80
語り　199
語り口　269
語ること　198
カッコ入れ　170, 171, 177
葛藤　57
活動　185, 189
活動指向　224
カテゴリー　134, 144, 152, 210, 234, 238, 269, 270
カテゴリー化　115, 152, 155, 156, 234, 238, 268
カテゴリー間の関連　157
仮名　231, 233, 273
カメラ　102
考えの本質　115
関係　208, 209
関係性　152
看護の専門文化　136
観察　95, 132, 136, 189, 218, 221
観察記録　141
観察者
　——　効果　63, 97
　——　としての参加者　99
　——　の影響　40
監査のためのあしあと
　　　250, 257, 262, 269
患者のデータ保護　53

患者の文化　136
間主観性　171, 250
感受性　153, 242, 251
完全な観察者　100
完全な参加者　98
観念論　169
関連　238

## き

キー概念　210
キーワード　238
聞き方　207
　——　の技術　84
聞き手の態度　204
記号化　233
記事記述的な方法　8
記述　143, 161
記述された記録　103
記述的アプローチ　6, 239
記述的観察　100
技術的関心　187
技術的協同　190
記述民族学　9, 132, 239
基準　247
　——　に基づいた対象選択　120
規則性　223, 224
基礎づけ　175, 176
気づきの文脈　156
帰納　152
機能主義　169
帰納的　10
帰納法　224
希薄な記述　137
基本構造　179
客観主義　3
客観性　54, 247, 249
教育背景　116
教育レベル　116
共感　6, 62, 201
共感的な傾聴　201
共感的理解　12
教訓　206
形相的関心　174
形相的構造　174
協働　236
協力者　138
許可を得る　100
極端なケースの選択　124
距離　208
　——　を保つ　62
切り取り　241
記録　85
　——　の質　105

　——　のタイプ　103
記録研究　136
記録物　103, 136, 218

## く

句　210
グラウンデッド・セオリー
　　　149, 239
クラスター　155
くり返し　140, 230, 232
クリティカル・インシデント・テクニック　219
グループ　238
　——　のサイズと構成　110
　——　の雰囲気　114
グループインタビュー　109
グループ化　145, 235
グループ効果　116
グループ相互作用　116
グループダイナミクス　112
グループ内相互作用　115
グループ人数　110

## け

計画　189
経験　175, 198, 200, 207, 208, 215
　——　の本質　201, 209
形式　264
形式ばらない会話　137
継続性　154
継続比較　158
継続比較分析　152
形態　178, 203, 233, 235
ケーススタディ　217
ゲートキーパー　38, 267
結果　269
決定に至るあしあと
　　　219, 232, 251, 257, 267, 277
結論　271
限界　267, 272
厳格性　247
研究
　——　の受け入れ　267
　——　の限界　34
　——　の正当性　266
　——　のデザイン　267
　——　の問い　25, 276
　——　の背景　266
　——　の振り返り　272
　——　の目的　33
　——　のゆがみ　72
　——　への関心　162

研究依頼　37, 276
研究課題　26
研究計画書　31
研究参加依頼　42
研究参加を拒否する権利　50
研究指導　67
研究指導者　67
　――の役割　70
研究者のかかわり合い　13
研究者のトライアンギュレーション　16, 256
研究申請書　262
研究デザイン　34
研究評価機関　274
研究プロトコール　31
研究報告　262
言語志向　239
検索　241
献辞　265
堅実性　250
検証　152, 208
現象　10
現象学　167
現象学的還元　170, 171
現象学的直観　170
現象学的面接　85
原文　224
厳密性　179, 247

## こ

公開されている公文書　103
考察　269
向上　190
構成員　224
構成概念　13, 30, 139, 152, 234
公正さ　251
公正の基準　51
構造　178, 208
構造化面接　81
公的な文書　103
公表予定　35
公文書　225
コード化　115, 144, 152, 155, 156, 224, 234, 268
コード番号　231
コード名　210
互換性　208
語句　238
個人史　216
個人的構成概念　225
個人的な応答の記録　257
個人的な価値観　62
個性記述的研究　151

子どもの権利　49
小見出し　266
コントロール　192
コンピュータ　232, 236
コンピュータ技術のレベル　240

## さ

再解釈　146
サイクル　194
再現可能性　162
再文脈化　249
作業仮説　156, 238
作業命題　156, 255
さぐり　83
雑誌論文　274
査読　262
査読者　32
参加　185
参加観察　95, 136, 141, 163
参加者　12, 127
　――としての観察者　99
　――による確証　253
　――によるチェック　138, 248, 252, 253
　――の希望　60
　――の権利　276
参考書　8
漸進的焦点化　28, 101
暫定的な仮説　152

## し

ジェンダー　214
司会者　113
視覚データ　105
シカゴ学派　7
時間軸　200
時間性　172
時間の管理　113
時期　154
時期尚早の終結　236
軸足コード化　156
次元　156
志向性　168, 171
志向的対象　169
自己開示　13
自己反省　258
自己反省的調査　185
自己批判　258
自己批判的立場　189, 258
自叙伝　103
姿勢　84
自然科学　3

自然主義　3
辞退の権利　42
実行可能　27
実在性　170
実証主義　3, 187, 216
実証主義者　215
実践的関心　187
実存　173
実存主義　173
実存主義者　173
質の評価　258
質問　82, 141, 207
自伝的なストーリー　202
指導　73
自発的な同意　56
使命　206
指名式対象選択　122
社会化　135
社会過程　102
社会的スキル　84, 114
社会的相互作用　222
謝辞　265
写真　106, 143
重大事象　219
集団面接　108
柔軟性　19, 56, 80, 92
重要他者　150, 204
重要な情報提供者　138
主観性　54
主観的評価　263
主題分析　115
出版企画書　273
出版物　103
ジュネーブ宣言　53
守秘　42, 52, 113
守秘性　35, 59, 262
主要なカテゴリー　157
準拠枠　87
純正主義　17
詳細なデータ　80
省察　258
正直さ　52, 251
詳述した記述　143
焦点化　103
焦点化観察　100
焦点化面接　81
情報源　104, 157, 158
情報提供者　12, 120, 127, 267
小旅行　82
小旅行型観察　101
小旅行型質問　82
書記　114
助成機関　262
書籍　273

序文　266
自律の尊重の原則　51, 56
資料　273
ジレンマ　57, 60, 254
人権に関するヨーロッパ協定　48
進行記録　192
進行表　113
真実性　40, 89, 193, 194, 246, 247, 250, 252, 277
人生史　214, 239
申請書　36
人生談　207
人生の語り　204
身体性　172
心的現象　169
心的作用　169
信憑性　105, 246, 250, 251
新聞　225
シンボリック相互作用論　7, 150
親密な関係　61
信用可能性　40, 105, 247, 251, 270
信頼性　246, 247

## す

図　103, 145, 161, 238
推測　145
推論の飛躍　235
スーパーバイザー　67
スーパービジョン　67
図解　269
スタイルシート　262
ストーリー　137, 144, 145, 198
　　──の語り手　13
ストーリーテリング　198, 208
ストーリーライン
　　13, 115, 152, 157, 238, 269, 277
図表　143

## せ

正確さ　105
生活史　207
生活世界　171
正式理論　159, 271
性質　156, 157
誠実さ　52
政治的社会的文脈　258
正当性　34, 159, 267
生命医学倫理の原則　51
説得力のある記述　253
説明　145, 238, 224
説明因子　248
説明力　159

善意の原則　51
前後関係　207
全数対象選択　122
全体像　203
全体論的　258
全体論的分析　209
選択基準　125
選択的観察　100
選択的コード化　157
選択の条件　124
前提　87, 134, 139
先入観　62
専門家による審議　255
専門家による検討　255
専門的な門外漢　195

## そ

相違　152
総括的な記述　13, 178, 210
相互関係　103, 136
相互作用　63, 97, 109, 136, 224
　　──のあるインタビュー　217
　　──の質　112
　　──のレベル　112
相互主観性　86
相互的協同　190
相互の尊敬　86
創造性　259
組織化されたパターン　222
率直さ　251
素データ　144, 237
存在論　168

## た

第1概念　140
体系化　238
第三者　55
対象　267, 276
　　──数　126
代償　63
対象選択　120
　　──の基準　276
代替の事例　255
対等　59
第2概念　140
代表　249
代表性　105
タイミング　57, 84
題目　264
大陸旅行　82
大陸旅行型観察　101
大陸旅行型質問　82

対話　223
　　──のスキル　84
妥当性　193, 246-248, 277
たゆまぬ観察　252
多様性　157
探求　83
　　──のナラティブ　206
単語　238
段落　238
談話分析　221, 223, 239

## ち

力関係　59, 61, 277
逐語録　112, 114, 231
逐次的な分析　209, 210
知見　277
知識のすきま　26, 266
知的財産　46
チャットルーム　88
中核カテゴリー　157, 277
中核変数　157
忠実　52
中立性　249
挑戦　206
調停技術　114
直接的な引用　270
直観　10, 170, 177, 208
沈黙　84

## て

提言　271, 277
定式化された意味　178
データ源　152
データ収集　268, 276
　　──の手順　268
データ単位　238
データトライアンギュレーション
　　　　　　　　　16, 256
データの第一義性　9
データ分析　230, 268, 277
データ飽和　123
データ保護法　91
テープ　102
　　──録音　85
テーマ　115, 144, 152, 180, 210, 234, 238, 270
テーマ群　178
適切性　248, 250
徹底的な面接　114, 137
手持ちのメモ　80
伝記　103, 216
伝記的なストーリー　202, 203

索引

典型性　34, 249
典型的なケースの選択　124
伝言データ　224
電子掲示板　88
伝統的な記述民族学　134
電話面接　90

## と

同意書　42, 58
同意能力　48
投稿規程　274
洞察　176, 225
同時性面接　88
同質対象選択　121
特異性　159
特殊性　34
特性　156
独特なケースの選択　124
匿名　88, 113
匿名性　56, 59, 262, 273, 276
独立理論　159
トライアンギュレーション
　　　　　15, 72, 256

## な

内省的な特性　85
内的妥当性　248
内部者（インサイダー）　97, 189
　――の視点　11
ナラティブ　198, 214, 239
並べかえ　238
ナレーター　198

## に・の

二元論　169
二次資料　29
二重盲検法　49
日記　103, 232
ニュースグループ　88
ニュールンベルグの倫理綱領　50
人間化　175, 176
人間性　171
濃密な記述
　　　9, 12, 137, 208, 250, 258
ノート　86, 102, 232

## は

場　267
　――にひたる　10, 252
　――の記述　160

　――の選択　37
パートナーシップ　137
ハーバード方式　272
バイアス　54, 84, 262, 267
パイロットスタディ　79
パターン　115, 134, 144, 224
発表　273
パラダイム　5
貼りつけ　241
パワー　192
番号　233
半構造化面接　81
反証可能性　4
反省　171, 175-177
反省的　216
反省的妥当性　193
反対のケース　156
反復可能性　247
反例　254
　――の分析　255

## ひ

比較　115, 152
非言語的行動　221
被験者　127
非公開文書　103
非構造化面接　79, 80
非指示的　83
ビデオ　102, 105
批判　272
批判的アセスメント　275
批判的社会科学　187
批判的社会理論　187
批判的主観性　249
批判的性質　263
批判的妥当性　193
批判的な記述民族学　134
批判的な分析　254
批判理論　214
批評　73
非標準化面接　80
備忘録　80
ヒポクラテスの誓い　53
描写的な記述民族学　134
病者役割　205
標準化面接　81
平等性　215
平等な関係　86
標本抽出枠　10, 124
標本調査　27
日和見的対象選択　123
広がりをもつ試み　233

## ふ

ファシリテーター　113
フィードバック　73
フィールド記録
　　　102, 142, 160, 239
フィールド日誌　69, 232
フィールドノート　114, 115
フィールドワーク　96, 141
フィールドワーク日誌　143
フェミニスト研究　214
フェミニズム　216
フォーカス・グループ　108
部外秘の文書　103
深みを得る試み　233
複数指導体制　71, 73
副題目　264
部分　238
不変性　104, 247
プライバシー　52
振り返り　84, 189, 258
グループ数　111
フローチャート　143
プロセス　157
文　238
文化的な異邦人　87
文化的なストーリー　202, 203
文献　152, 154, 158, 233, 276
　――からの引用　270
　――の概観　266
文献検討　29, 163, 266
文献目録　31
文書　103
分析　144
　――の記録　257
　――のスタイル　234
　――のステップ　144
　――のタイプ　268
分析的メモ　232
文脈　9, 171, 219, 224, 238, 258
文脈化　10, 132
文脈上の記録　257

## へ

平行した方略　18
閉鎖的な場　97
別の解釈　254
ヘルシンキ宣言　50
変化　185
便宜的対象選択　123
弁証法的妥当性　193

## ほ

包括的なパターン　210
法規約　46
報告　103
報告書　221, 262
法則定立的研究　151
法則定立的方法　6
豊富なデータ　80
方法の併用　16, 18
方法論　2, 20, 267
　　——の記録　257
方法論間のトライアンギュレーション　16, 256
方法論的なトライアンギュレーション　256
方法論的な論争　14
方法論内のトライアンギュレーション　16, 257
飽和　141
飽和点　155
保管　233
保存　232, 237
ボディランゲージ　221
本質　171, 173, 233
本質的構造　179
本質的な関心　187

## ま

毎日のストーリー　202
マクロ記述民族学　142
マクロ社会的因子　134
マクロの研究　11
マジックミラー　100
マルクス主義　187
マルチ・アンギュレーション　17

## み・む

ミクロ記述民族学　141
ミクロの研究　11
見出し　266
無作為抽出　124, 249
無用なデータ　80

## め

明解性　247, 250
命題　271
命名　238
メディア　103
メモ　69, 73, 115, 160, 232, 233

面接　78, 136, 218, 221
　　——の所要時間　84
面接ガイド　81
面接者効果　82, 92
面接データ　231
面談　68

## も

目次　266
目的　266, 276
目的的対象選択　120, 162
モデル　238
モニタリング　192

## や・ゆ

役割葛藤　60
病いのナラティブ　204
唯物論　169
有意な陳述の抽出　178
有用な情報提供者　121
ゆきだるま式対象選択　122

## よ

要旨　265, 276
要約　84, 156
要約した記述　143
予算　35
予定表　35
余白　115
よび出し　237
弱い立場　57

## ら

ライフストーリー　199
ラベル　156, 235, 238
ラベルづけ　238
ラポール　62

## り

利益　56
理解　6, 172
リスク　56
離脱のプロセス　141
量的研究　3, 15
理論　163
　　——と実践のすきま　188
　　——のトライアンギュレーション　16
理論化　145

理論構築　238, 239
理論的感受性　153, 158, 163
理論的根拠　33
理論的対象選択　123, 154, 162, 267
理論的洞察　258
理論的な考え　163
理論的なトライアンギュレーション　256
倫理委員会　39, 40, 267, 273
倫理規定　91
倫理原則　91, 267
倫理審査申請書　41
倫理的配慮　267
倫理的問題　55
倫理的論点　19, 277
倫理に関する国際規定　53
倫理のジレンマ　54

## る

類型　134, 218
類型化　135, 238
類型学　191
類似　152

## れ

歴史　7
歴史研究　225
歴史的な記録　103
レパートリー　224
レパートリーテスト　225
連続する方略　18
連絡　68

## ろ

録音　222
録音テープ　143
録画　222
論文発表　275
論理行動主義　169
論理実証主義　216
論理的枠組み　267

## わ

ワープロ　239
枠組み　221
話者交替　222